自彊術

自彊術の解説と実験談

中井房五郎
十文字大元

中井房五郎著

自彊術

男爵 後藤新平君題辭

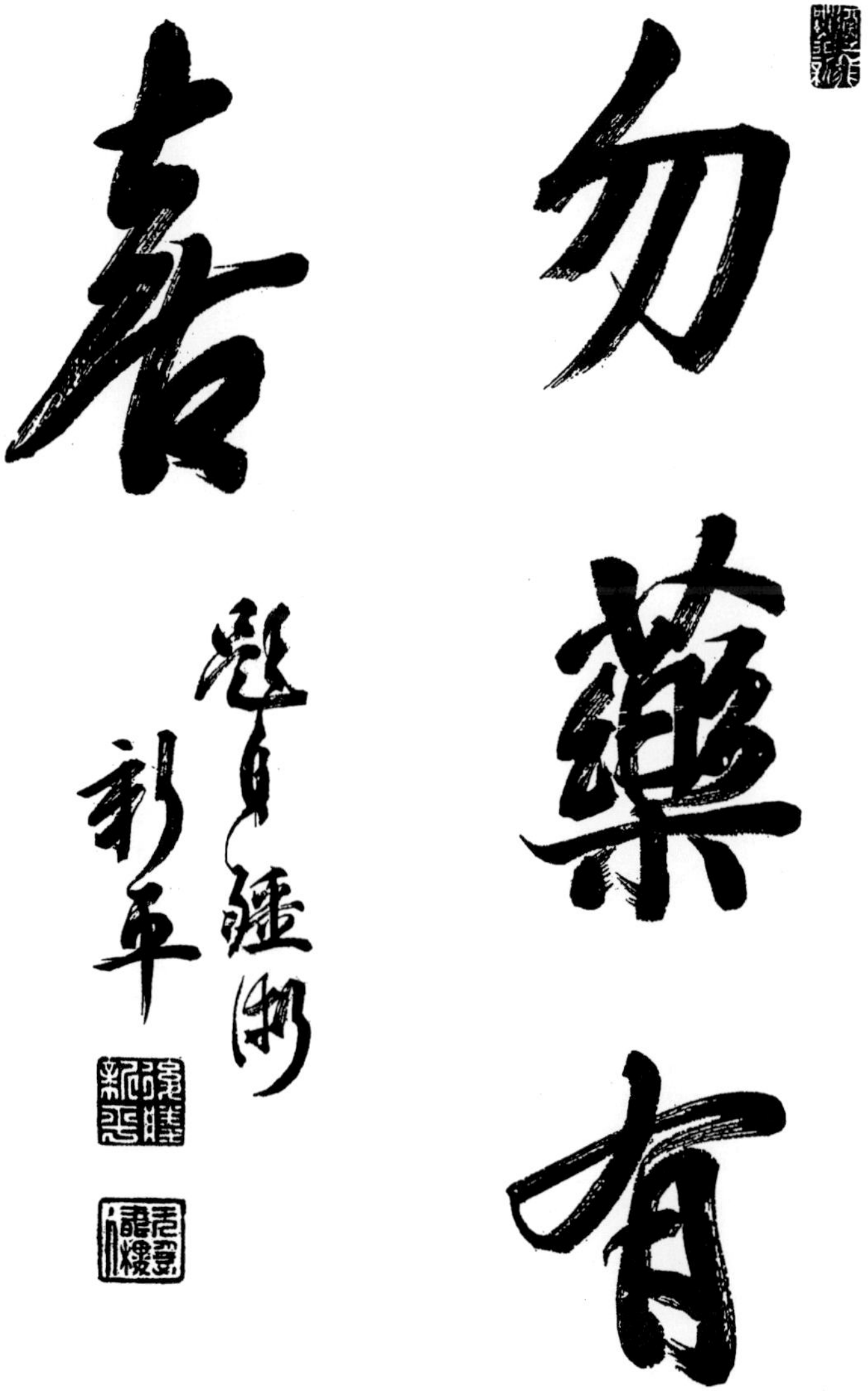

著者の肖像

中央は大正二年東京に於て撮影

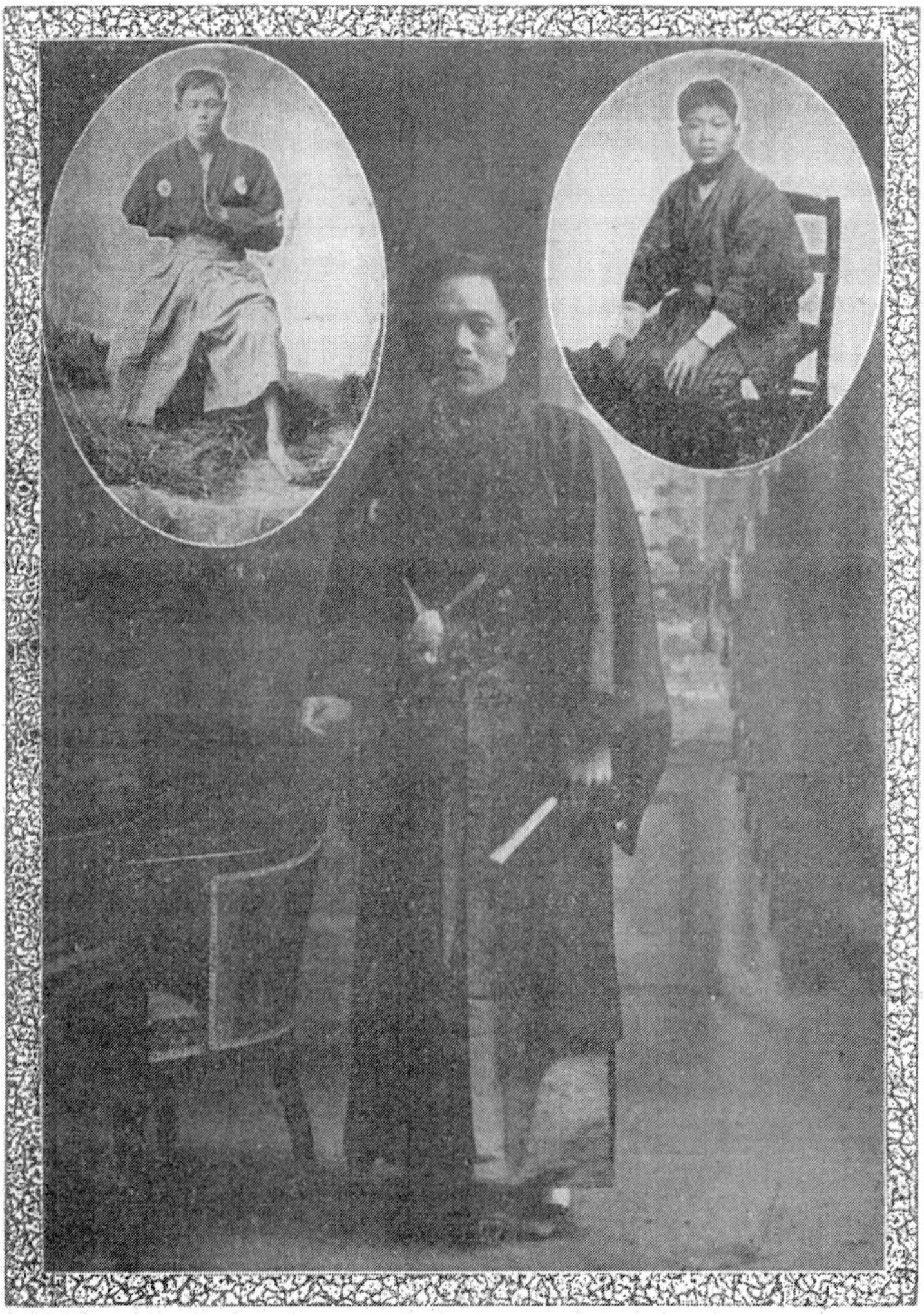

右方は明治二十四年十二歳の時郷里香川縣綾歌郡松山村なる綾松山中の白峰寺に在りし際測量技師某の撮影して同寺に保存せられたるもの也

左方は明治卅年白峰寺を去りて山中無人の境に修行五年の後歸村せる翌年撮影

序

前《さ》きに本《ほん》書《しよ》初《しよ》版《はん》成《な》るの時《とき》、予《よ》は需《もとめ》に應《おう》じて卷《くわん》首《しゆ》に題《だい》するに、勿藥《くすりする、なくして》有喜《よろこびあり》の四字《じ》を以《もつ》てしたり、こは易《えき》經《けふ》无《む》妄《ばう》卦《け》の九五无《む》妄《ばう》之《の》疾《やまひ》勿藥《くすりする なくして》有喜《よろこび あり》に出《い》で、凡《およ》そ无《む》妄《ばう》の災《さい》疾《しつ》は藥《くすり》するなきも自《し》然《ぜん》に癒《ゆ》去《きよ》せらるゝを謂《い》ふ、本《ほん》書《しよ》の著《ちよ》者《しや》山《さん》林《りん》に隱《かく》れて世《せ》間《けん》と絶《た》つ幾《いく》年《ねん》、自《し》然《ぜん》と親《したし》み、修《しゆう》養《やう》躬《みづか》ら行《おこな》ひ、直《たゞち》に造《ざう》化《くわ》と交《かう》涉《しよう》して以《もつ》て豁《くわつ》然《ぜん》斯《こ》の道《みち》を獨《どく》得《とく》する處《ところ》藥《くすり》なくして喜《よろこび》あるものにあらずや、予《よ》は進《しん》歩《ほ》止《とゞ》まるなき現《げん》代《だい》の科《くわ》學《がく》を尊《そん》重《ちよう》すると同《どう》時《じ》に著《ちよ》者《しや》の如《ごと》く實《じつ》驗《けん》を以《もつ》て不《ふ》文《ぶん》の眞《しん》理《り》を闡《ひら》くもの、資《し》生《せい》に大《だい》補《ほ》あるを疑《うたが》はず、乃《すなは》ち一言《げん》を附《ふ》加《か》して再《さい》版《はん》の序《じよ》に代《か》ふ。

大正七年晩春

男爵　後藤新平識

序

中《なか》井《ゐ》先《せん》生《せい》は蓋《けだ》し宇《う》宙《ちう》の玄《げん》妙《めう》に參《さん》する物《ぶつ》理《り》療《れう》法《はふ》の達《たつ》人《じん》なり。或《あるひ》は佛《ぶつ》門《もん》の教《けう》儀《ぎ》に親《したし》み、或《あるひ》は近《きん》世《せい》の醫《い》術《じゆつ》を窺《うかゞ》ひ、或《あるひ》は武《ぶ》藝《げい》の理《り》法《はふ》を窮《きは》め又《また》躬《みづか》ら山《さん》谷《こく》の間《あひだ》に人《にん》間《げん》本《ほん》來《らい》の生《せい》活《くわつ》を營《いとな》みて、備《つぶ》さに生《せい》命《めい》の眞《しん》諦《たい》を味《あぢは》ひ、竟《つひ》に一家《か》の見《けん》を提《ひつさ》げて、初《はじ》め滿《まん》韓《かん》の地《ち》に其《そ》の効《かう》果《くわ》を驗《けん》し、後《のち》東《とう》都《と》に居《きよ》をト《ぼく》して治《ち》術《じゆつ》を行《おこな》ふ。其《その》頴《えい》脱《だつ》せる天《てん》賦《ぷ》の直《ちよく》覺《かく》力《りよく》は「透《とう》視《し》」を能《よ》くし「千《せん》里《り》眼《がん》」を開《ひら》き、其《その》技《ぎ》亦《また》神《しん》に入《い》るものあり。名《めい》醫《い》の匙《さじ》を投《たう》ぜる難《なん》病《びやう》痼《こ》疾《しつ》にして、起《き》死《し》囘《くわい》生《せい》の惠《けい》福《ふく》に浴《よく》するもの多《おほ》く、門《もん》前《ぜん》常《つね》に市《いち》を成《な》す。而《し》かも先《せん》生《せい》は名《めい》利《り》を脱《だつ》離《り》し、濟《さい》生《せい》を任《にん》とし、四時《じ》只《た》だ一單《たん》衣《い》を纏《まと》ひ、絶《ぜつ》倫《りん》の精《せい》力《りよく》と明《めい》朗《らう》の頭《づ》腦《なう》とを以《もつ》て、日《にち》夜《や》孜《し》々《し》として治《ち》療《れう》に是《こ》れ努《つと》むる而已《のみ》。

惟《おも》ふに人《じん》身《しん》は全《ぜん》一のものにして、其《その》各《かく》器《き》官《くわん》は相《あひ》依《い》存《ぞん》して個《こ》別《べつ》なる能《あた》はず。　隨《したが》つて身《しん》體《たい》一部《ぶ》の疾《しつ》病《ぺい》も、只《た》だ之《こ》れに、對《たい》する藥《やく》石《せき》を加《くは》ふるのみにては、醫《い》す可《べ》からざるもの多《おほ》く、根《こん》治《ち》は一に全《ぜん》機《き》能《のう》の旺《わう》盛《せい》に待《ま》たざる可《べ》からざるや明《あきらか》なり。　現《げん》今《こん》醫《い》術《じゆつ》の往《わう》々《〱》にして其《そ》濟《さい》生《せい》の本《ほん》旨《し》を遂《と》ぐる能《あた》はざるの理《り》實《じつ》に茲《こゝ》に存《そん》し、先《せん》生《せい》の妙《めう》術《じゆつ》の歸《き》依《え》信《しん》賴《らい》せらるゝ所《ゆ》以《ゑん》も亦《また》茲《こゝ》に在《あ》るに非《あら》ざる乎《か》。　醫《い》師《し》は應《おう》病《びやう》投《とう》藥《やく》能《よ》く病《びやう》災《さい》を消《け》して消《せう》防《ばう》夫《ふ》の能《のう》を爲《な》すと雖《いへど》も、人《じん》體《たい》は未《いま》だ以《もつ》て燒《せう》損《そん》せる破《は》屋《おく》たるを免《まぬ》かれず。　先《せん》生《せい》に至《いた》りては、更《さら》に大《だい》工《く》の能《のう》を兼《かね》て、修《しう》繕《ぜん》增《ぞう》補《ほ》し、以《もつ》て舊《きう》體《たい》に囘《かへ》らしめ、人《じん》體《たい》本《ほん》然《ぜん》の機《き》能《のう》を完《まつた》からしむ。　殊《こと》に其《その》特《とく》色《しよく》として、一切《さい》の藥《やく》餌《じ》を用《もち》ひず、赤《せき》手《しゆ》空《くう》拳《けん》を以《もつ》て萬《まん》病《びやう》を治《ぢ》するは、醫《い》家《か》の理《り》想《さう》を實《じつ》現《げん》するに庶《ち》幾《か》きものに非《あら》ず耶《や》。　今《いま》や又《また》其《その》自《みづか》ら與《あた》ふる治《ち》療《れう》の限《かぎ》りあるを恨《うらみ》とし其《その》治《ち》術《じゆつ》の原《げん》義《ぎ》を擴《くわく》充《じう》して、更《さら》に各《かく》人《じん》、自《みづか》ら其《その》病《やまひ》を治《ぢ》し、其《その》健《けん》康《かう》を全《まつた》ふすべき一種《しゆ》の運《うん》動《どう》法《はふ》を工《く》夫《ふう》案《あん》出《しゆつ》せらる。　其《その》法《はふ》たるや、其《その》直《ちよく》覺《かく》悟《ご》入《にふ》せる生《せい》理《り》病《びやう》理《り》の秘《ひ》鍵《けん》に準《じゆん》據《きよ》して、骨《こつ》骼《かく》を矯《けふ》正《せい》し、筋《きん》肉《にく》を伸《しん》張《ちやう》し、血《けつ》行《かう》を疏《そ》通《つう》し旺《わう》盛《せい》ならしむるものにして、自《みづか》ら彊《つと》めて息《や》まずんば、自《みづか》ら強《つよ》うするに於《おい》て遺《ゐ》憾《かん》あるなく、名《なづ》けて自《じ》彊《きやう》術《じゆつ》と稱《しよう》し、現《げん》に先《せん》生《せい》の治《ち》療《れう》を受《う》くる者《もの》も、之《こ》れに依《よ》りて益《ます》々其《その》効《かう》果《くわ》を迅《じん》速《そく》顯《けん》著《ちよ》ならしめ、親《した》しく先《せん》生《せい》の治《ち》療《れう》を受《う》くる能《あた》はざる者《もの》も、之《こ》れに依《よ》りて努《つと》めて怠《おこた》らずんば、其《その》目《もく》的《てき》を達《たつ》するを得《う》べき、や疑《うたがひ》を容《い》れず。　夫《そ》れ或《あるひ》は劍《けん》道《だう》といひ、柔《じう》道《だう》といひ、體《たい》操《さう》といひ、其《その》他《た》世《せ》上《じやう》の運《うん》動《どう》法《はふ》なるもの、動《や》もすれば體《たい》育《いく》の眞《しん》諦《たい》を逸《いつ》し、人《じん》體《たい》をして不《ふ》具《ぐ》の成《せい》育《いく》を遂《と》げしむることとなきを保《ほ》せず。　或《あるひ》は單《たん》に筋《きん》肉《にく》の強《きやう》健《けん》を來《きた》して內《ない》臟《ざう》諸《しよ》器《き》官《くわん》の羸《るゐ》弱《じやく》に趣《おもむ》くを知《し》らず、故《ゆゑ》に體《たい》育《いく》家《か》多《おほ》くは肺《はい》患《くわん》等《とう》に斃《たま》るゝの實《じつ》例《れい》すらあり。　此《この》自《じ》彊《きやう》術《じゆつ》に至《いた》つては特《とく》に其《その》撰《せん》を異《こと》にし、依《よ》りて以《もつ》て身《しん》體《たい》の各《かく》機《き》能《のう》は最《もつと》も圓《ゑん》滿《まん》なる發《はつ》達《たつ》を全《まつた》ふし得《う》べく、全《ぜん》身《しん》各《かく》部《ぶ》の運《うん》動《どう》は圓《ゑん》滑《こつ》自《じ》在《ざい》となり、心《しん》身《しん》をして常《つね》に本《ほん》然《ぜん》の狀《じやう》態《たい》を保《たも》たしむることを得《う》べきなり。吾《ご》人《じん》居《きよ》常《じやう》先《せん》生《せい》に親《しん》炙《しや》して其《その》仁《じん》術《じゆつ》の効《かう》驗《けん》を體《たい》認《にん》するもの、玆《こゝ》に斯《し》書《しよ》の刊《かん》行《かう》を見《み》るに當《あた》り、其《その》功《かう》德《とく》の廣《くわう》大《だい》なるを想《おも》ふて、聊《いさゝ》か所《しよ》懷《くわい》を披《ひ》瀝《れき》し、吾《ご》人《じん》の惠《けい》福《ふく》を滿《まん》天《てん》下《か》の人《ひと》に分《わか》たんとす。

大正五年十月

江東中井先生道場に於て

同人識

自彊術

第一動

中井房五郎著

（一）

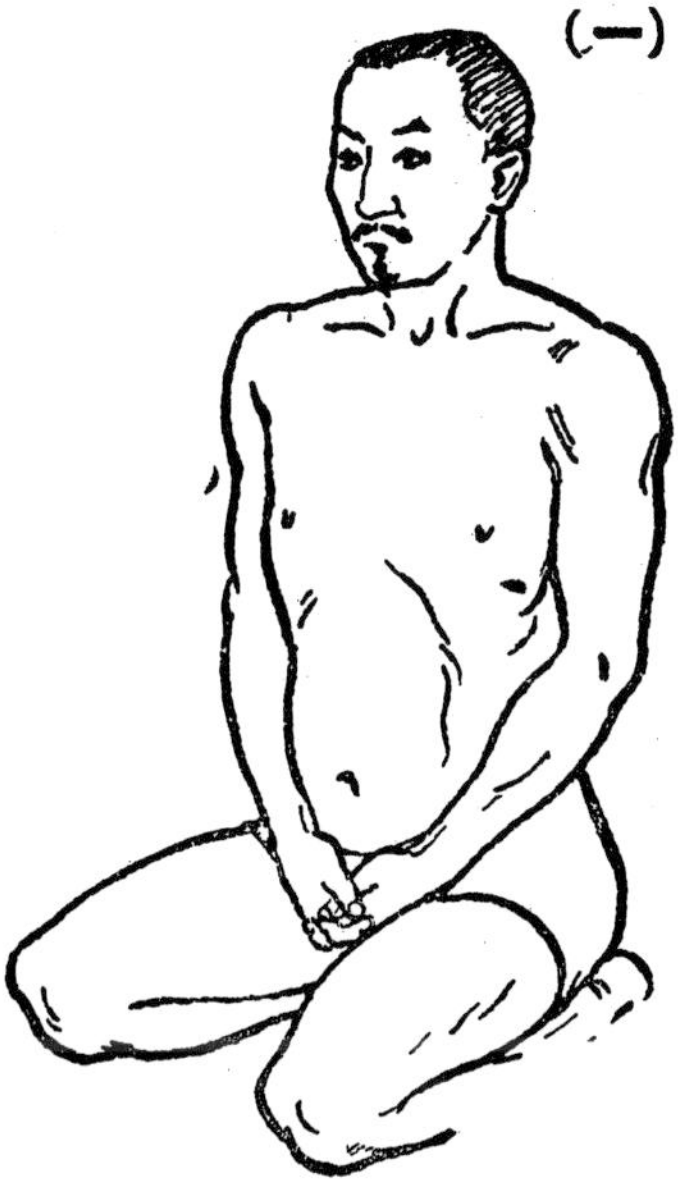

（二）

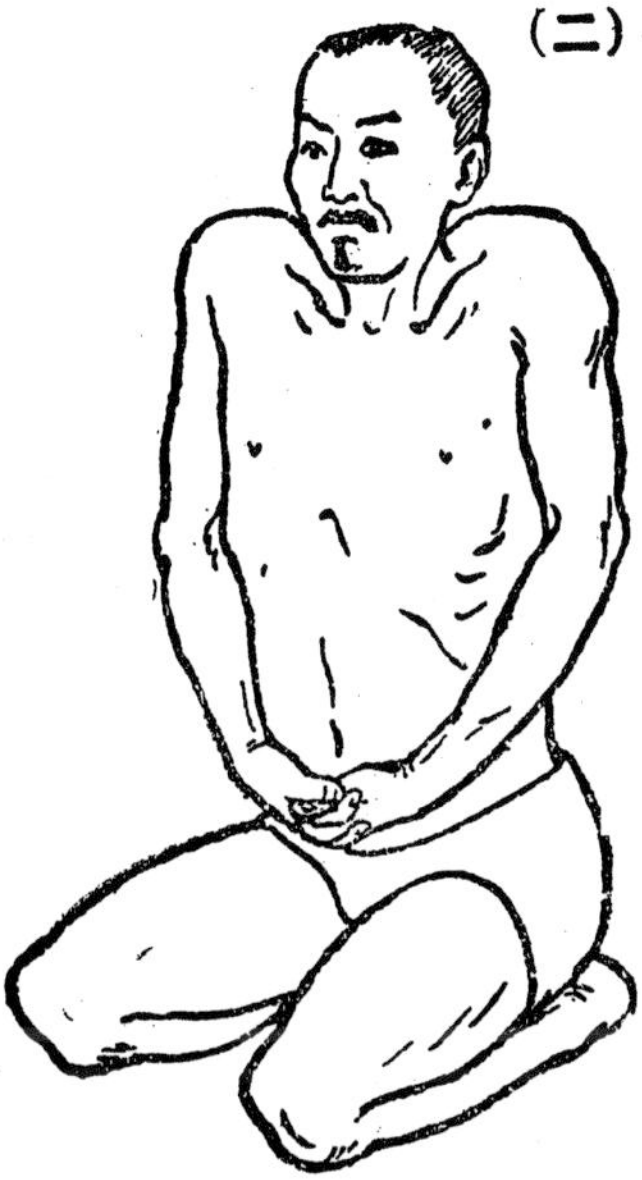

（一）は準備姿勢《じゆんびしせい》にして、先《ま》づ兩足《りやうあし》の大指《おやゆび》と膝頭《ひざがしら》とを揃《そろ》へて正《たゞ》しく坐《ざ》し、兩手《りやうて》の指《ゆび》を堅《かた》く組《く》み合《あは》せて、肱《ひぢ》を締《し》めて確《し》かと下腹《したはら》を抱へ（二）圖《づ》の如《ごと》く息《いき》を吸《す》ひ腹《はら》を引込《ひきこむ》と同時《どうじ》に、肩《かた》と手《て》とを一齊《せい》に機勢《はづみ》を以《もつ》て引《ひ》て上《あ》げ、直《たゞち》に肩《かた》と手《て》とを息《いき》を吐《は》き出《だ》すと共《とも》に下《さ》げて元《もと》の姿勢《しせい》に復《ふく》し此《この》運動《うんどう》を繰返《くりかへ》す。

（注意）

回《くわい》數《う》 約《やく》二十回《くわい》 呼稱《かけごゑ》を用《もち》ひず。

手《て》は常《つね》に肩《かた》に伴《ともな》ひて上下《じやうげ》し腹《はら》は必《かなら》ず肩《かた》の上《あ》がる丈《だ》けの程度《ていど》に引上《ひきあ》ぐべし、兩足《りやうあし》の指《ゆび》は重《かさ》ねざるを要《えう》す。

身《み》の故障《こしやう》ある人《ひと》は、或《あるひ》は肩《かた》のみ上《あ》がりて腹《はら》を引上《ひきあ》げ得《え》ざるあり、或《あるひ》は兩肩《りやうかた》の正《たゞ》しく充分《じうぶん》に上《あ》がらざる等《とう》もあれど、練習《れんしふ》を經《ふ》るに從《したが》ひ、遂《つひ》には肩《かた》と腹《はら》と手《て》との**三拍子《びやうし》を揃《そろ》へて完全《くわんぜん》に上下《じやうげ》し得《う》るに至《いた》るべし。**

第二動

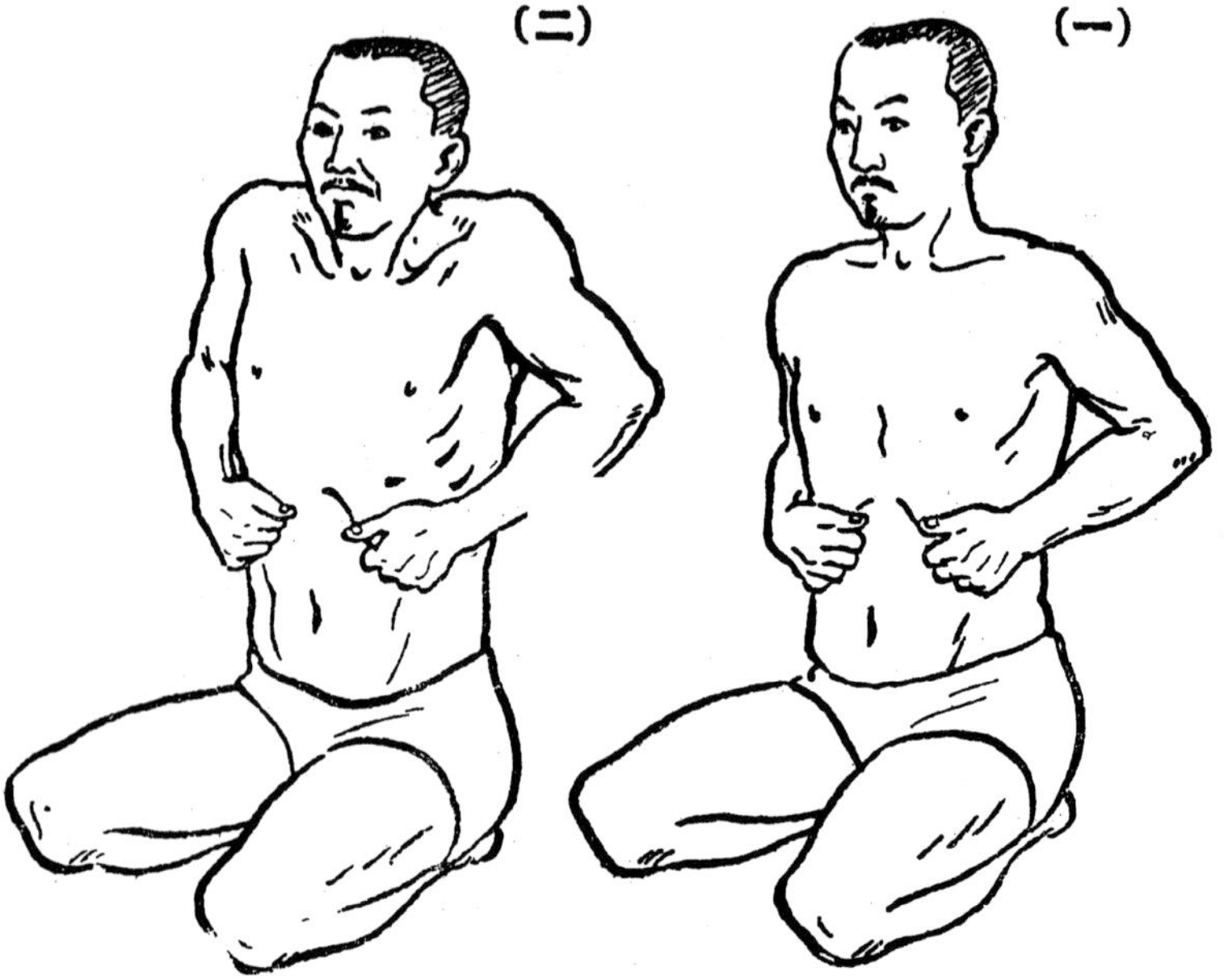

（一）圖《づ》の如《ごと》く先《ま》づ兩手《りやうて》の各《かく》四指《し》を肋骨《ろくこつ》の兩下端《りやうかたん》（左右《さいう》共《とも》乳《ち》の眞下《ました》）に差《さ》し込《こ》みて抱《かゝ》へ（二）圖《づ》の如《ごと》く呼吸《こきふ》に伴《ともな》ひて兩肩《りやうかた》を正《たゞ》しく上下《じやうげ》す。

（注意）

回數《くわいすう》　約《やく》二十回《くわい》　呼稱《かけごゑ》を用《もち》ひず。

肩《かた》は上《あ》げ得《え》らるゝ丈《だけ》充分《じうぶん》に上《あ》ぐべく手《て》は必《かなら》ず肩《かた》に伴《ともな》ひて上《あ》ぐる樣《やう》なすべし。是《こ》れ亦《また》機勢《はづみ》を以《もつ》て上《あ》ぐるを要《えう》す。最初《さいしよ》は充分《じうぶん》四指《し》を差込《さしこ》み得《え》ざる人《ひと》もあれど、練習《れんしふ》を積《つ》むに從《したが》ひ遂《つひ》に之《これ》を能《よ》く能し得《う》るに至《いた》るべし。

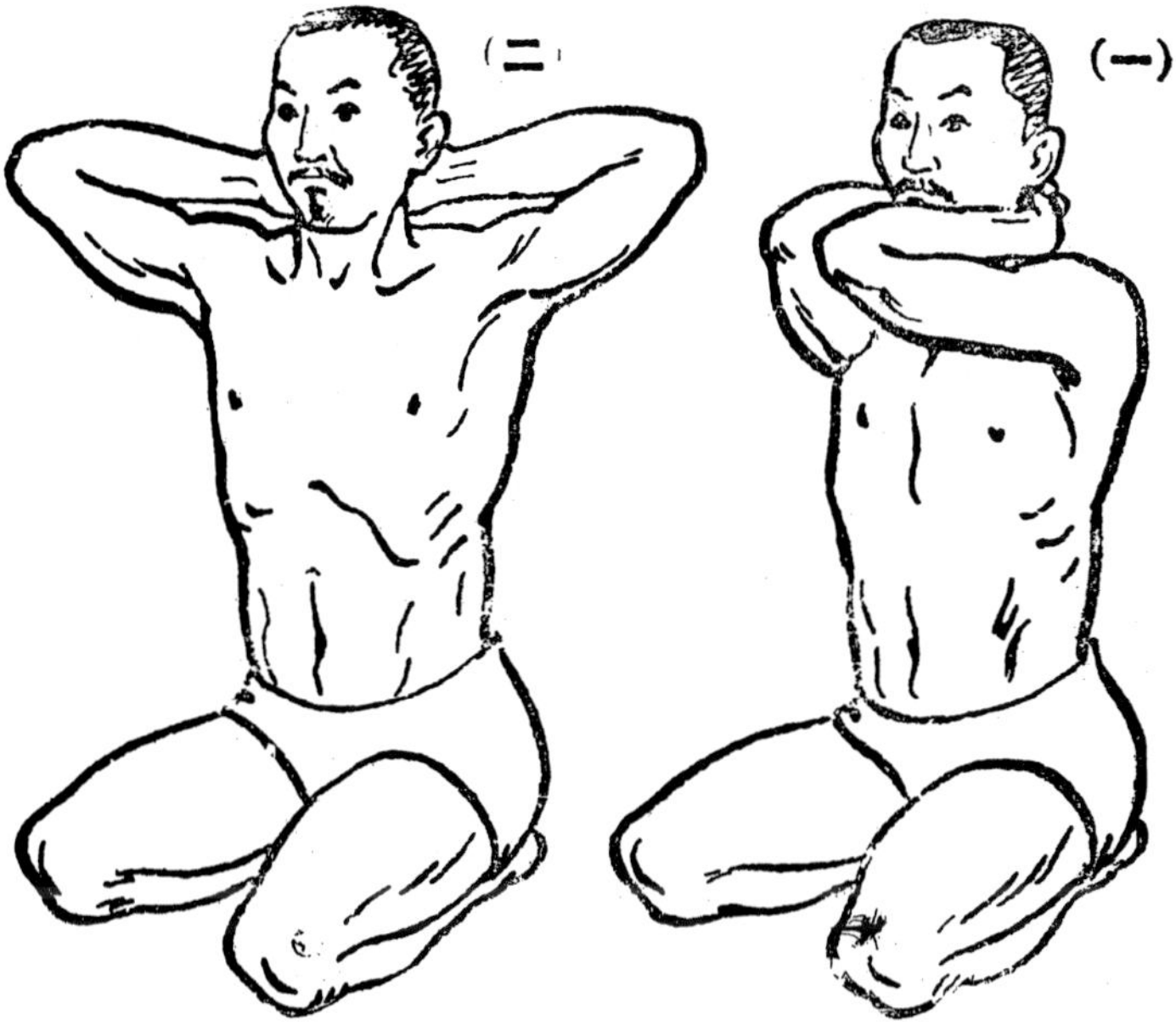

第三動

(一)圖《づ》の如《ごと》く兩手《りやうて》の指《ゆび》を後頸《こうけい》にて堅《かた》く組《く》み合《あは》せ、兩肱《りやうひぢ》を前《まへ》にて揃《そろ》へ(二)圖《づ》の如《ごと》く一文字《もんじ》になる迄《まで》兩肱《りやうひぢ》を強《つよ》く機勢《はづみ》を以《もつ》て開《ひら》く。

(注意)

回數《くわいすう》　約《やく》二十回《くわい》　開《ひら》く時《とき》のみ呼稱《かけごゑ》を用《もち》ふ。

頭《あたま》は眞直《まつすぐ》に保《たも》ち、姿勢《しせい》を正《ただ》しくし、又《また》手の位置《ゐち》は手《て》首《くび》が耳下《じか》に在《あ》る樣《やう》にすべし。

第四動

(一)

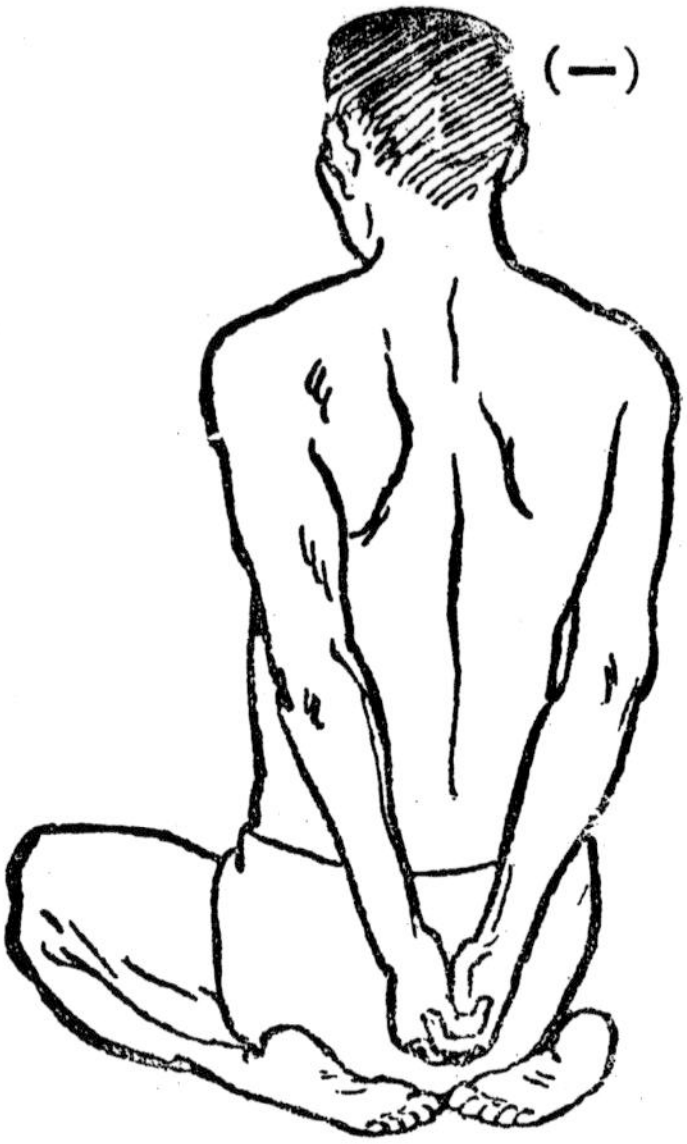

(二)

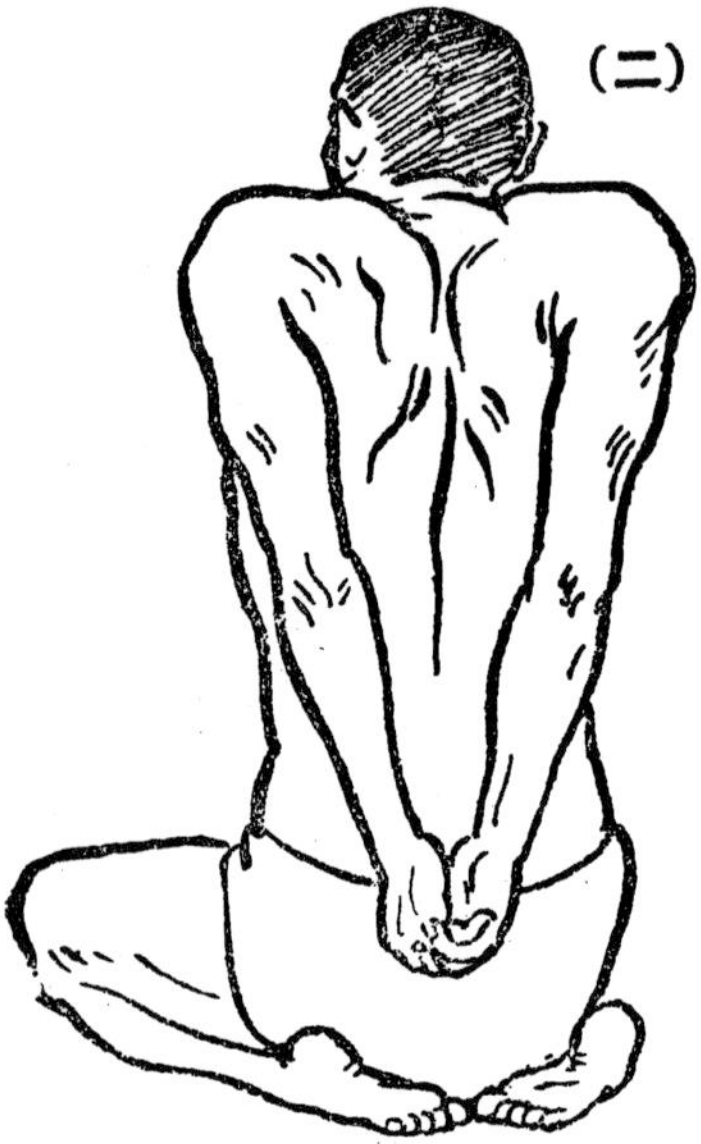

(一)圖《づ》の如《ごと》く兩手《りやうて》を後《うしろ》に組合《くみあは》せ、腕《うで》には力《ちから》を入《い》るゝことなくして　肱《ひぢ》の曲《まが》らぬ樣《やう》に　垂下《たら》し(以上準備姿勢《いじやうじゆんびしせい》)吸氣《きふき》と共《とも》に　(二)圖《づ》の如《ごと》く兩肩《りやうかた》を機勢《はづみ》を以《もつ》て出來《でき》るだけ高《たか》く上《あ》ぐ。

(注意)

回數《くわいすう》　約《やく》二十回《くわい》　呼稱《かけごゑ》を用《もち》ひず。

呼吸《こきふ》に伴《ともな》ひて上下《じやうげ》すること第《だい》一第《だい》二動《どう》の如《ごと》くすべし。姿勢《しせい》は正《たゞ》しく保《たも》ち、體《たい》を前後《ぜんご》に傾《かたむ》けざる樣《やう》なすべし。

本圖《ほんづ》は右腕《うで》としあれど説明《せつめい》の如《ごと》く左より始《はじ》むるを可《か》とす。

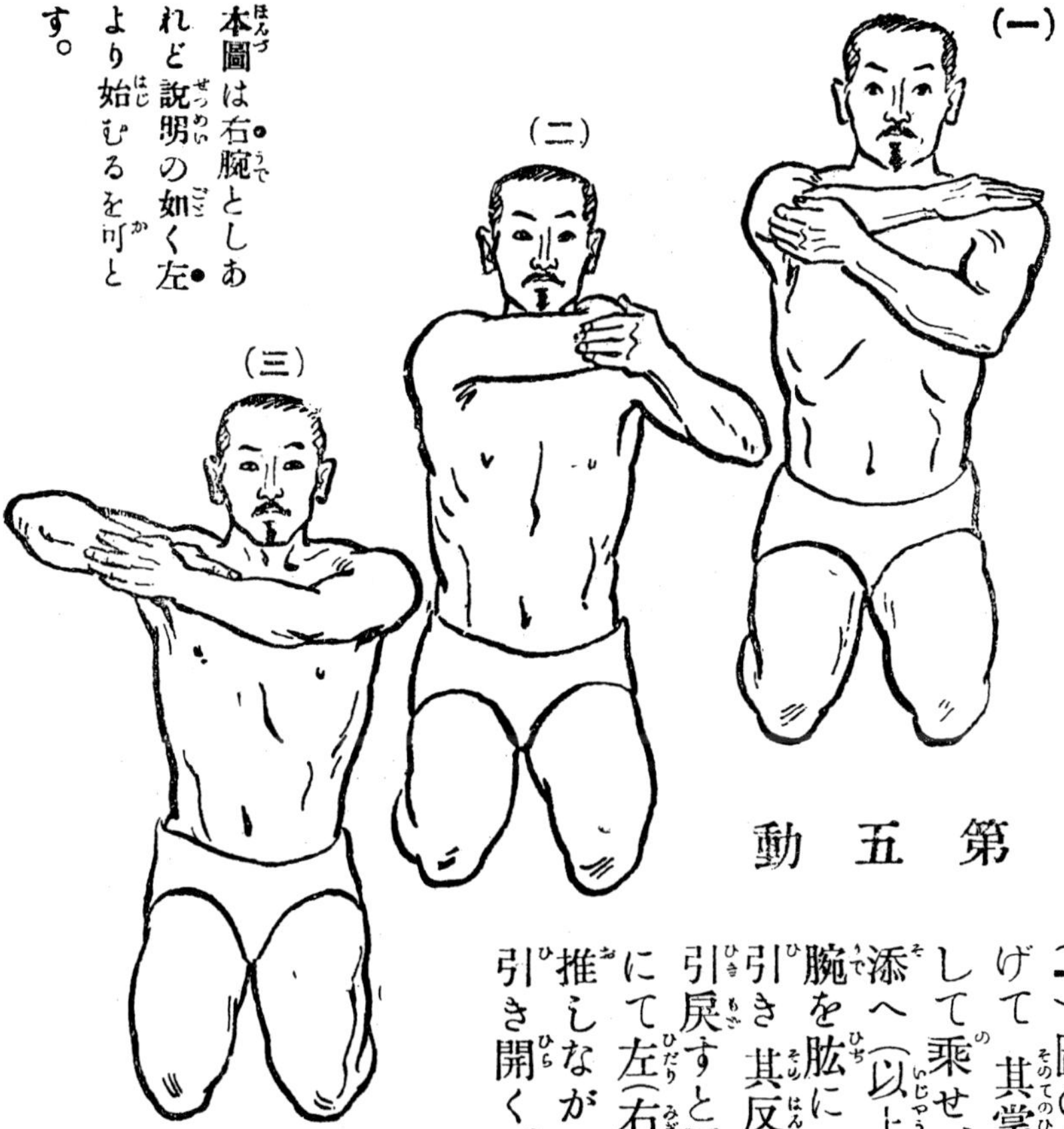

第五動

(一)圖《づ》の如《ごと》く左《ひだり》(右《みぎ》)腕《うで》を肩《かた》と水平《すゐへい》に屈《ま》げて其掌《そのてのひら》を右《みぎ》(左《ひだり》)の肩《かた》の上《うへ》に指《ゆび》を伸《のば》して乗《の》せ、右《みぎ》(左《ひだり》)手《て》の掌《てのひら》を左《ひだり》(右《みぎ》)の肱《ひぢ》に添《そ》へ(以上準備姿勢《いじやうじゆんびしせい》)(二)圖《づ》の如《ごと》く左《ひだり》(右《みぎ》)腕《うで》を肱《ひぢ》に添《そ》へたる掌《てのひら》を以《もつ》て後《うしろ》に強《つよ》く引《ひ》き其反動《そのはんどう》を以《もつ》て直《たゞち》に左《ひだり》(右《みぎ》)腕《うで》を前《まへ》に引戻《ひきもど》すと同時《どうじ》に、(三)圖《づ》の如《ごと》く右《みぎ》(左《ひだり》)手《て》にて左《ひだり》(右《みぎ》)の手《て》の外側《そとがは》を抑《おさ》へ、其手《そのて》にて推《お》しながら、左《ひだり》(右《みぎ》)腕《うで》の肱《ひぢ》を強《つよ》く後方《こうはう》に引《ひ》き開《ひら》く。

(注意)

回數《くわいすう》各約《かくやく》十回《くわい》是《これ》より以下《いか》は悉《ことごと》く呼稱《かけごゑ》を用《もち》ふ。一方《はう》の腕《うで》を約《やく》十回《くわい》終《をは》りたる後《のち》、他《た》方《はう》の腕《うで》を始《はじ》むべし。肱《ひぢ》は常《つね》に肩《かた》さ水平《すゐへい》を保《たも》ち手《て》は頸《くび》に接《せつ》して動《うご》く樣《やう》なすべし。但《たゞ》し推《お》さるる方《はう》の肱《ひぢ》をば圖《づ》の如《ごと》く水平以上《すゐへいいじやう》に揚《あ》ぐる樣《やう》なすべし。

第六動

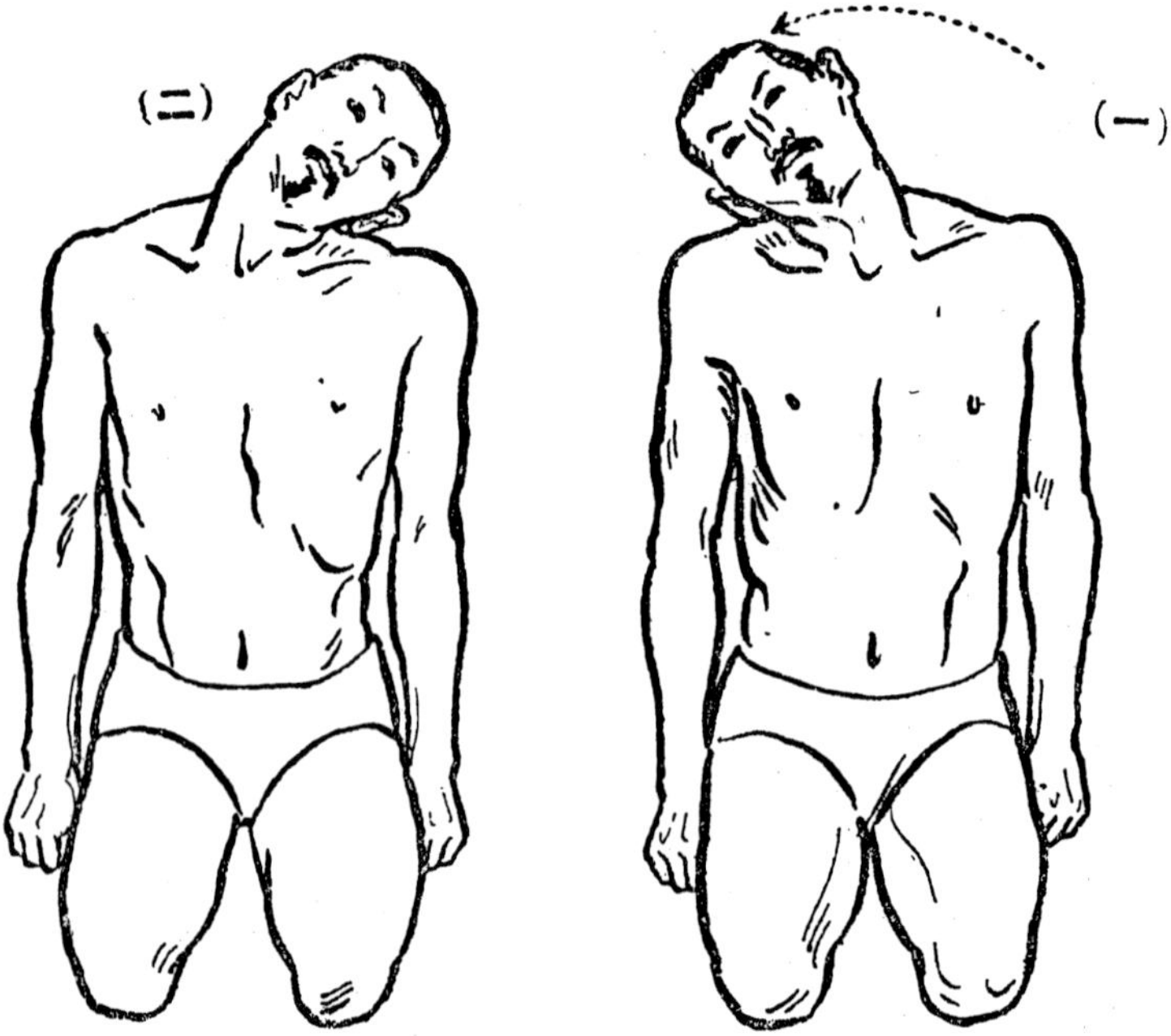

(一)圖《づ》の如《ごと》く耳《みゝ》が肩《かた》に着《つ》く様《やう》頭《あたま》を傾《かたむ》け置《お》き(二)圖《づ》の如《ごと》く反對《はんたい》の肩《かた》に耳《みゝ》の着《つ》く迄《まで》、機勢《はづみ》を以《もつ》て急激《きふげき》に振《ふ》り屈《ま》ぐ。

(注意)

回數《くわいすう》　左右《さうう》十二回《くわい》

兩手《りやうて》は腰《こし》の兩側《りやうがは》に垂《た》れ、姿勢《しせい》を正《たゞ》うし、頸《くび》には力《ちから》を入《い》るる事なく、心《こゝろ》を反對《はんたい》の肩上《かたうへ》に注《そゝ》ぎ、頭《あたま》を投《な》げ付《つ》ける様《やう》な氣持《きもち》にて機勢《はづみ》を以《もつ》て行《おこな》ふべし。

健康體《けんかうたい》に在《あ》りては、耳《みゝ》は容易《ようい》に肩《かた》に着《つ》くものなれども、最初《さいしよ》或《あるひ》は左《さ》右《いう》何《いづ》れか一方《はつ》のみ着《つ》くもあり、或《あるひ》は兩方共《りやうはうとも》着《つ》かざるもあり、然《しか》れども練習《れんしふ》を積《つ》めば遂《つひ》に能《よ》く着《つ》け得《う》るに至《いた》るべし、頭《あたま》を振《ふ》る時《とき》は頸《くび》を捻《ね》ぢることなく、耳《みゝ》が肩《かた》の中央《ちうあう》に着《つ》く様眞横《まよこ》に屈《ま》ぐべし。又上體《またじやうたい》を動搖《どうえう》せしめざる様注意《やうちうい》すべし。

第七動

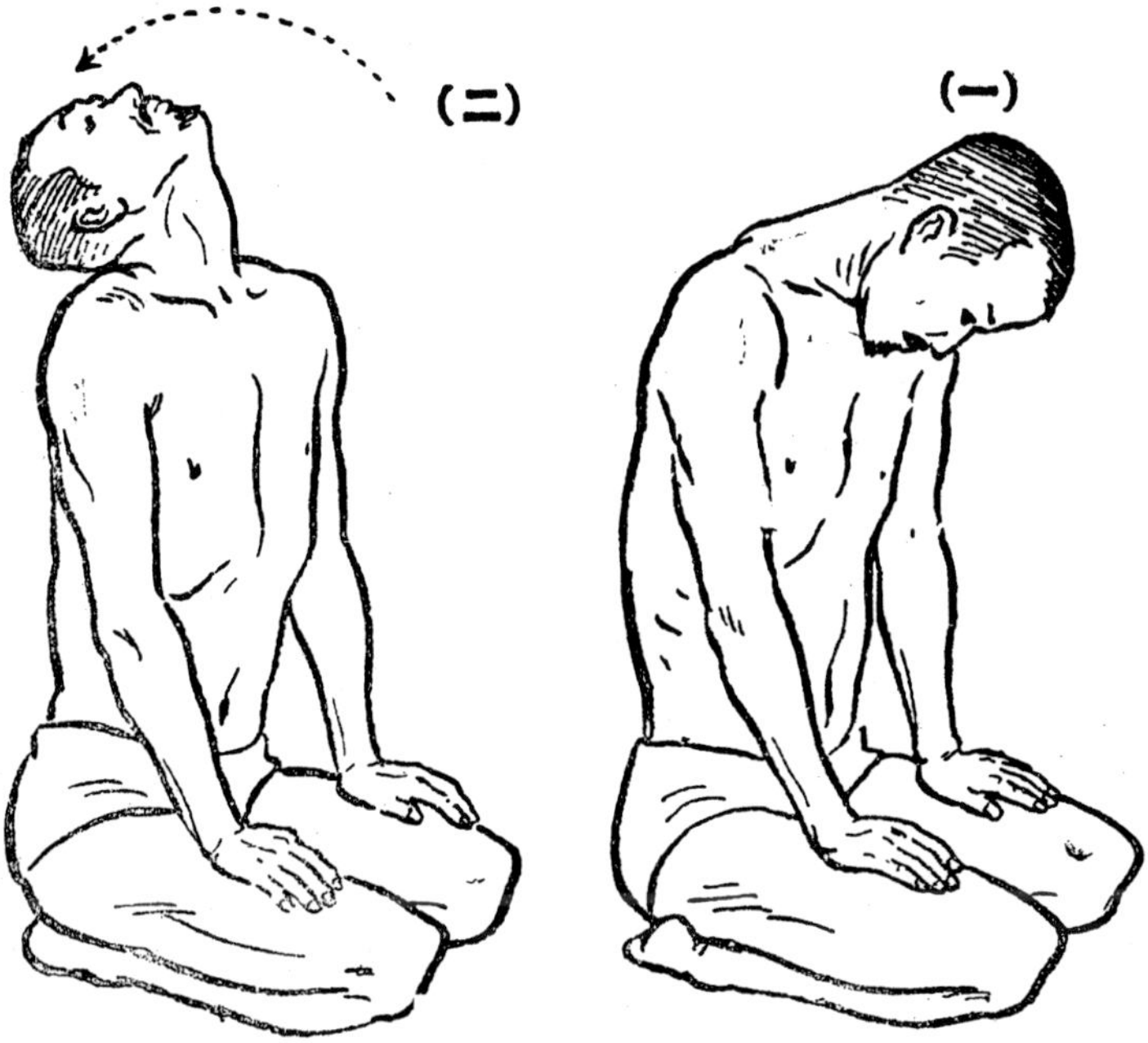

(一)圖《ず》の如《ごと》く下《した》顎《あご》が胸壁《きようへき》の上部《じやうぶ》に着《つ》く迄《まで》機勢《はずみ》を以《もつ》て頭《あたま》を振《ふ》り下《さ》げ、直《たゞ》ちに(二)圖《ず》の如《ごと》く反對《はんたい》に後《うしろ》に機勢《はずみ》を以《もつ》て急激《きふげき》に仰《あふ》向《む》く。

(注意)

回數《くわいすう》　前後《ぜんご》十二回《くわい》

頭《あたま》を振《ふ》るに際《さい》し、脊骨《せきだ》を彎曲《わんきよく》せしめざる樣姿勢《やうしせい》を正《たゞ》しくすべく、是亦《これまた》頸《くび》に力《ちから》を入《い》るゝことなく、頭《あたま》を投《な》げ附《つ》くる氣持《きもち》にて機勢《はずみ》を以《もつ》て行《おこな》ふべし。

第八動

(一)

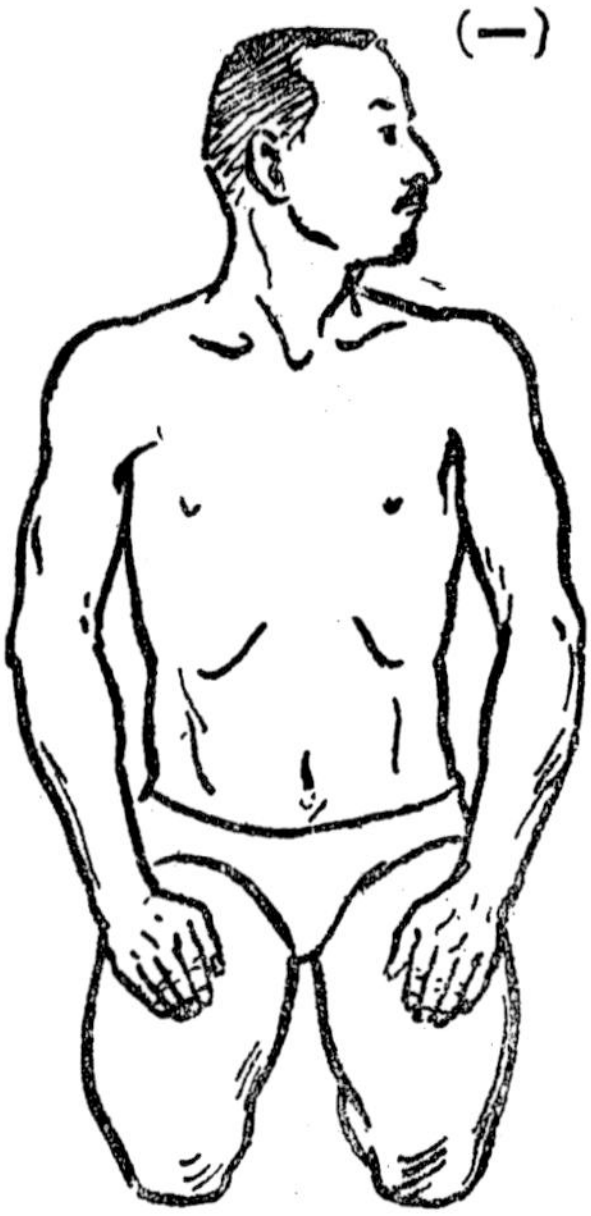

(二)

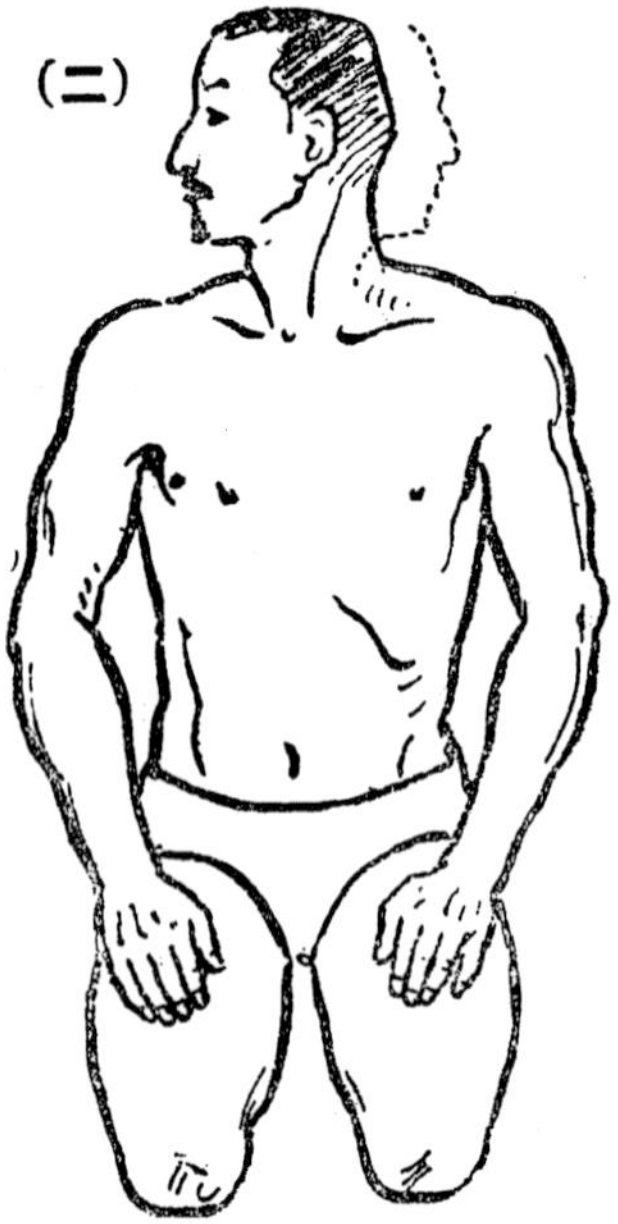

兩圖《りやうづ》の如《ごと》く顎《あご》が肩《かた》と並行《へいかう》する迄《まで》機勢《はづみ》を以《もつ》て頭《あたま》を左右《さいう》に振《ふ》り向《む》く。

(注意)

囘數《くわいすう》　左右《さいう》十二囘《くわい》

頭《あたま》を振《ふ》り向《む》くる時《とき》、體《たい》を正面《しやうめん》に向《む》け頭《あたま》に伴《ともな》ふて斜《なゝめ》に傾《かたむ》かざる樣《やう》すべし。

第《だい》六以下《いか》の運動《うんどう》を爲《な》すに當《あた》り、若《も》し眩暈《めまひ》を感《かん》ずることある時《とき》は、直《たゞ》ちに第《だい》九、十、十一の運動《うんどう》を續《つゞ》け行《おこな》ふべし。

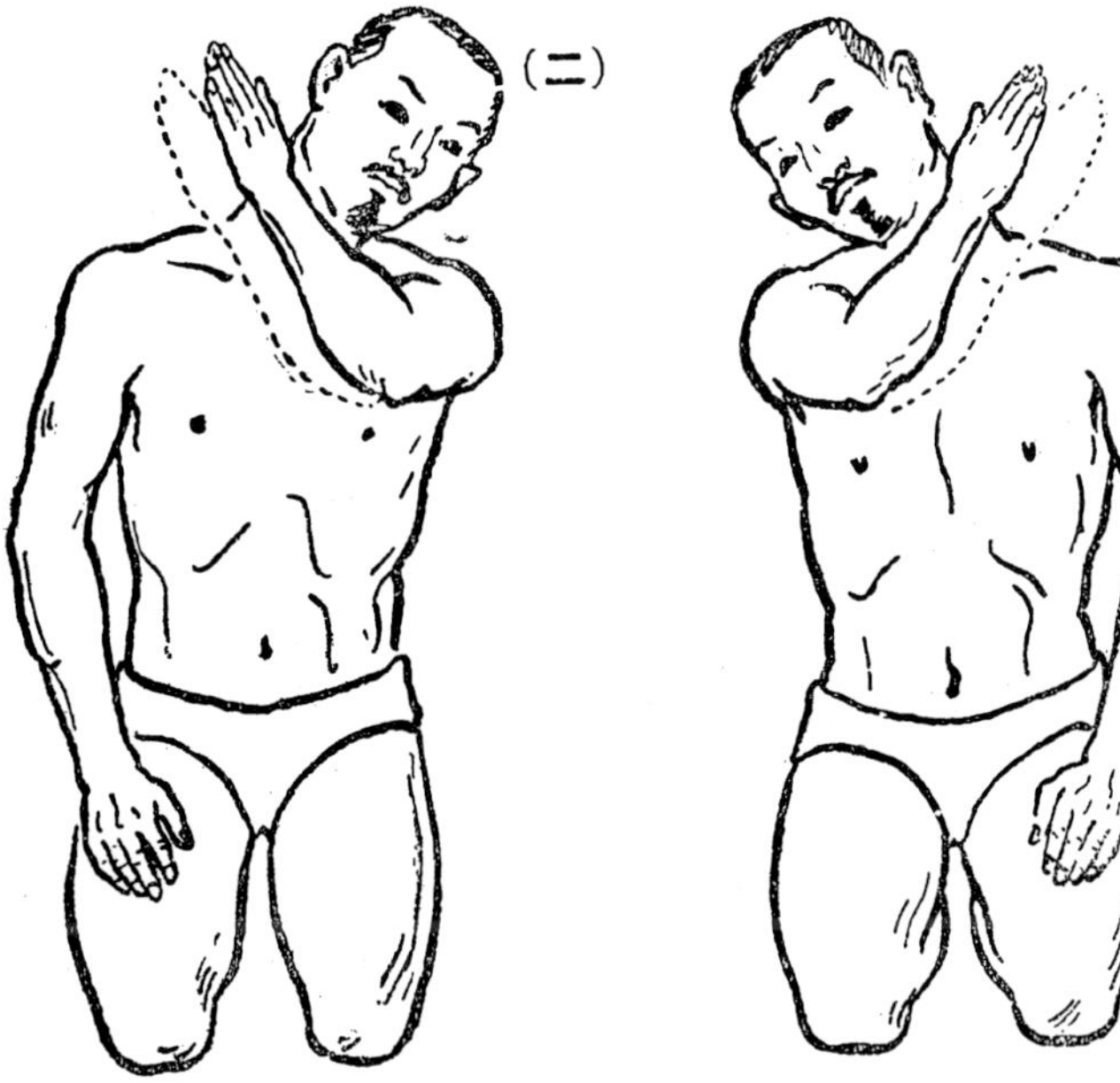

(二)　(一)

第九動

(一)圖《づ》の如《ごと》く頭《あたま》を右《みぎ》の方《はう》に傾《かたむ》け、右手《みぎて》の上《うは》小端《こは》(人差指《ひとさしゆび》の處《ところ》)にて耳下《みゝした》の頸筋《くびすぢ》を六回《くわい》打《う》ち、次《つぎ》は斜《なゝめ》に仰向《あふな》きて顎《あご》の下《した》(頸動脈《けいどうみやく》の處《こころ》)を六回《くわいつ》打ち、又《また》喉《のど》佛《ほとけ》の上《うへ》を仰向《あふむ》きて六回《くわい》打《う》ち、次《つぎ》に(二)圖《づ》の如《ごと》くに右《う》方《はう》を左手《ひだりて》にて六回宛《くわいづゝ》打《う》つ。

(注意)

敲打《こうだ》の強度《きやうど》は頭腦《づなう》に震動《しんどう》を感《かん》ずるを程度《ていど》とす。

第十動

(一)

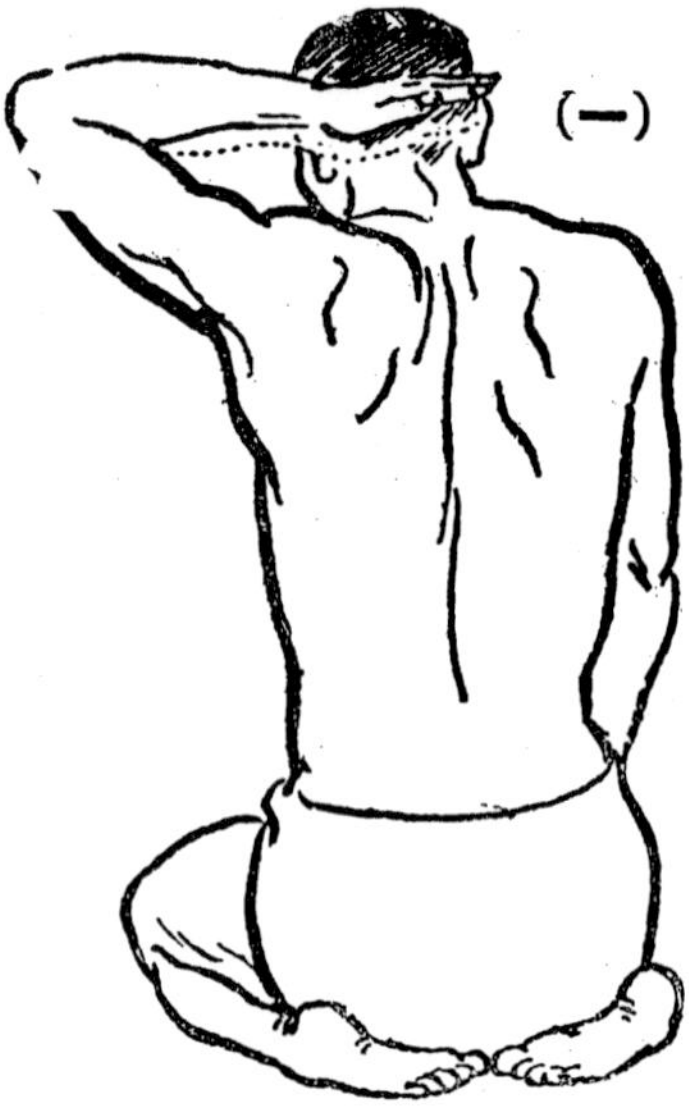

(二)

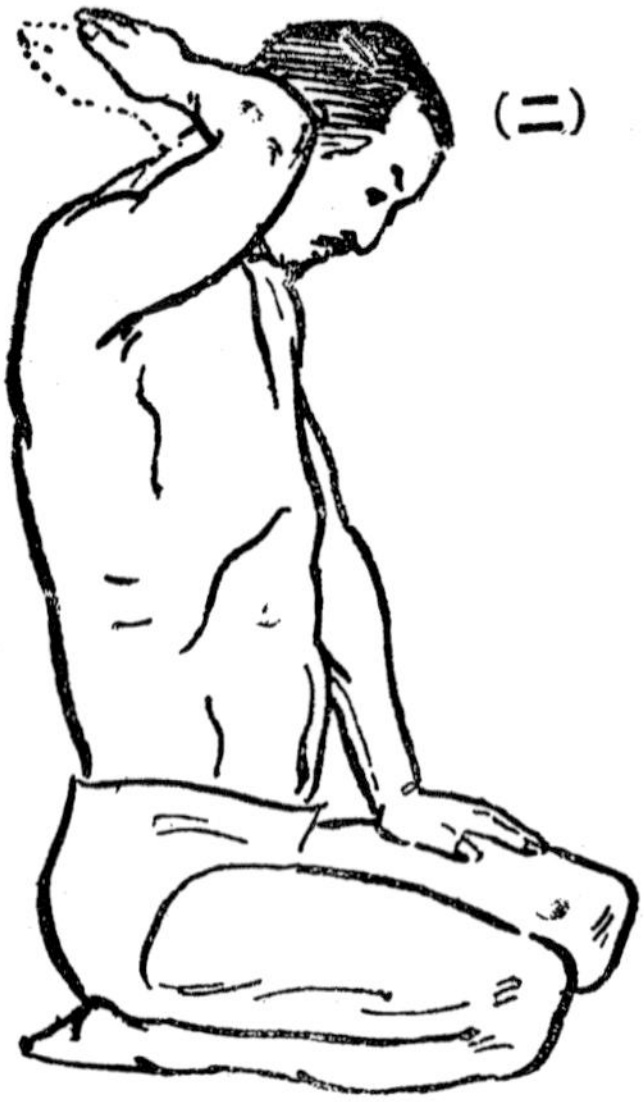

兩圖《りやうづ》の如《ごと》く頭《あたま》を前方《ぜんぱう》に垂《た》れ、兩手《りやうて》の下《した》小《こ》端《は》にて相次《あひつい》で後頸《こうけい》を強《つよ》く打《う》つ。

（注意）

回數《くわいすう》　各《かく》六回《くわい》

左右《さいう》のいづれか一方《はう》にて六回《くわい》打《う》ちたる後《のち》、他《た》の手《て》にて更《さら》に六回《くわい》打《う》つべし。

顔面《がんめん》に震動《しんどう》を感《かん》ずる程度《ていど》に打《う》つべし。

第十一動

(一)

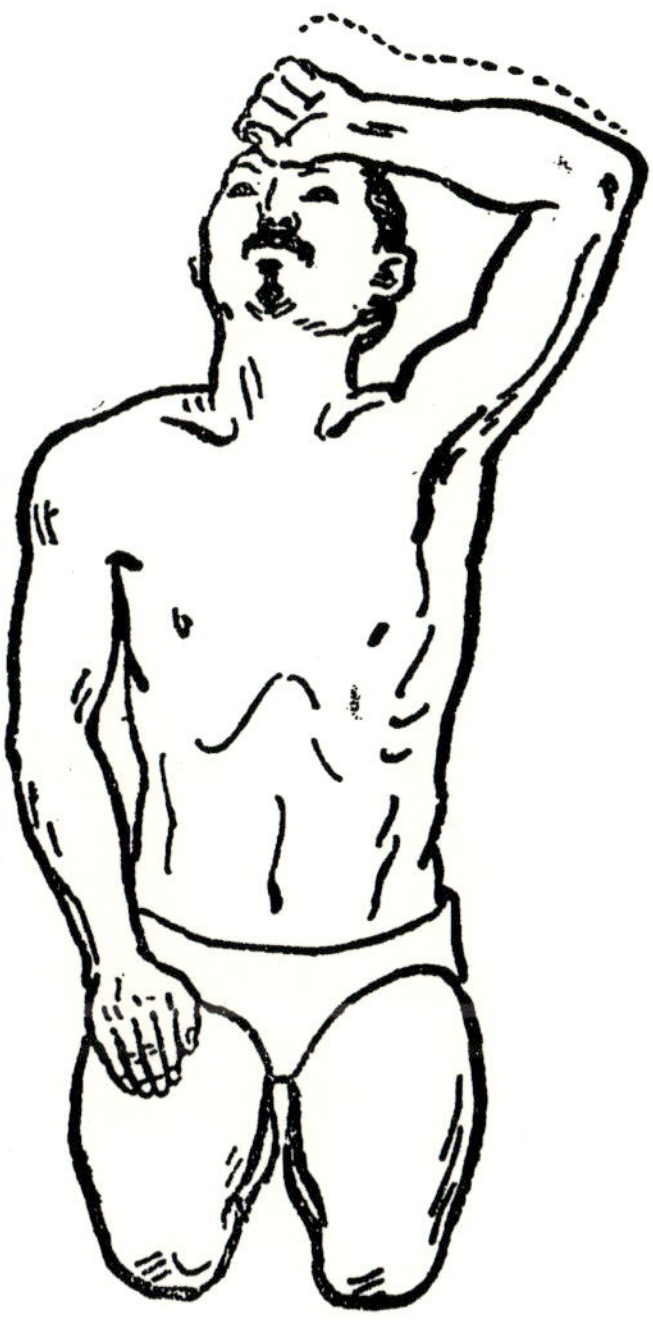

(二)

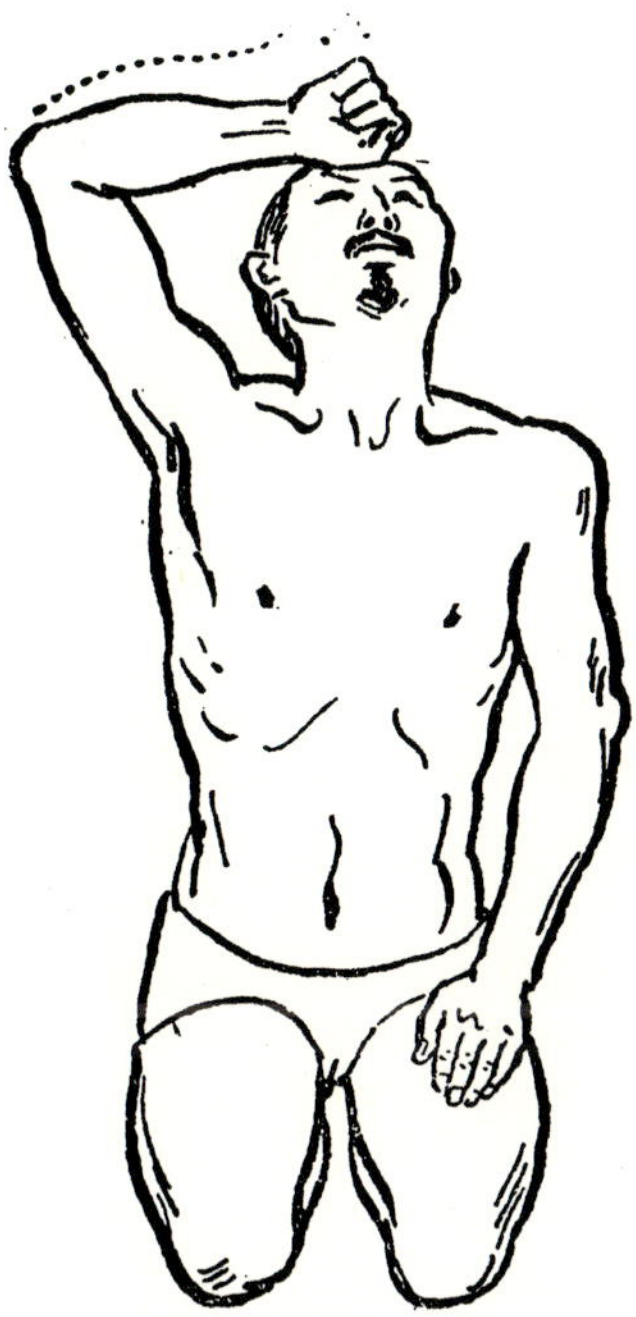

兩圖《りやうづ》の如《ごと》く頭《あたま》を仰向《あふむ》け、前額《ぜんがく》を握拳《にぎりこぶし》にて打《う》つ。

(注意)

回數《くわいすう》 左右手《さいうて》を換《か》へ各《かく》六回《くわい》

仰向《あふむ》き得《え》らるゝ丈《だ》け仰向《あふむ》き、拳《こぶし》は輕《かろ》く握《にぎ》りて行《おこな》ふべし、是《こ》れ亦《また》頭腦《づなう》に震動《しんどう》を感《かん》ずるを程《てい》度《ど》とす。

第十二動

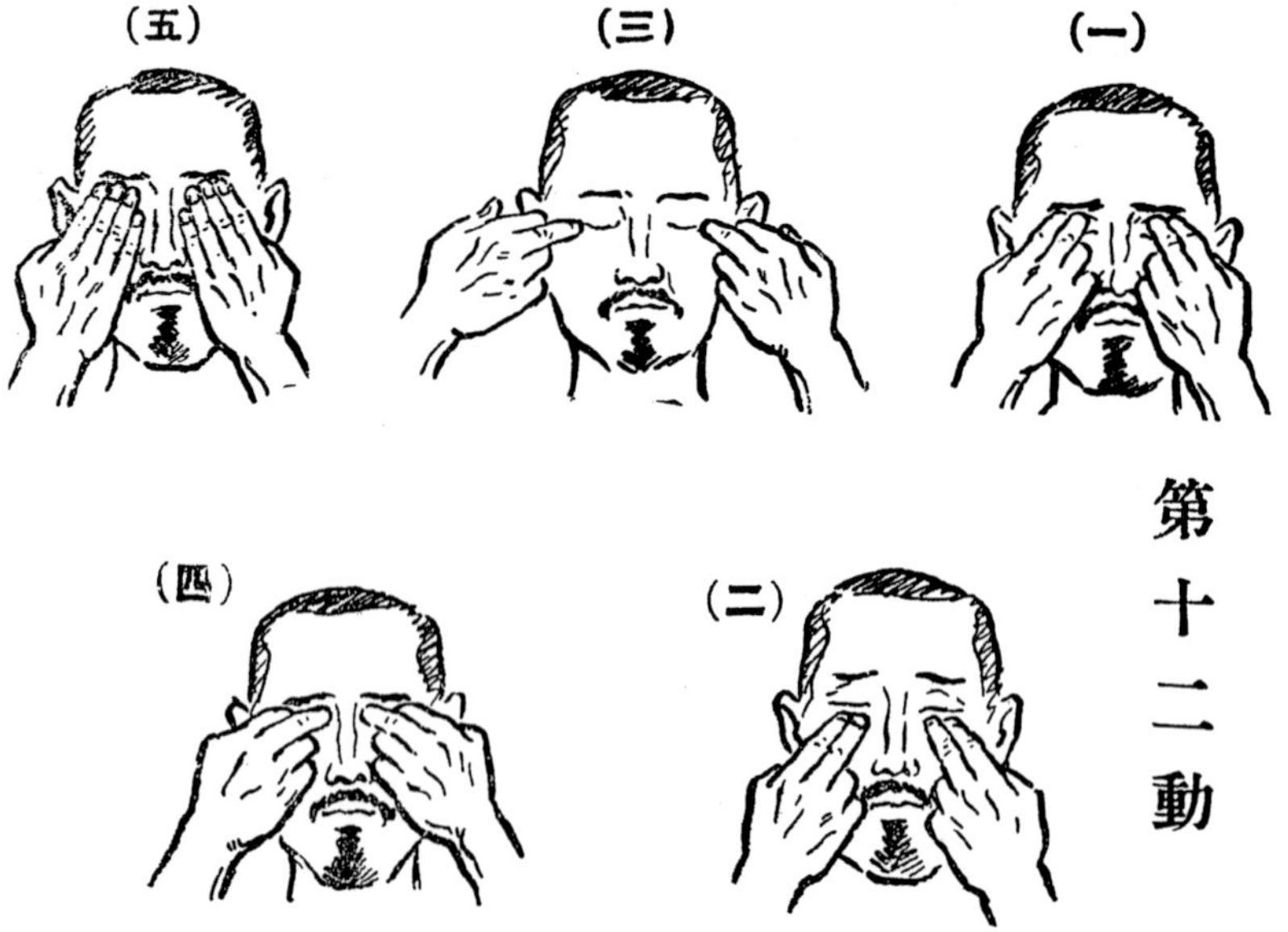

(一)圖《づ》の如《ごと》く眼球《がんきう》の上《うへ》と骨《ほね》との間《あひだ》に、二本《ほん》指《ゆび》を差込《さしこ》みて押《お》す。(兩眼同時《りやうがんどうじ》)次《つぎ》に(二)圖《づ》の如《ごと》く眼球《がんきう》の下《した》を前《まへ》と同樣《どうやう》に押《お》す。次《つぎ》に(三)圖《づ》の如《ごと》く目尻《めじり》を中指《なかゆび》にて押《お》し、次《つぎ》に(四)圖《づ》の如《ごと》く目頭《めがしら》を中指《なかゆひ》にて押《お》す。斯《か》く眼球《がんきう》の四方《はう》を押《お》したる後《のち》、前方《ぜんはう》を正視《せいし》して目《め》を閉《こ》ぢ、(五)圖《づ》の如《ごと》く掌《てのひら》を頰《ほゝ》に當《あ》て三本《ほん》指《ゆひ》にて兩眼《りやうがん》の中央《ちうあう》を同時《どうじ》に押《お》す。

(注意)

囘數《くわいすう》　二囘《くわい》

眼球移動《がんきういどう》し稍《やゝ》痛《いた》みを感《かん》ずるに至《いた》るを程度《ていど》とし押《お》すべし。

(一)

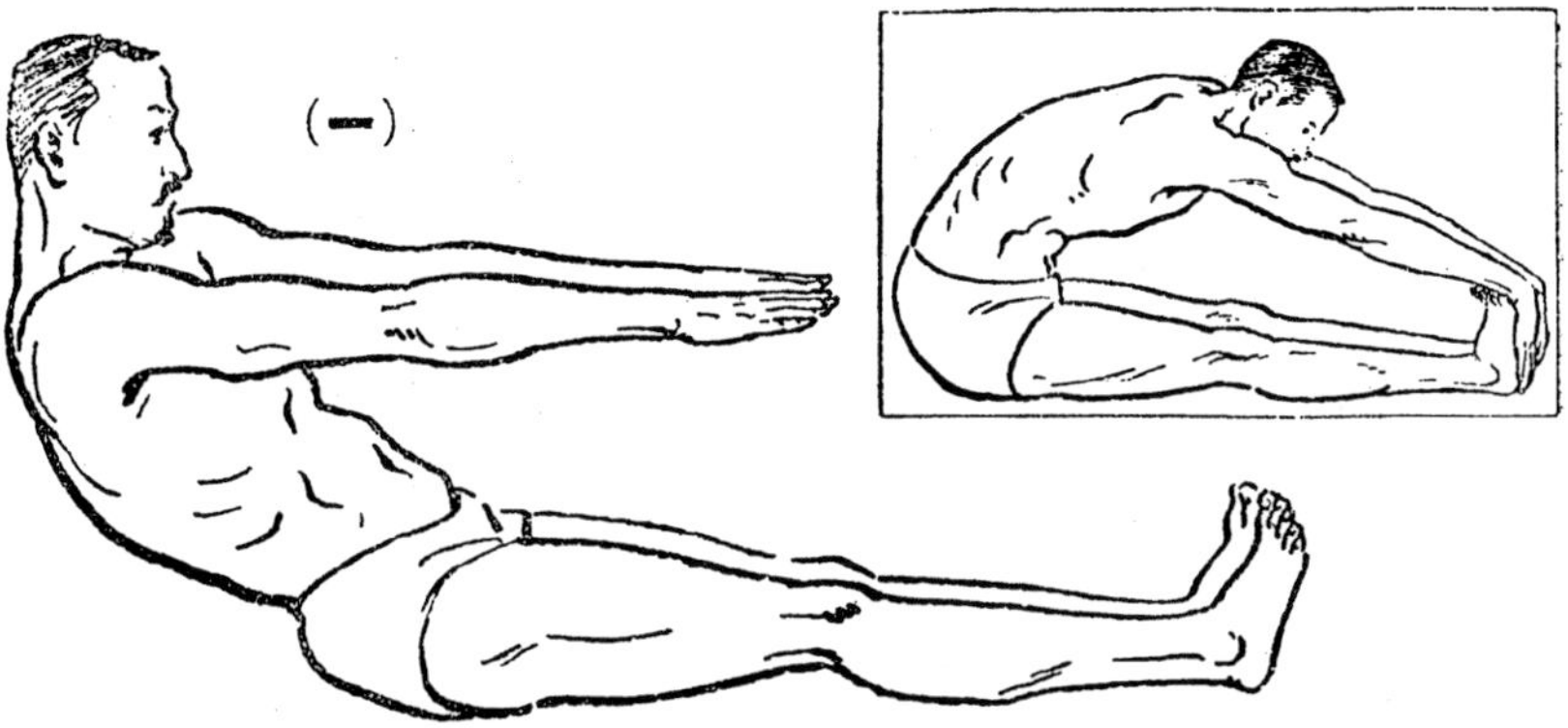

(二)

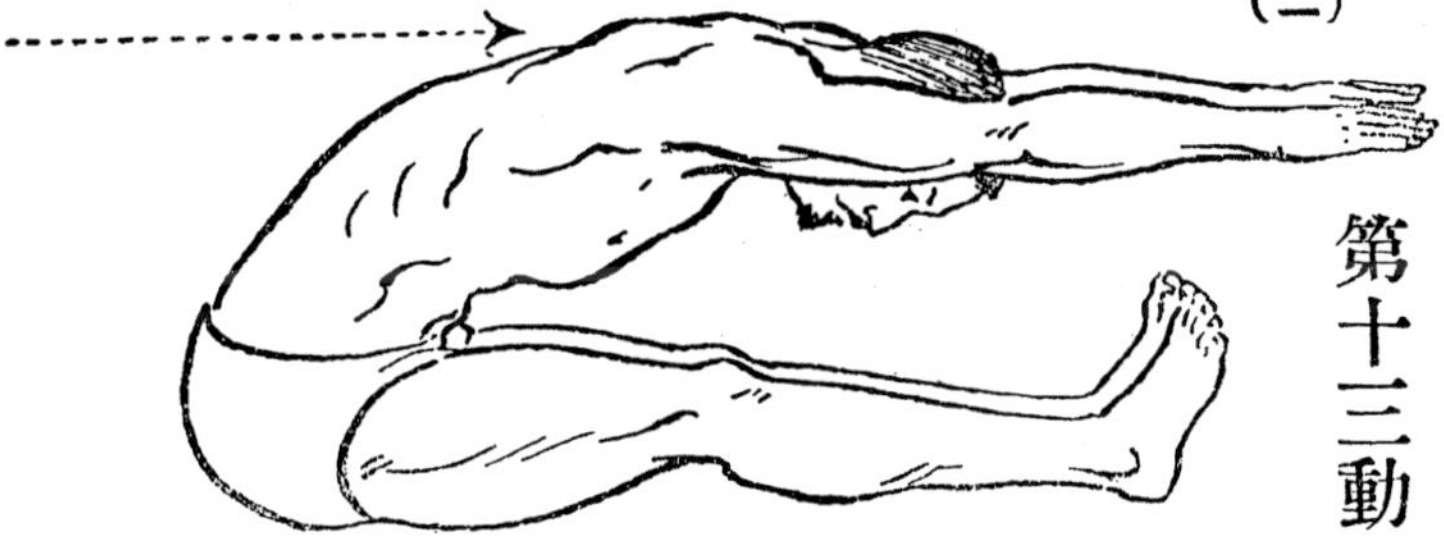

第十三動

(一)圖《ず》の如《ごと》く兩足《りやうあし》を揃《そろ》へ前《まへ》へ投《な》げ出《だ》して坐《ざ》し、兩手《りやうて》を揃《そろ》へて前方《ぜんぱう》に伸《のば》したる儘《まゝ》、體《からだ》を後方《こうはう》に引《ひ》き、其機勢《そのはづみ》に乘《じやう》じて(二)圖《ず》の如《ごと》く前方《ぜんぱう》に上體《じやうたい》と共《とも》に兩手《りやうて》を差《さ》し出《だ》し、直《たゞ》ちに元《もと》の姿勢《しせい》に復《ふく》して繰《くり》返《かへ》す。

(注意)

回數《くわいすう》　約《やく》二十回《くわい》

兩手《りやうて》を體《からだ》と共《とも》に前方《ぜんぱう》に差《さ》し出《だ》す時《とき》は、出來得《できう》る丈《だ》け腰《こし》を屈《かゞ》め(二)圖《ず》の如《ごと》く頭《あたま》も之《こ》れに伴《ともな》ふ樣《やう》すべし。又兩足《またりやうあし》を揃《そろ》へて趾尖《つまさき》を眞直《まつすぐ》に上《うへ》に向《む》け置《お》くべし。膝《ひざ》は必《かなら》ず十分《ぶん》に伸《の》ばして、曲《ま》げ上《あ》ぐることなく、床《ゆか》を離《はな》れざる樣《やう》すべし。

健康體《けんかうたい》に在《あ》りては、參考《さんかう》として掲《かゝ》げたる小圖《せうず》の如《ごと》く、兩手《りやうて》の指端《ゆびさき》が踵《かゝと》に達《たつ》するものなり。

第十四動

(一)

(二)

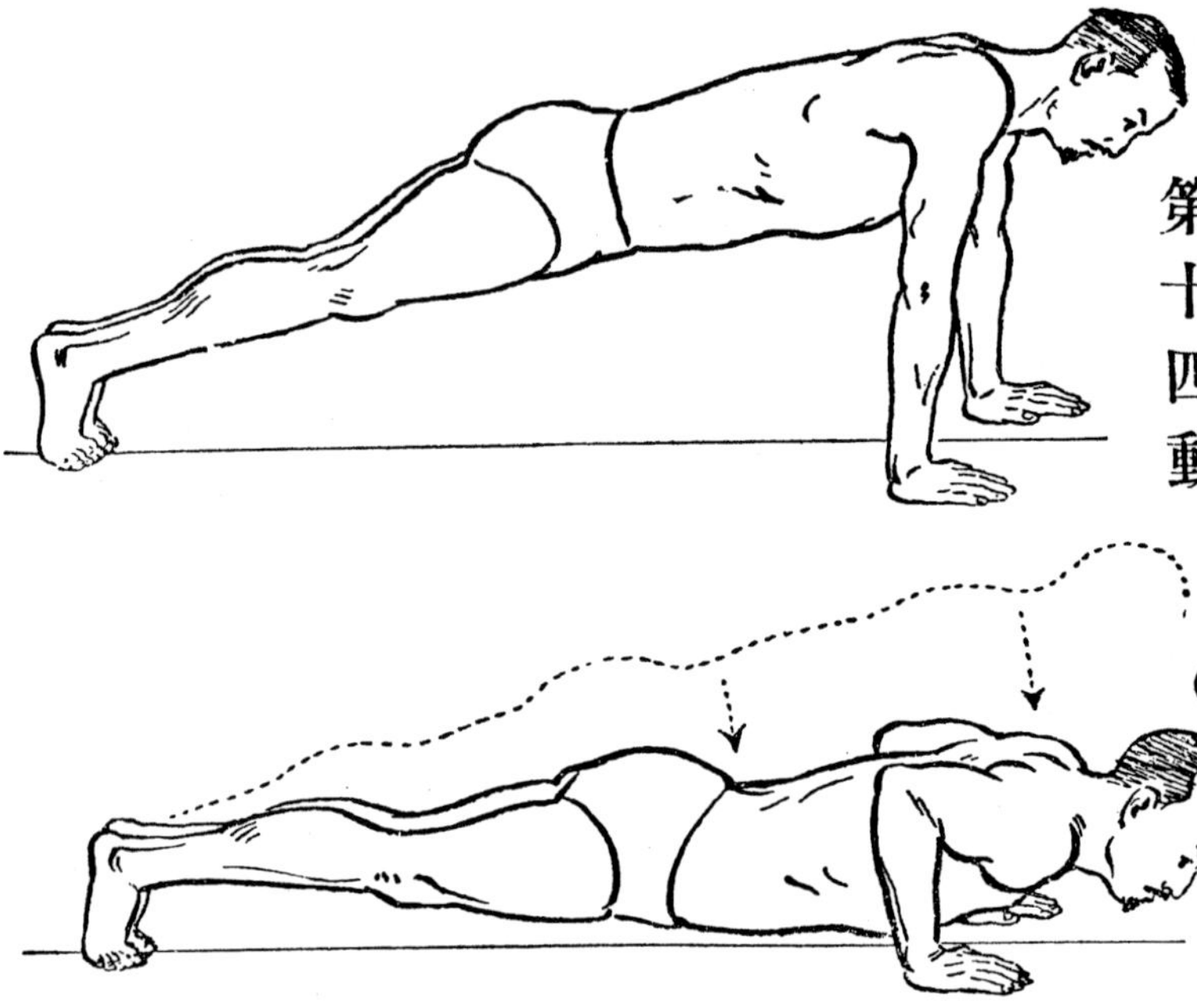

(一)圖《づ》の如《ごと》く兩手《りやうて》を肩巾《かたはゞ》丈《だ》けの間隔《かんかく》に垂直《ちよく》に立《た》て兩足《りやうあし》を爪立《つまた》てゝ全體《ぜんたい》を一直線《ちよくせん》となし支《さゝ》へたる儘《まゝ》(二)圖《づ》の如《ごと》く兩肱《りやうひざ》を屈《まげ》伸《のば》して體《からだ》を機《き》敏《びん》に上下《じやうげ》す

(注意)

回數《くわいすう》　約《やく》十回《くわい》　呼稱《かけごゑ》は體《たい》を下《さ》げる時《とき》にのみ用《もち》ふ。
兩手《りやうて》は正面《しやうめん》に向《む》け置《お》くべし。腹部《ふくぶ》を床《ゆか》に着《つ》けざる樣《やう》になすべく、膝《ひざ》も屈《ま》げざる樣《やう》すべし。

第十五動

(一)

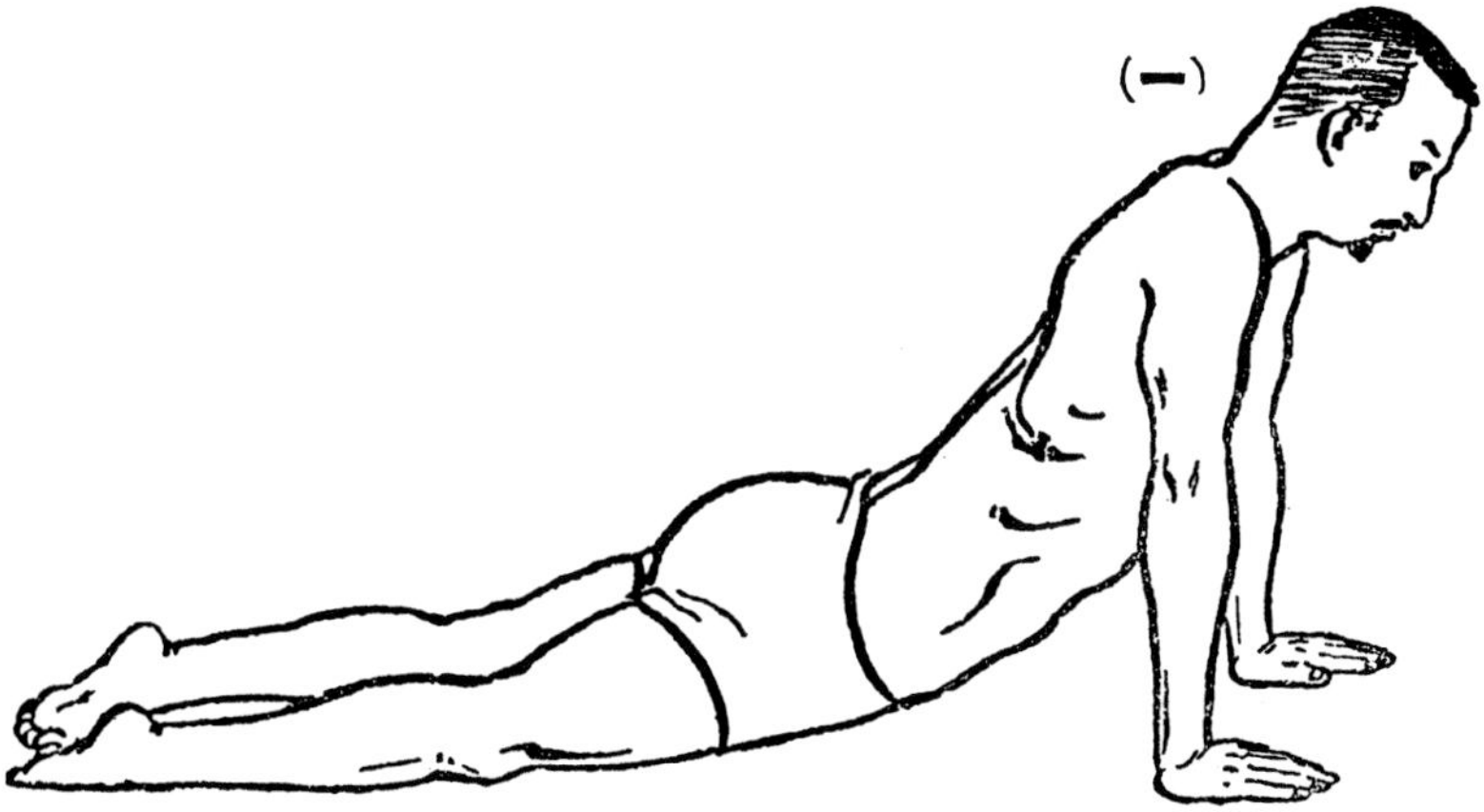

(二)

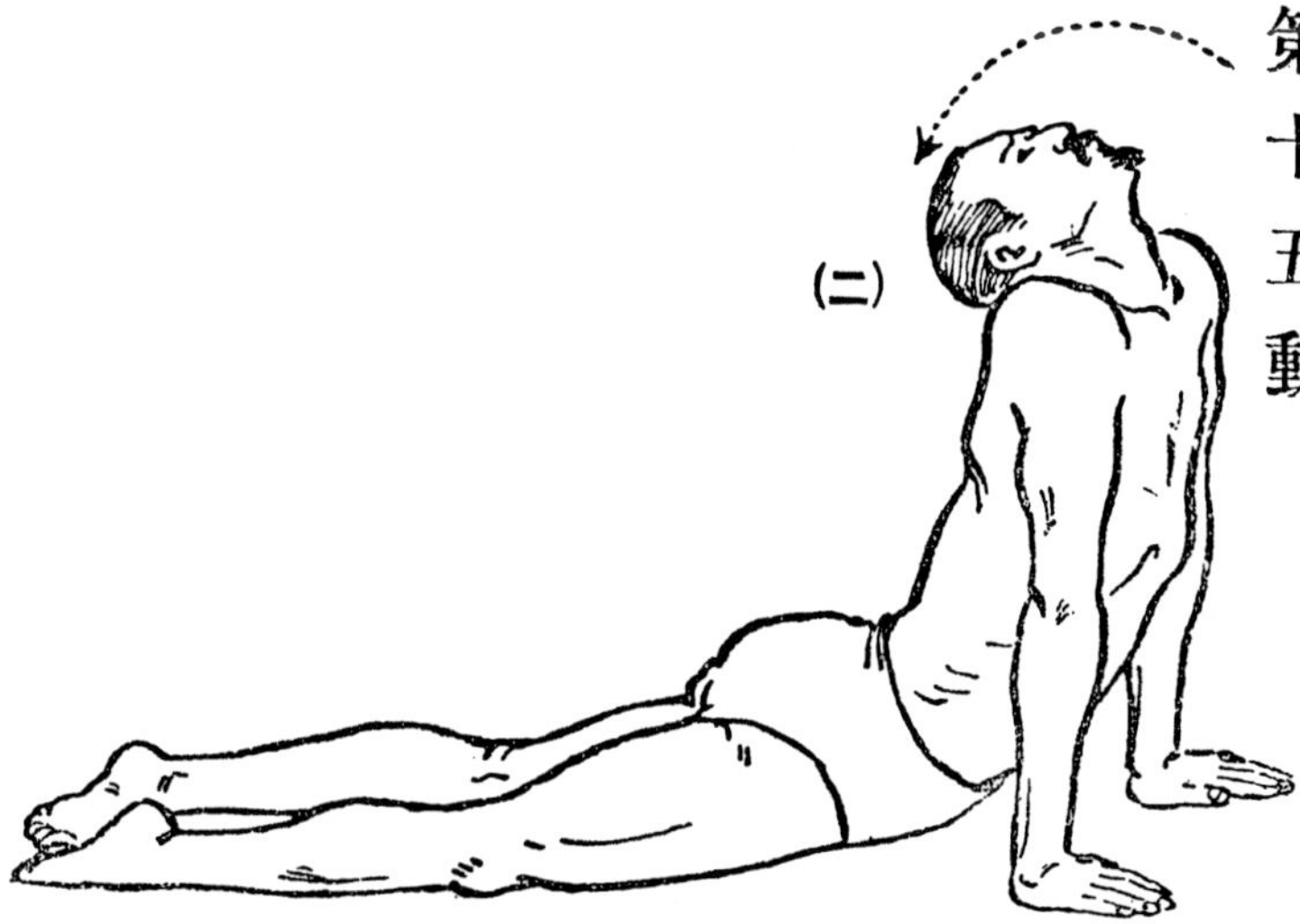

(一)圖《づ》の如《ごと》く兩足《りやうあし》を揃《そろ》へて伸《のば》し、肩巾丈《かたはゞだけ》に兩手《りやうて》を開《ひら》き、手首《てくび》と肩《かた》と垂直《すゐちよく》になる樣《やう》突《つ》つ張《ぱ》り、(二)圖《づ》の如《ごと》く頭《あたま》を仰向《あふむ》けつつ下腹《したはら》が床《ゆか》に着《つ》く迄《まで》機勢《はづみ》を以《もつ》て體《からだ》を反《そ》らす

(注意)回數《くわいすう》約《やく》廿回《くわい》 兩手《りやうて》は正面《しやうめん》に向《む》け、肱《ひぢ》は屈《まが》らぬ樣《やう》すべし。

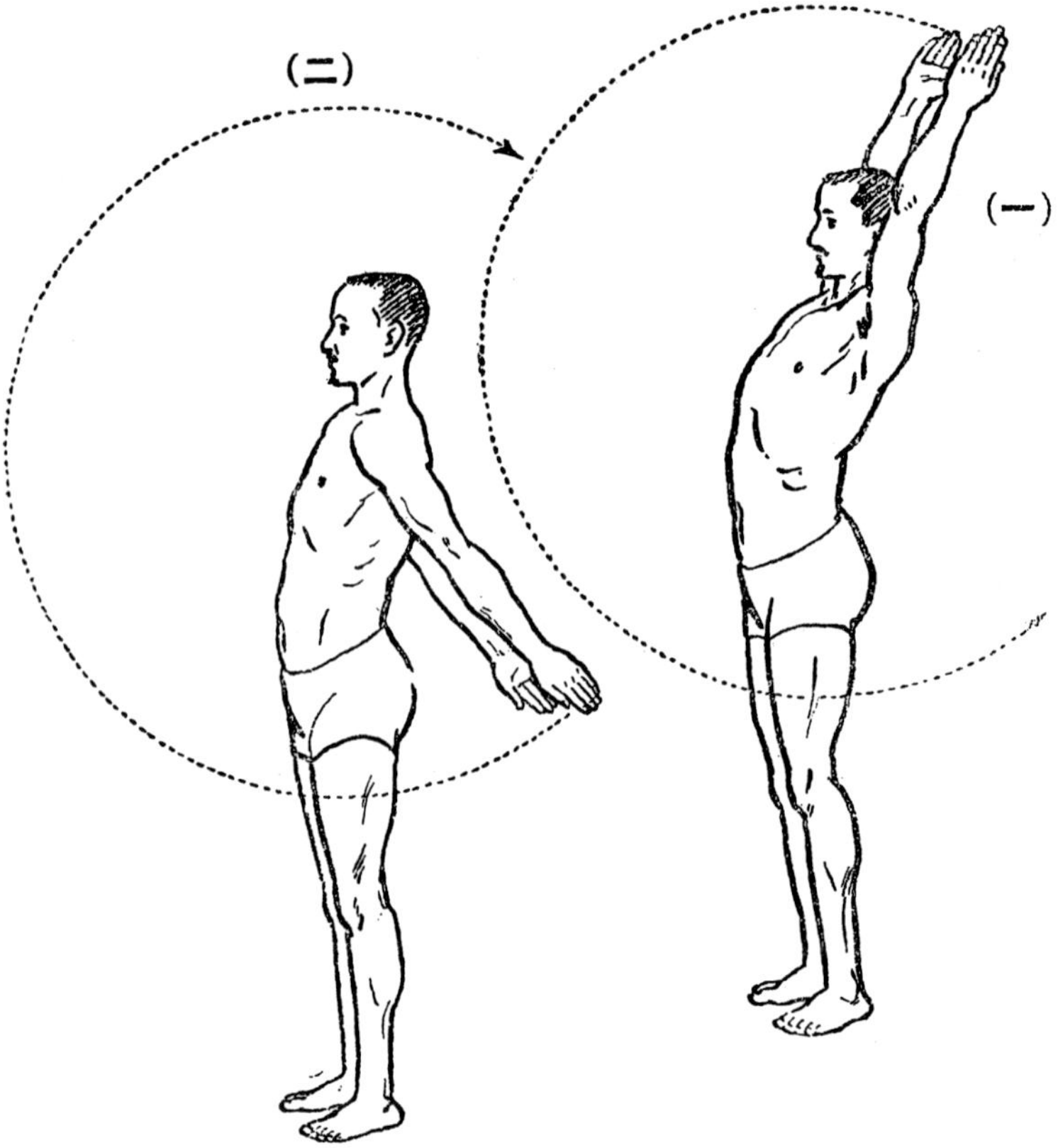

第十六動

兩足《りやうあし》を揃《そろ》へて直立《ちよくりつ》し、兩腕を伸《の》ばしたる儘《まゝ》、機勢《はづみ》を以《もつ》て兩圖《りやうづ》の如《ごと》く上下《じやうげ》す。

(注意)

回數《くわんすう》　前後《ぜんご》各《かく》二十回《くわい》

兩足蹠《りやうあしうら》の位置《ゐち》は角度《かくど》を六十度《ど》とし、兩腕《りやううで》は肩巾《かたはゞ》と同樣《どうやう》の間隔《かんかく》を保《たも》たしめて眞直《まつすぐ》に伸《の》ばし、充分《じうぶん》に力《ちから》を込《こ》め、前後《ぜんご》共《とも》往《ゆ》く所《ところ》まで遣《や》るべし。姿勢《しせい》を崩《くづ》さず膝《ひざ》を屈《ま》げぬ樣《やう》すべし。

第十七動

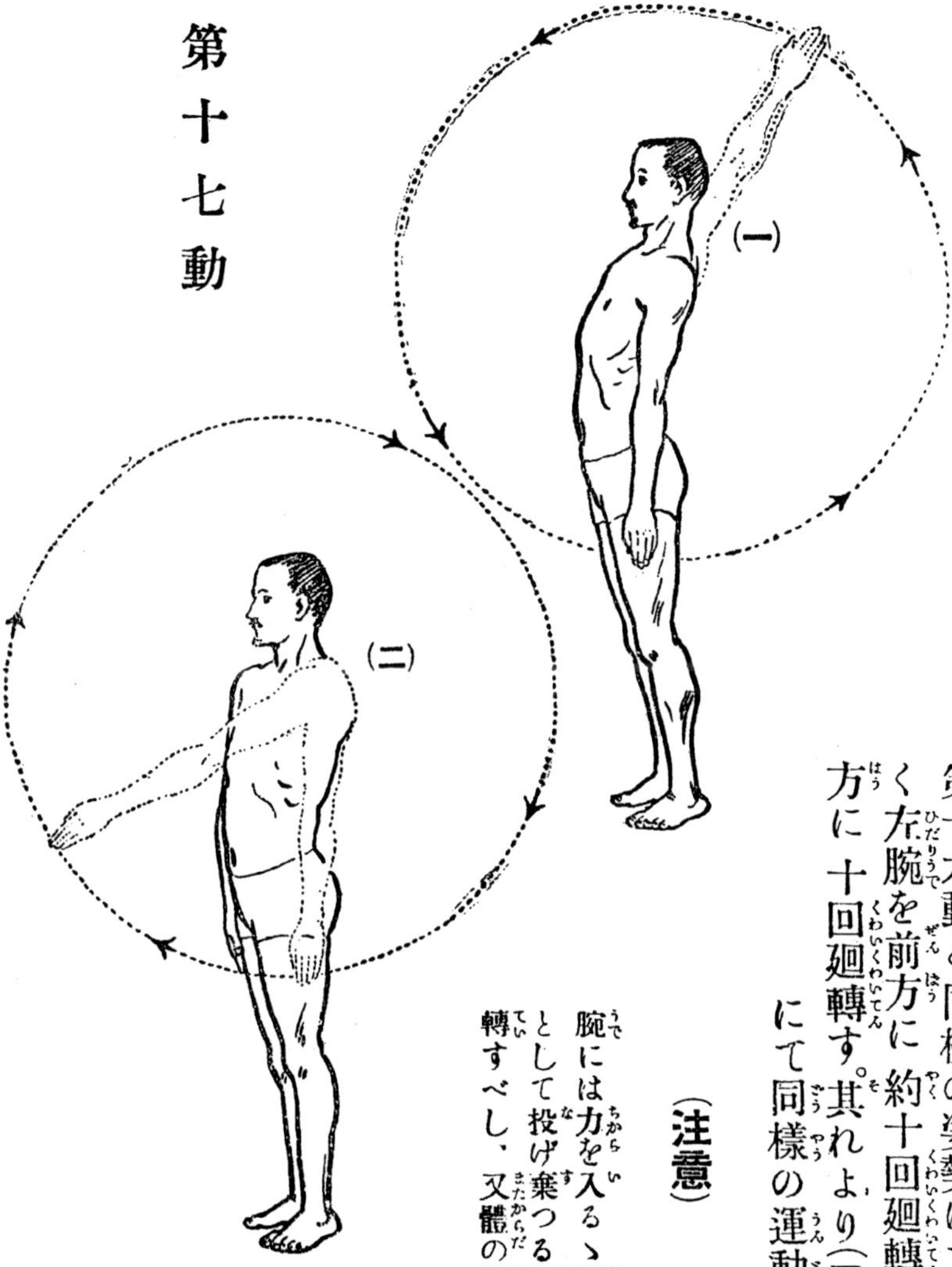

第《だい》十六動《どう》と同様《どうやう》の姿勢《しせい》にて先《ま》づ(一)圖《づ》の如《ごと》く左腕《ひだりうで》を前方《ぜんぱう》に約《やく》十回廻轉《くわいくわいてん》し、更《さら》に逆《ぎやく》に後方《こうはう》に十回廻轉《くわいくわいてん》す。其《そ》れより(二)圖《づ》の如《ごと》く右腕《みぎうで》にて同様《どうやう》の運動《うんどう》を爲《な》す。

(注意)

腕《うで》には力《ちから》を入《い》るゝ事《こと》なく、唯《たゞ》腕《うで》を重《おも》りとして投《な》げ棄《す》つる如《ごと》くにして迅速《じんそく》に回轉《くわいてん》すべし、又體《またからだ》の姿勢《しせい》を崩《くづ》さず、肱《ひぢ》も屈《まが》らぬ様《やう》に注意《ちうい》すべし。

此《こ》の運動《うんどう》を爲《な》すに當《あた》り、或《あるひ》は肱《ひぢ》の屈《まが》り、或《あるひ》は肩關節《かたくわんせつ》の圓滑《ゑんくわつ》に回轉《くわいてん》せざる人《ひと》は、身體《しんたい》に故障《こしやう》あるが故《ゆゑ》なるを以《もつ》て、怠《おこた》らず練習《れんしよ》を積《つ》むべし。

第十八動

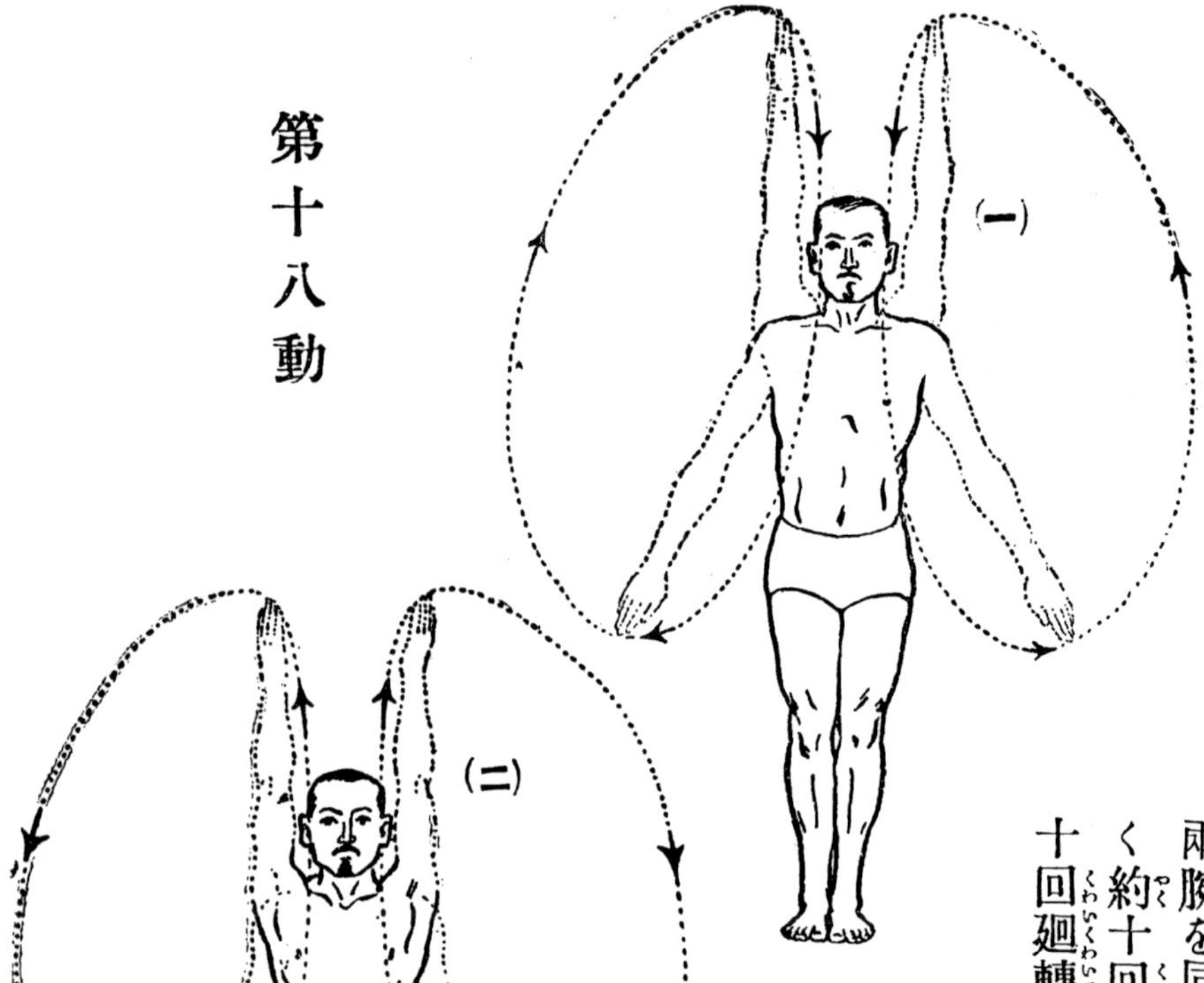

兩腕《りやううで》を同時《どうじ》に前後《ぜんご》に廻轉《くわいてん》す。先《ま》づ(一)圖《づ》の如《ごと》く約《やく》十回《くわい》。次《つぎ》に(二)圖《づ》の如《ごと》く反對《はんたい》の方向《はうかう》に約《やく》十回廻轉《くわいくわいてん》す。

（注意）

腕《うで》に力《ちから》を入《い》るゝ事《こと》なく廻轉《くわいてん》すること前運動《ぜんうんどう》に同《おな》じ。圖《づ》の如《ごと》く足《あし》の爪尖《つまさき》を揃《そろ》へて立《た》つべし。

此運動《このうんどう》を爲《な》すに當《あた》り片腕《かたうで》のみを廻轉《くわいてん》する時《とき》の如《ごと》く兩腕《りやううで》を圓滑《ゑんくわつ》に廻轉《くわいてん》し得《え》ざる人《ひと》あり、是《こ》れ亦《また》身體《しんたい》に故障《こしやう》あるが故《ゆゑ》なるを以《もつ》て、怠《おこた》らず練習《れんしふ》を積《つ》み、遂《つひ》に之《こ》れを能《よ》くし得《う》るに至《いた》るを期《き》すべし。

第十九動

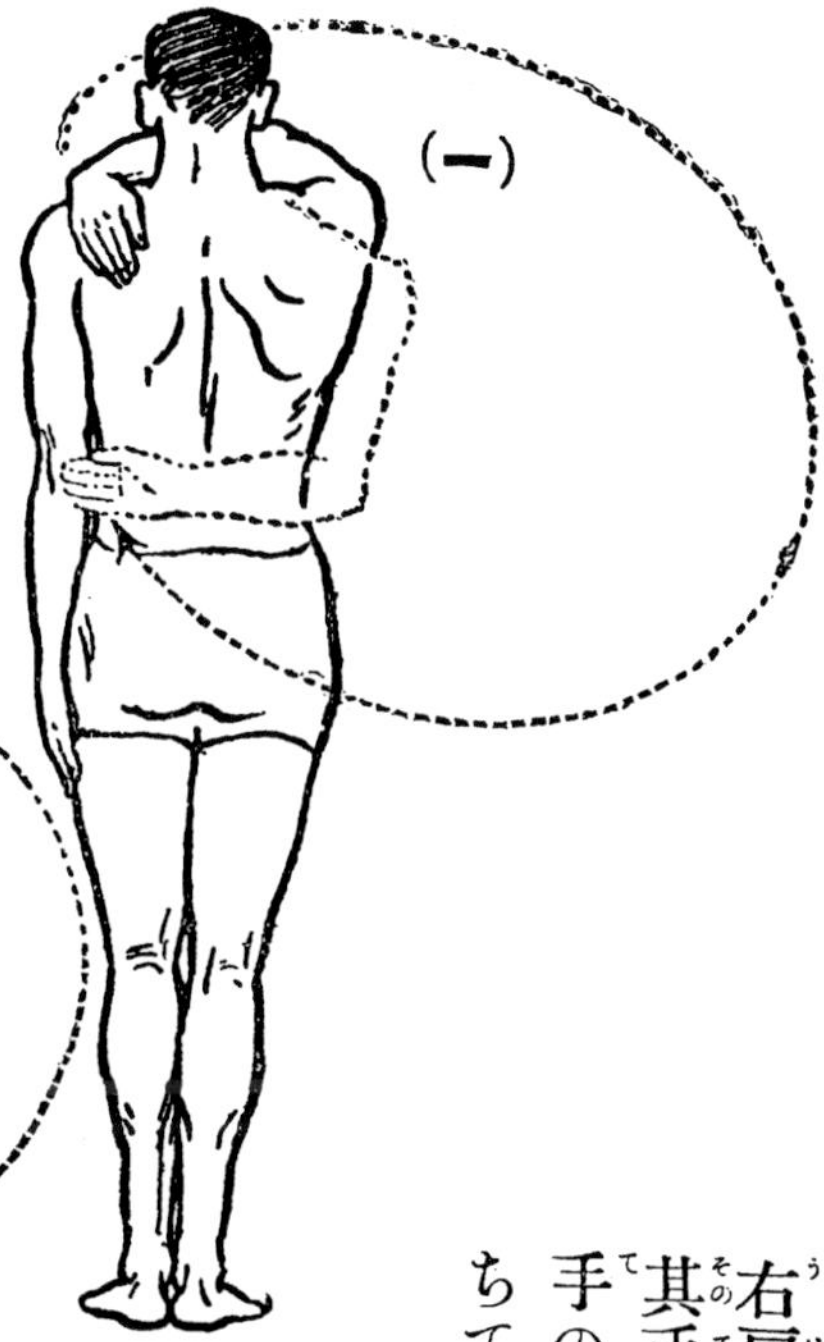

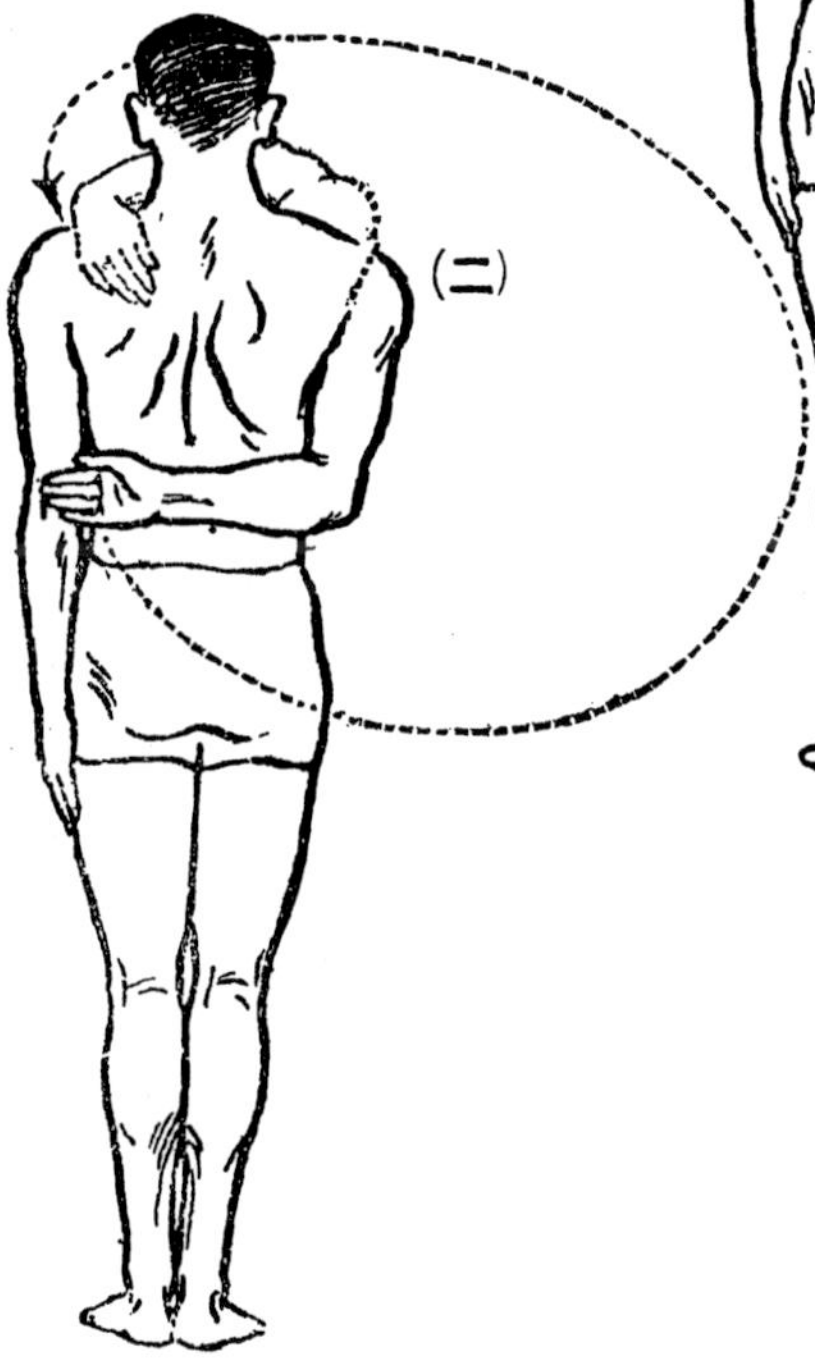

(一)圖《づ》の如《ごと》き姿勢《しせい》にて先《ま》づ左手《ひだりて》の掌《てのひら》を以《もつ》て右肩《うけん》の後《うし》ろを腰《こし》を捻《ひね》りながら打《う》ち、直《たゞ》ちに其手《そのて》を機《はづ》みを以《も》て(二)圖《づ》の如《ごと》く後《うし》ろに廻《まは》し、手《て》の甲《かふ》にて矢張《やは》り腰《こし》を捻《ひね》りながら背中《せなか》を打《う》ちて、繰返《くりかへ》す。次《つぎ》に右腕《みぎうで》を以《もつ》て同様《どうやう》に行《おこな》ふ。

(注意)

先《ま》づ左手《ひだりて》を以《もつ》て運動《うんどう》を始《はじ》め、次《つぎ》に右手《みぎて》を以《もつ》て之《こ》れと同様《どうやう》の運動《うんどう》を爲《な》すべし。

回數《くわいすう》　左右《さいう》上下《じやうげ》各《かく》約《やく》廿回《くわい》

腕《うで》には力《ちから》を入《い》るゝ事《こと》なく充分《じうぶん》に伸《の》ばし、腰《こし》を捻《ひね》つて機勢《はづみ》を附《つ》け、成《な》るべく深《ふか》く手《て》の屆《とゞ》く極《きよく》度《ど》の處《ところ》を打《う》つべし。

第廿動

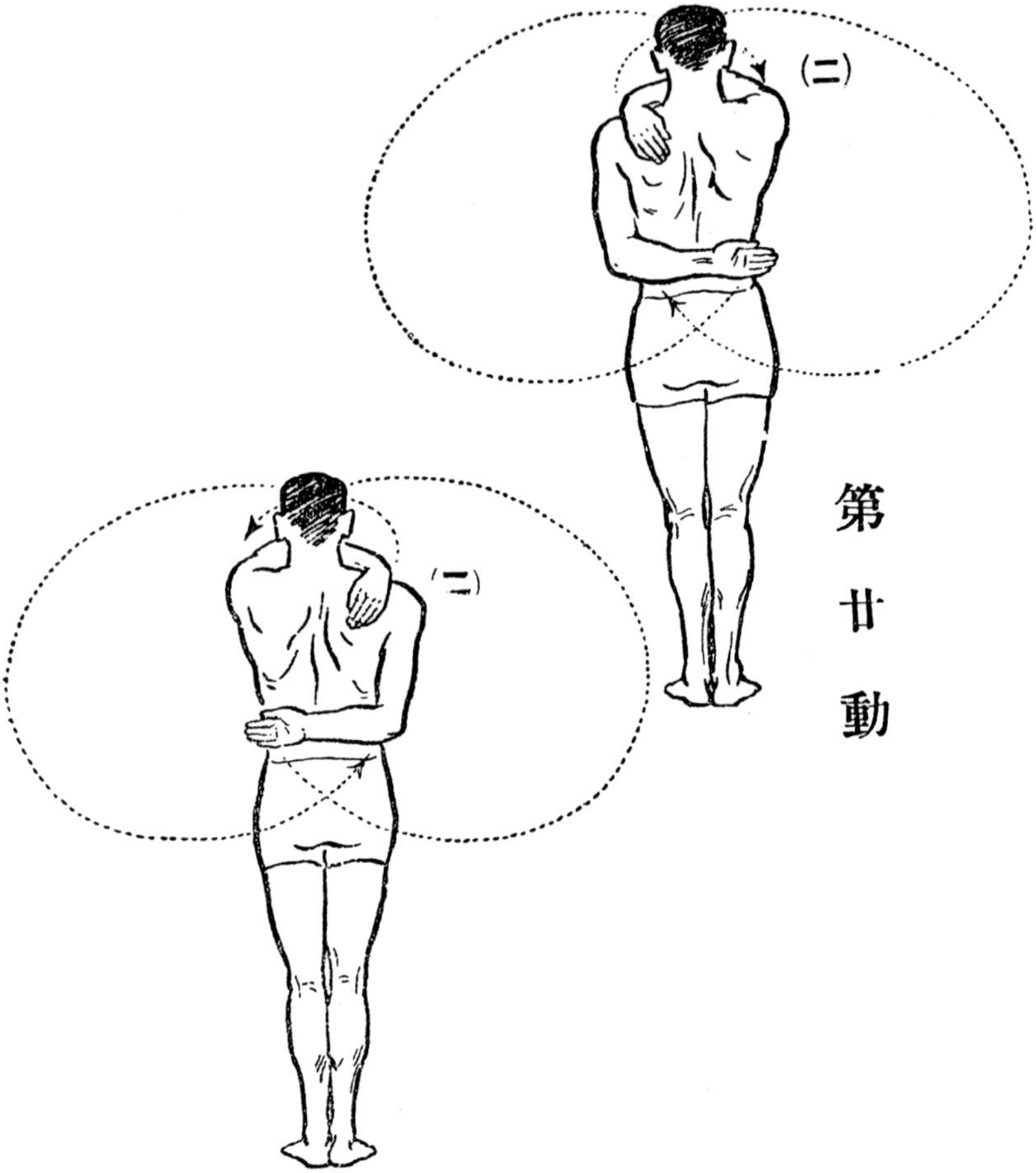
(一)
(二)

先《ま》づ(一)圖《づ》の如《ごと》く右手《みぎて》を以《もつ》て左肩《さけん》の後《うしろ》(左右《さいう》肩胛骨《けんかうこつ》の中間《ちうかん》)を打《う》つと同時《どうじ》に、左手《ひだりて》の甲《かふ》を以《もつ》て背《せ》の乳裏《ちゝうら》に當《あた》る所《ところ》を打《う》ち、次《つぎ》に其機勢《そのはづみ》を以《もつ》て(二)圖《づ》の如《ごと》く反對《はんたい》に左手《ひだりて》にて右肩《うけん》の後《うしろ》を打《う》つと同時《どうじ》に、右手《みぎて》の甲《かふ》を以《もつ》て背《せ》を打《う》ちて繰《くり》返《かへ》す。

(注意)

囘數《くわいすう》　約《やく》二十囘《くわい》

腕《うで》を振《ふ》ると同時《どうじ》に腰《こし》を充分《じうぶん》捻《ひね》つて機勢《はづみ》を附《つ》くること第《だい》十九動《どう》と同《おな》じ。

第廿一動

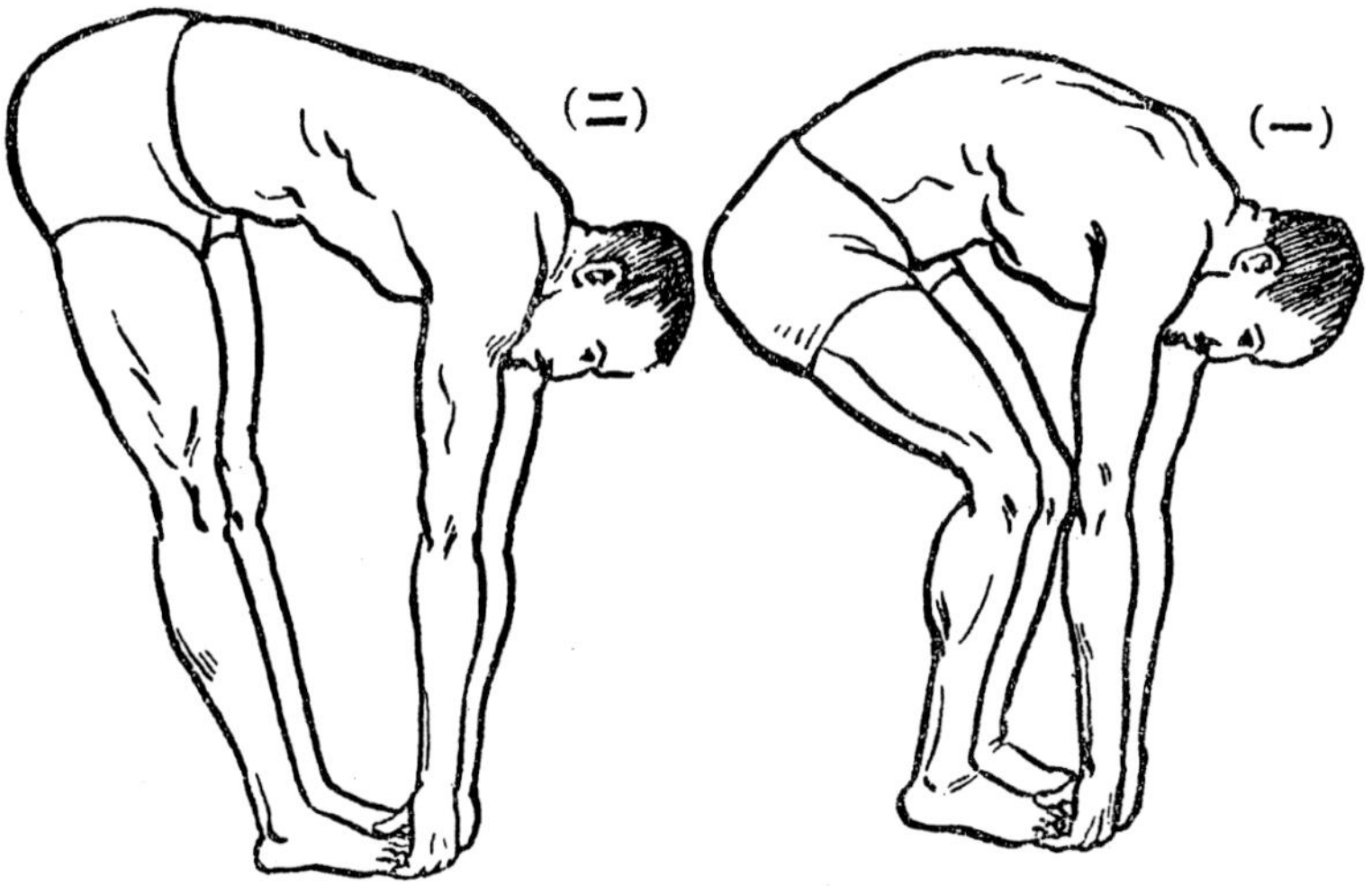

(一)圖《づ》の如《ごと》く兩足《りやうあし》を揃《そろ》へ少《すこ》しく膝《ひざ》を屈《ま》げ、頸《くび》の力《ちから》を拔《ぬ》きて頭《あたま》を下方《した》に垂《た》れ、兩手《りやうて》を以《もつ》て左右《さいう》の趾尖《つまさき》を確《しか》と摑《つか》み(二)圖《づ》の如《ごと》く機勢《はずみ》を以《もつ》て膝《ひざ》を伸《のば》し腰《こし》を張《は》り、之《これ》を繰返《くりかへ》す。

(注意)

回數《くわいすう》　約《やく》十回《くわい》

手尖《てさき》にては足尖《あしさき》を引《ひ》つ張《ぱ》り、足尖《あしさき》にては手尖《てさき》を強《つよ》く踏《ふ》み着《つ》けて行《おこな》ふべし。最初《さいしよ》は膝《ひざ》を伸《の》ばすに困難《こんなん》を感《かん》ずる人《ひと》あり、是《こ》れ亦《また》體《からだ》に故障《こしやう》あるが故《ゆゑ》なるを以《もつ》て、努《つと》めて練習《れんしふ》すべし。

第廿二動

(一)

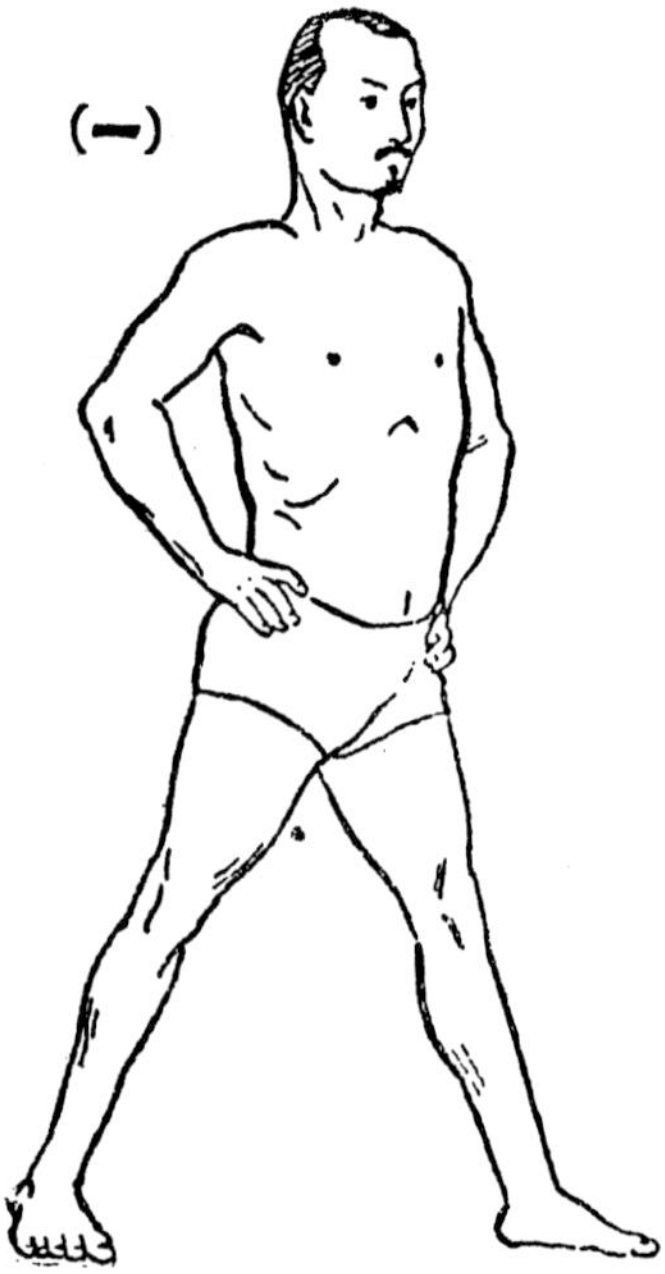

(二)

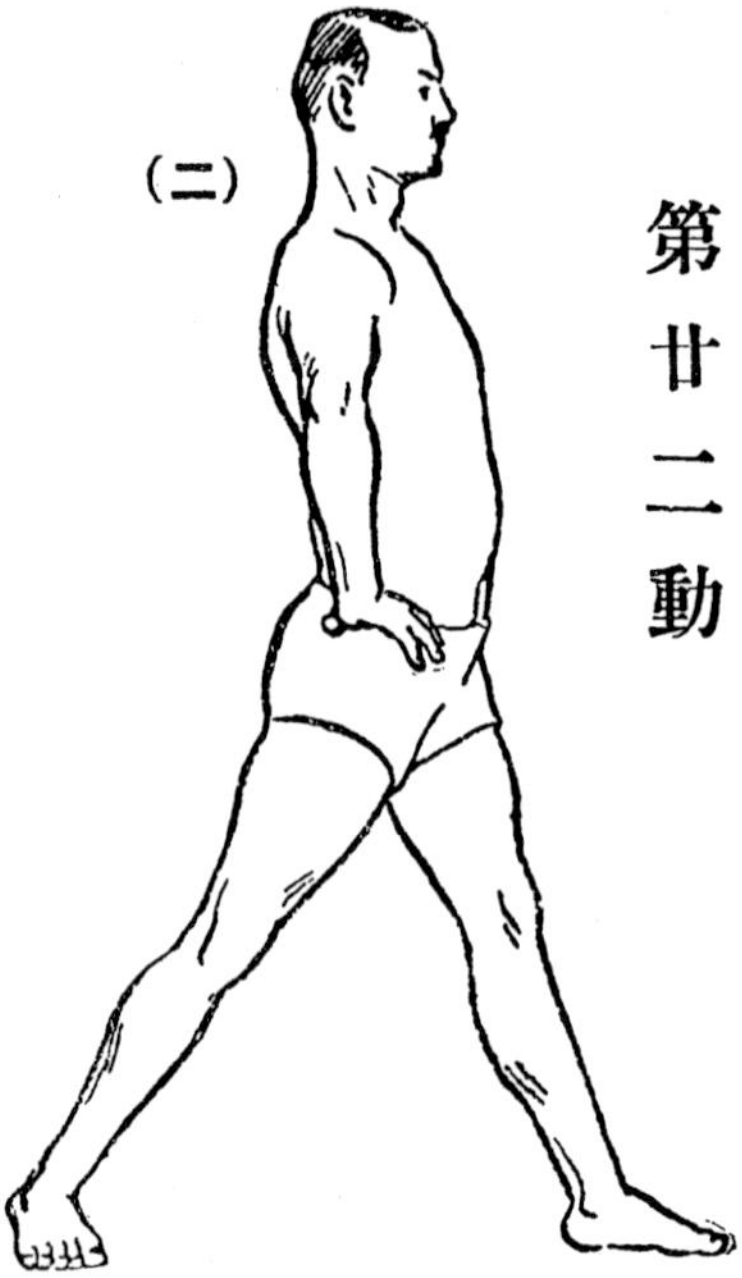

(三)

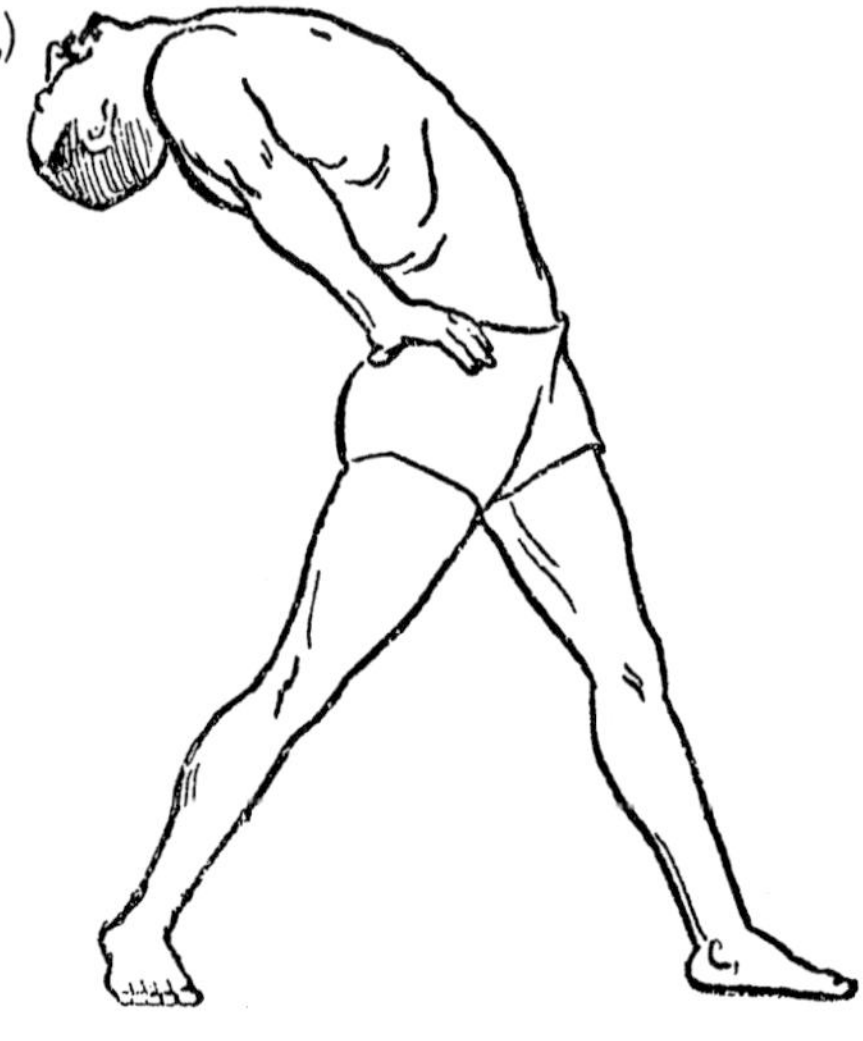

(一)圖《づ》の如《ごと》く左《ひだり》(右《みぎ》)足《あし》を約《やく》一歩《ほ》半《はん》正面《しやうめん》に踏出《ふみだ》し、兩手《りやうて》を腰《こし》に當《あ》て、後足《あとあし》の位置《ゐち》は四十五度《ご》とし。先《ま》づ(二)圖《づ》の如《ごと》く腰《こし》を捻《ひね》つて體《からだ》を正面《しやうめん》に向《む》け(三)圖《づ》の如《ごと》く胸《むね》を平《たひ》らにして反《そ》り得《う》る丈《だ》け後《うしろ》に反《そ》り、直《たゞち》(一)に還《かへ》る。

(注意)

回數《くわいすう》　左右《さいう》各《かく》六回《くわい》

左右《さいう》兩脚《りやうあし》とも充分《じうぶん》に踏張《ふんば》り膝《ひざ》を屈《ま》げぬ樣《やう》にすべし。反《そ》る時《とき》には踏《ふ》み出《だ》したる足《あし》の大指《おやゆび》と鼻《はな》とを一直線《ちよくせん》にすべし。

第廿三動

(一)圖《づ》は準備姿勢《じゆんびしせい》にして、(二)圖《づ》の如《ご》く上體《じやうたい》を右側《みぎがは》(眞横《まよこ》)に指頭《しとう》が膝下《ひざした》に達《たつ》する迄《まで》屈《ま》げ、其反動《そのはんどう》を以《もつ》て直《たゞ》ちに左側《ひだりがは》に屈《ま》ぐること(三)圖《づ》の如《ごと》くす。

(注意)

回數《くわいすう》　左右合《さいうあは》せて約《やく》廿回《くわい》

體《からだ》を前方《ぜんぱう》に屈《かゞ》めず、肱《ひぢ》を曲《ま》げず、又兩手《またりやうて》とも股《もゝ》を離《はな》さずして迅速《じんそく》に行《おこな》ふべし。

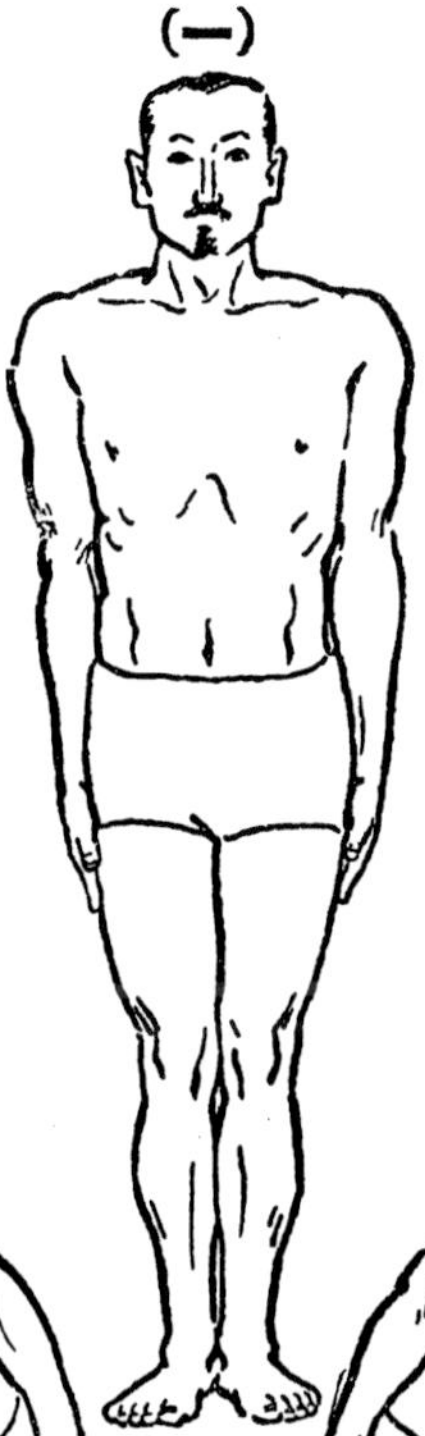

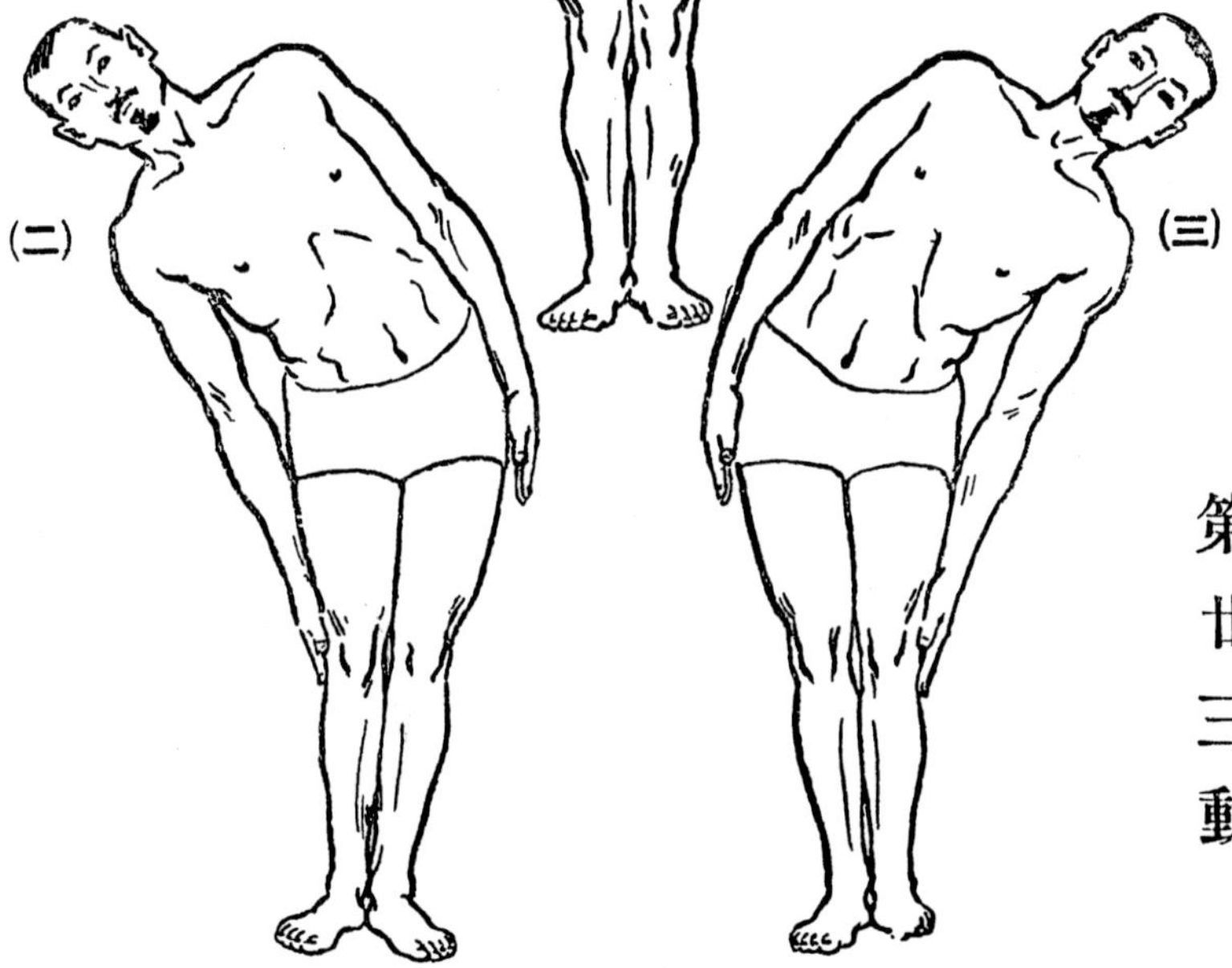

第廿四動

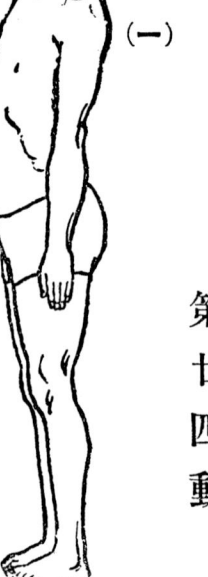

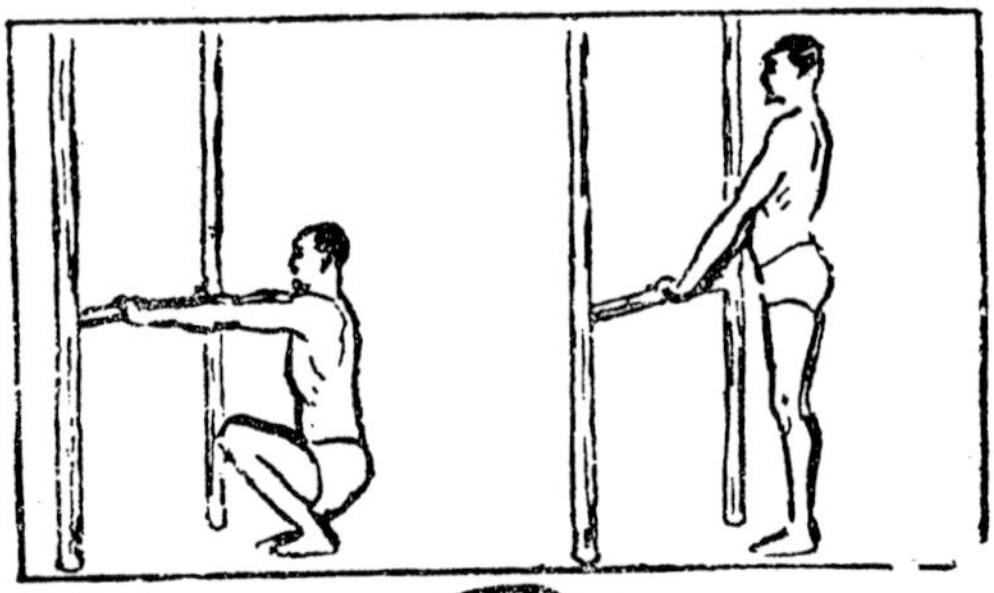

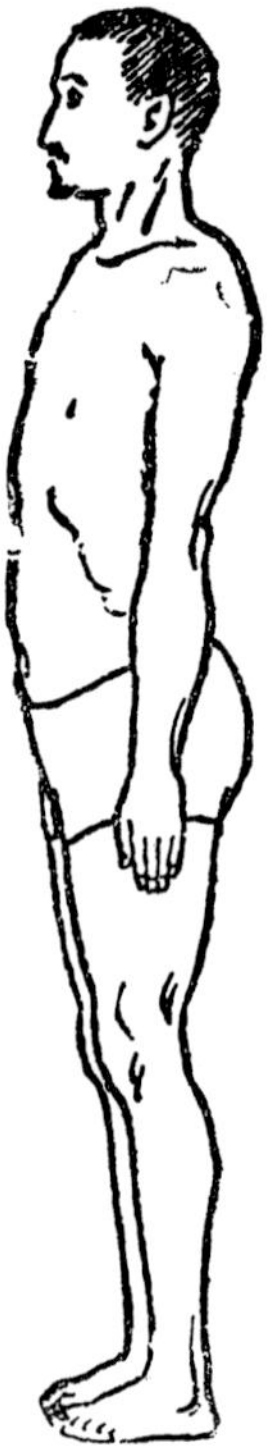

(一)

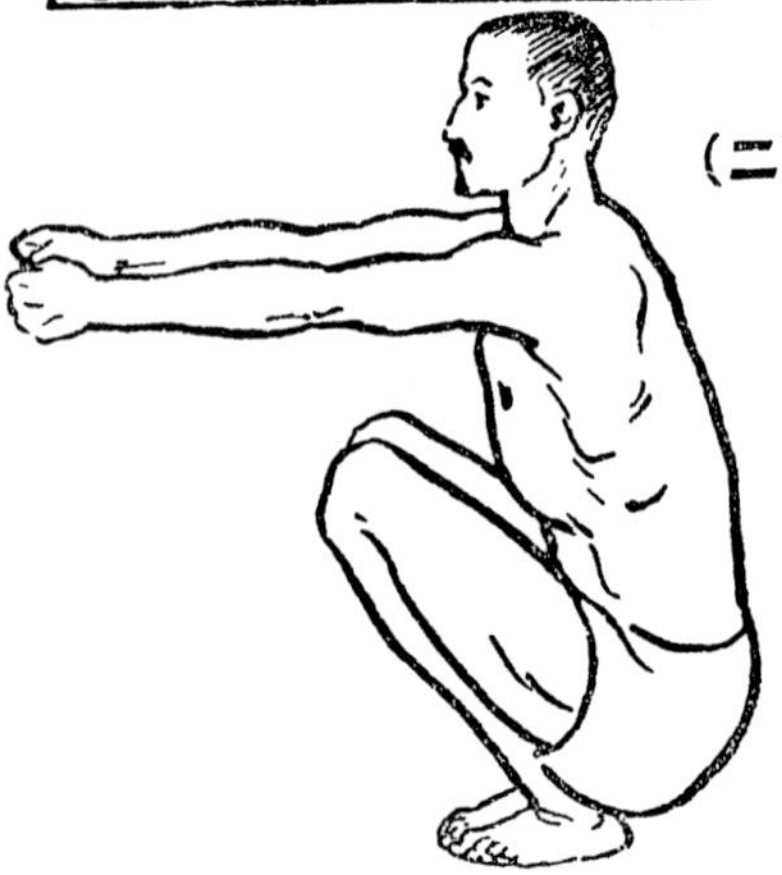

(二)

(一)圖《づ》の如《ごと》く、兩足《りやうあし》を揃《そろ》へて直立《ちよくりつ》し(二)圖《づ》の如《ごと》く、足蹠《あしうら》を地《ち》に着《つ》けたる儘《まゝ》、兩膝《りやうひざ》を開《ひら》かずして、踵《かゝと》に着《つ》くまで機勢《はづみ》を以《もつ》て臀部《でんぶ》を下《おろ》し(同時《どうじ》に兩《りやう》腕《うで》を前方《ぜんぱう》に差《さ》し出《だ》す)直《たゞ》ちに(一)圖《づ》の姿勢《しせい》に復《ふく》して繰返《くりかへ》す。

(注意)

回數《くわいすう》　約《やく》二十回《くわい》　屈《かゞ》む時《とき》にのみ呼稱《かけごゑ》を用《もち》ふ

手《て》の開閉《かいへい》は圖《づ》の如《ごと》くすべし。脚《あし》に力《ちから》なく手《て》放《はなし》にて此運動《このうんどう》をなし得《え》ざる人《ひと》は、小圖《せうづ》の如《ごと》く兩手《りやうて》にて適宜《てきぎ》の物《もの》に取附《とりつ》き其助《そのたす》けを借《か》るべし。其時《そのとき》は半歩《はんぽ》後《うしろ》に退《しりぞ》き兩手《りやうて》を伸《の》ばして行《おこな》ふべし。兩手《りやうて》の位置《ゐち》は腰《こし》と並行《へいかう》の高《たか》さを適當《てきたう》とす。踵《かゝと》は決《けつ》して疊《たゝみ》を離《はな》す可《べ》からず。

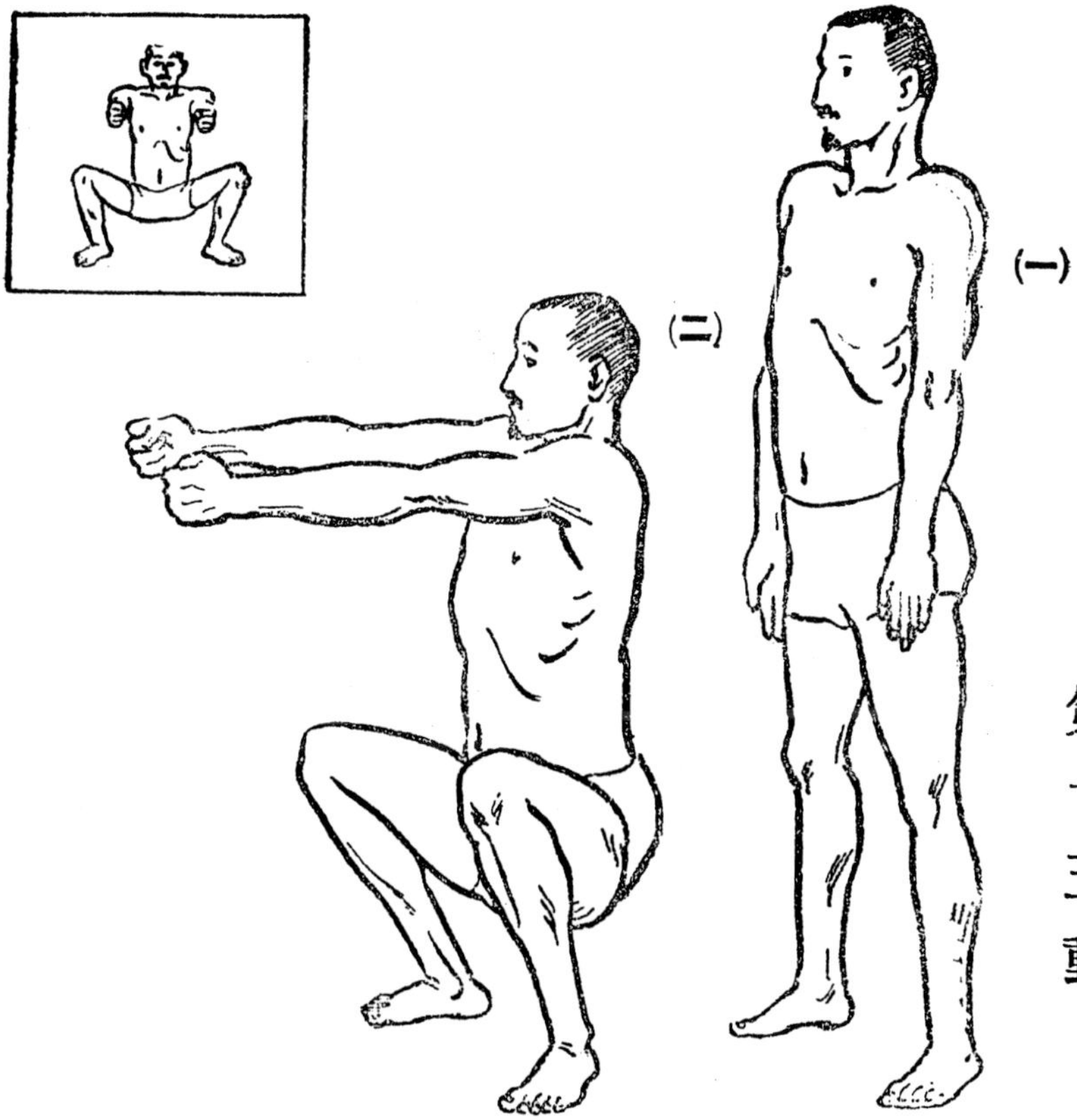

第廿五動

(一)圖《づ》の如《ごと》く足《あし》を右左《みぎひだり》に開《ひら》きて直立《ちよくりつ》し(二)圖《づ》の如《ごと》く膝《ひざ》より下《した》に　臀《しり》を下《おろ》すと同時《どうじ》に、兩手《りやうて》を前方《ぜんぱう》に突《つ》き出《だ》し(正面《しやうめん》小圖《せうづ》參照《さんせう》)其《その》機勢《はづみ》にて直《たゞ》ちに(一)圖《づ》の姿勢《しせい》に復《ふく》して繰返《くりかへ》す。

(注意)

回數《くわいすう》　約《やく》二十回《くわい》　屈《かゞ》む時《とき》に呼稱《かけごゑ》を用《もち》ふ。

臀《しり》を下《さ》ぐるに當《あた》り上體《じやうたい》を直立《ちよくりつ》して前方《ぜんぱう》に屈《かゞ》めぬ樣《やう》すべし。又手《またて》尖《さき》の開閉《かいへい》は圖《づ》の如《ごと》くすべし。最初《さいしよ》充分《じうぶん》之《これ》を能《よ》くせざる人《ひと》は姿勢《しせい》の崩《くづ》れざるを程度《ていど》として臀《しり》を下《さ》ぐべし。

第廿六動

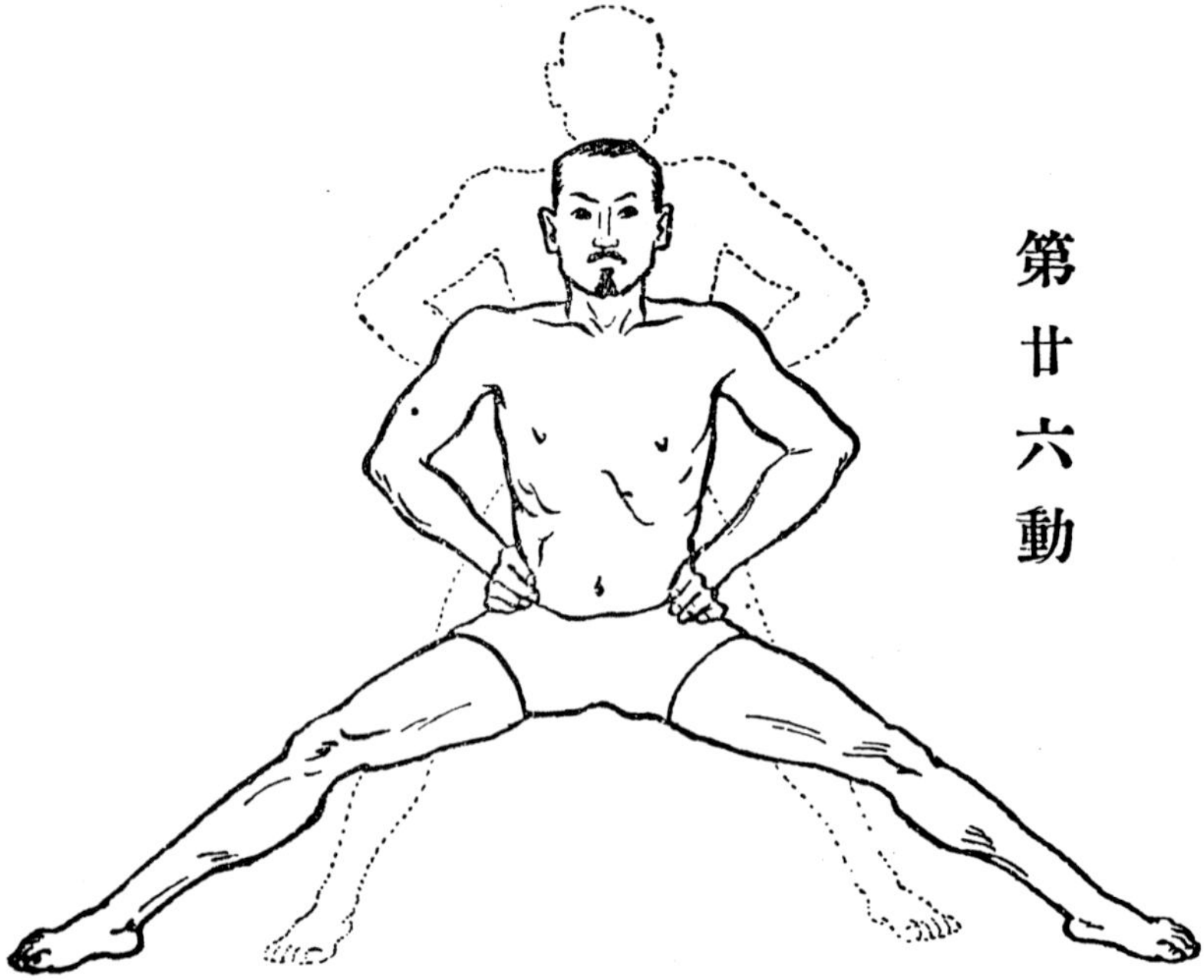

最初點線《さいしよてんせん》の姿勢《しせい》にて立《た》ち、爪先《つまさき》を離《はな》さず兩脚《りやうあし》を左右《さいう》に開《ひら》き得《う》る丈《だ》け徐々《じよく》に開《ひら》く。

（注意）

回數《くわいすう》　二回　開《ひら》き終《をは》りたる時呼稱《ときかけごゑ》を用《もち》ふ。

體《からだ》を前方《ぜんぱう》に屈《かゞ》めぬ樣《やう》又《また》膝《ひぢ》を曲《ま》げぬ樣《やう》すべし。又最《またさい》初《しよ》之れを爲《な》すに困難《こんなん》を感《かん》ずる人《ひと》は、適宜《てきぎ》の物《もの》に取《と》り附《つ》きて行《おこな》ふべし。

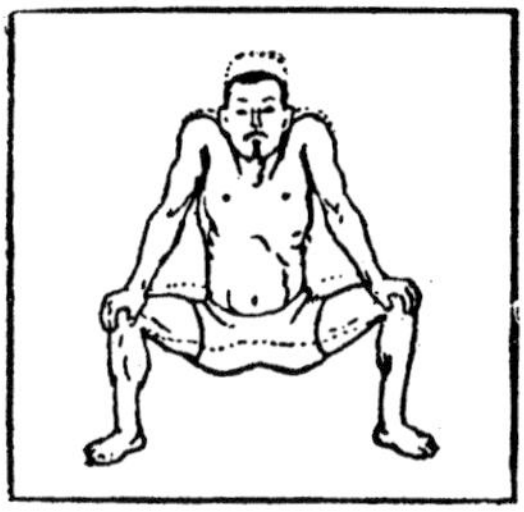

第廿七動

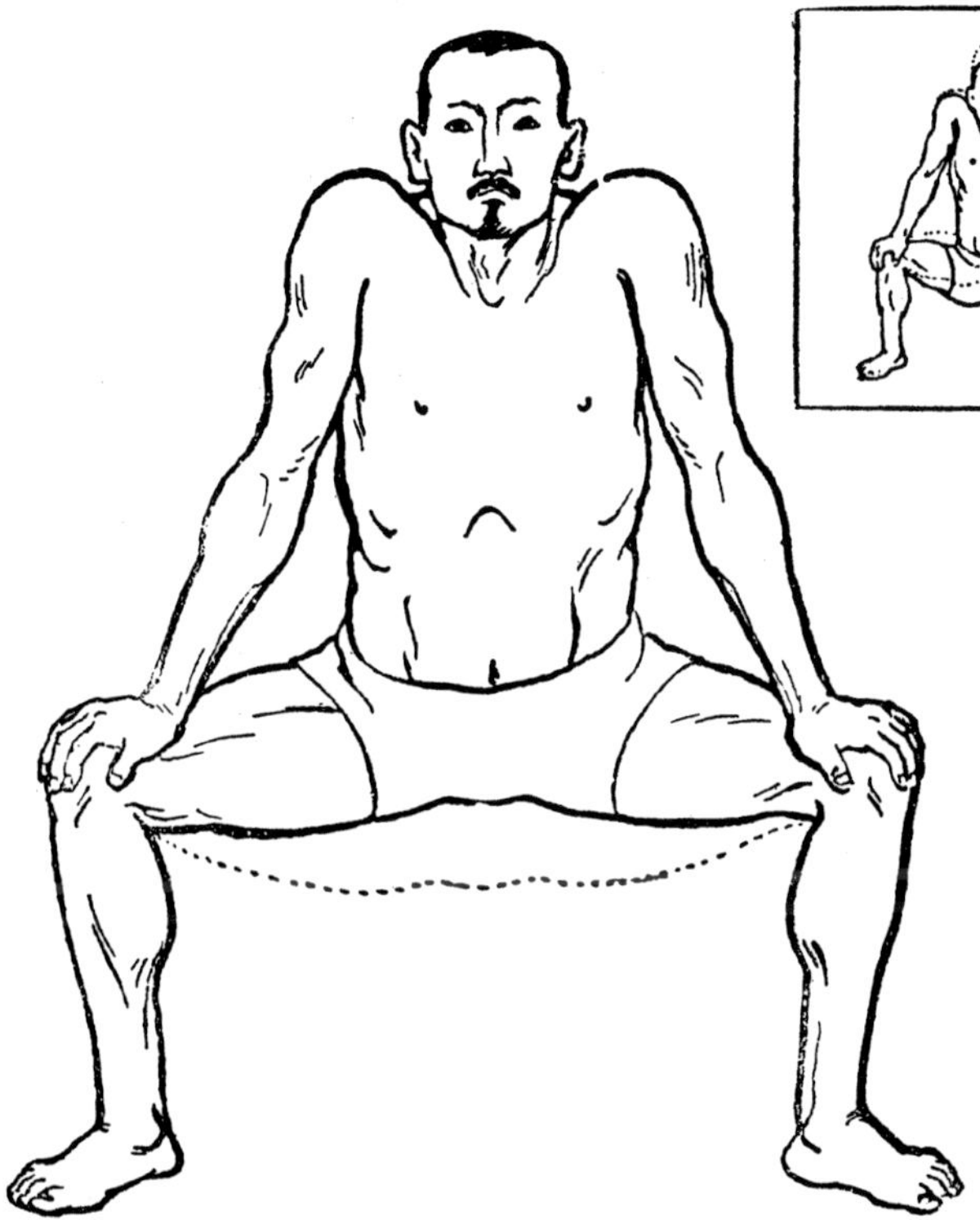

圖《づ》の如《ごと》く兩手《りやうて》を膝頭《ひざがしら》に當《あ》て、腕《うで》を伸《のば》して、上《あ》がる丈《だ》け兩肩《りやうかた》を上《あ》げ、又《また》臀部《でんぶ》を下《さ》げ得《う》る丈《だ》け下《さ》げ、足尖《あしさき》を外方《そこ》に向《む》け(以上準備姿勢《いじやうじゆんびしせい》)其儘《そのまゝ》點《てん》線《せん》の邊《へん》まで腰《こし》を下《さ》ぐる樣《やう》 機勢《はづみ》を以《もつ》て反動《はんどう》を利用《りよう》し上下動《じやうげどう》をなす。

(注意)

囘數《くわいすう》 十囘《くわい》 下《さ》ぐる時呼稱《ときかけごゑ》を用《もち》ふ。

腰《こし》を上下《じやうげ》する時《とき》は、腕《うで》を充分《じうぶん》に究張《つつぱ》り、肱《ひぢ》の屈《まが》らぬ樣《やう》すべし

上方《じやうはう》に掲《かゝ》げたる小圖《せうづ》は腰《こし》を下《さ》ぐる所《ところ》を示《しめ》せる參考圖《さんかうづ》なり。

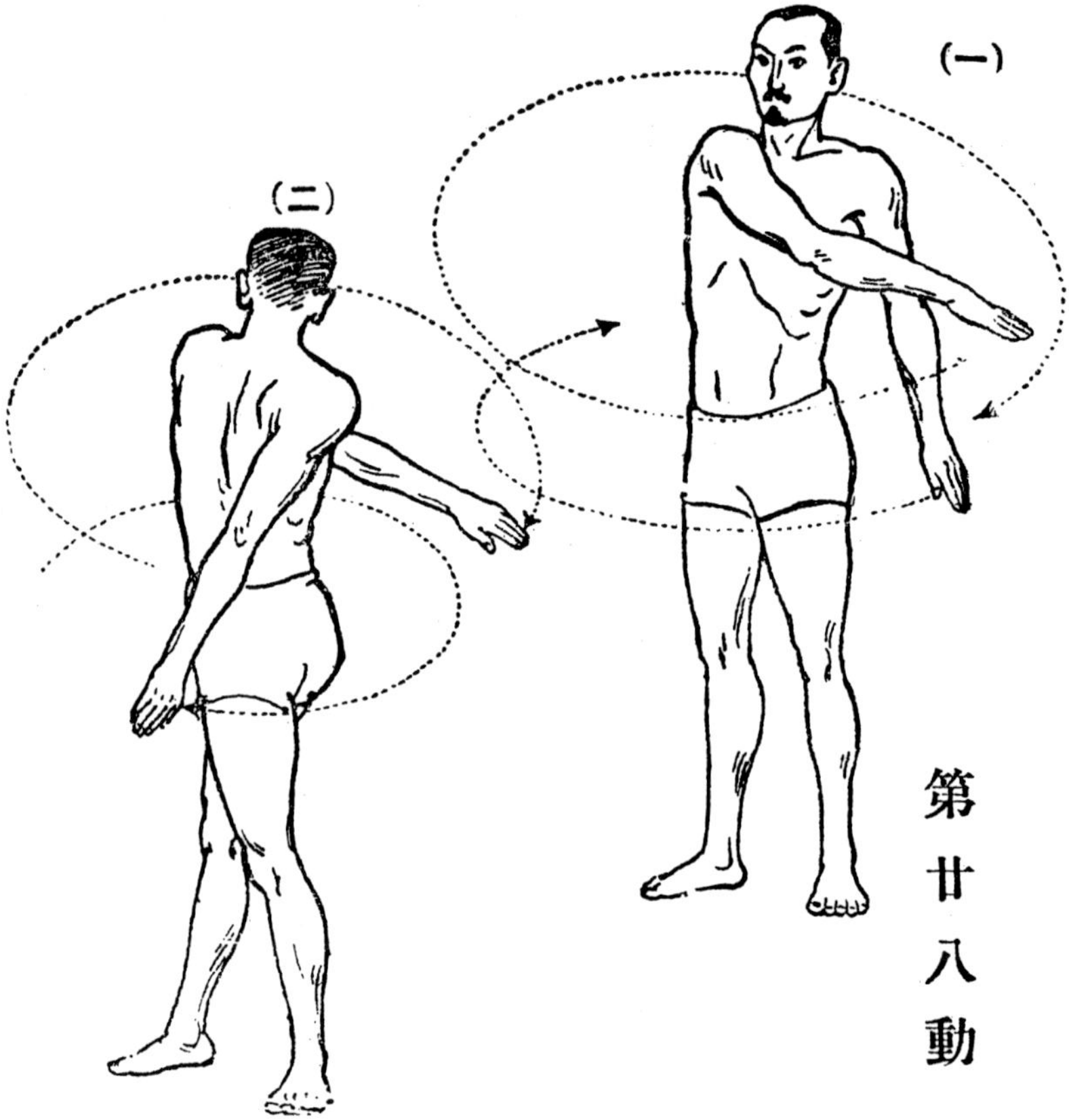

第廿八動

(一)圖《づ》の如《ごと》く兩手《りやうて》を左《ひだり》(右《みぎ》)側《がは》に向《な》け(以上《いじやう》準備《じゆんび》姿勢《しせい》)機勢《はづみ》を以《もつ》て(二)圖《づ》の如《ごと》くなる迄《まで》、兩腕《りやううで》を重《おも》りとして右《みぎ》(左《ひだり》)方《はう》に體《からだ》を振《ふ》り向《な》けて腰《こし》を捻《ひね》り直《たゞち》に其機勢《そのはづみ》を以《もつ》て反對《はんたい》の方《はう》向《かう》に振《ふ》り向《む》けて繰返《くりかへ》す。

(注意)

回數《くわいすう》　二十回《くわい》

踵《かゝと》の間隔《かんかく》は二三寸さし、兩腕《りやううで》に力《ちから》を入《い》れずして體《からだ》と共《とも》に振《ふ》り廻《まは》し、其機勢《そのはづみ》を以《もつ》て腰《こし》を充分《じうぶん》に捻《ひね》る様《やう》なすべし。尙足《なほあし》の位置《ゐち》を動《うご》かさず、又上體《またじやうたい》を反《そ》らして行《おこな》ふべし。顏《かほ》は手《て》と共《とも》に充分後方《じうぶんこうはう》に振《ふ》り向《む》くべし。

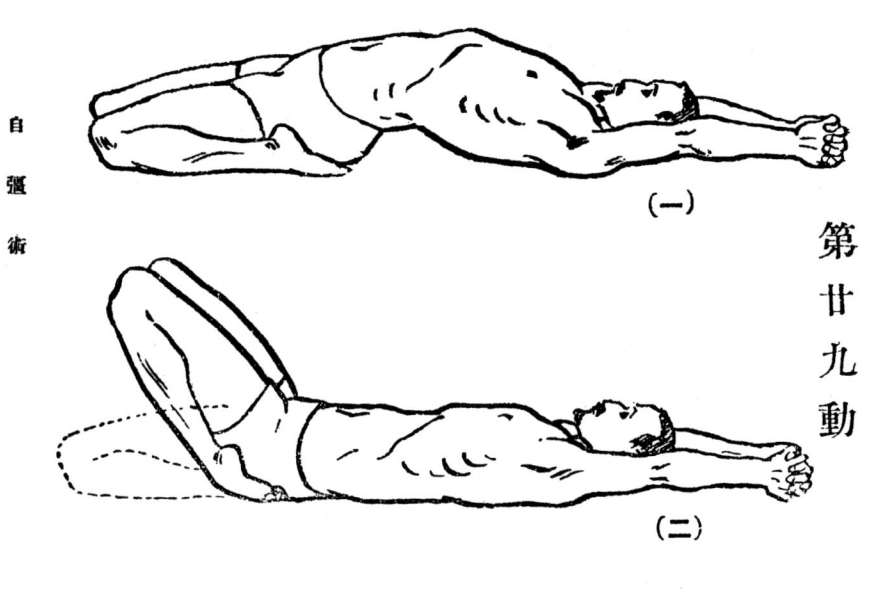

第廿九動

(一)

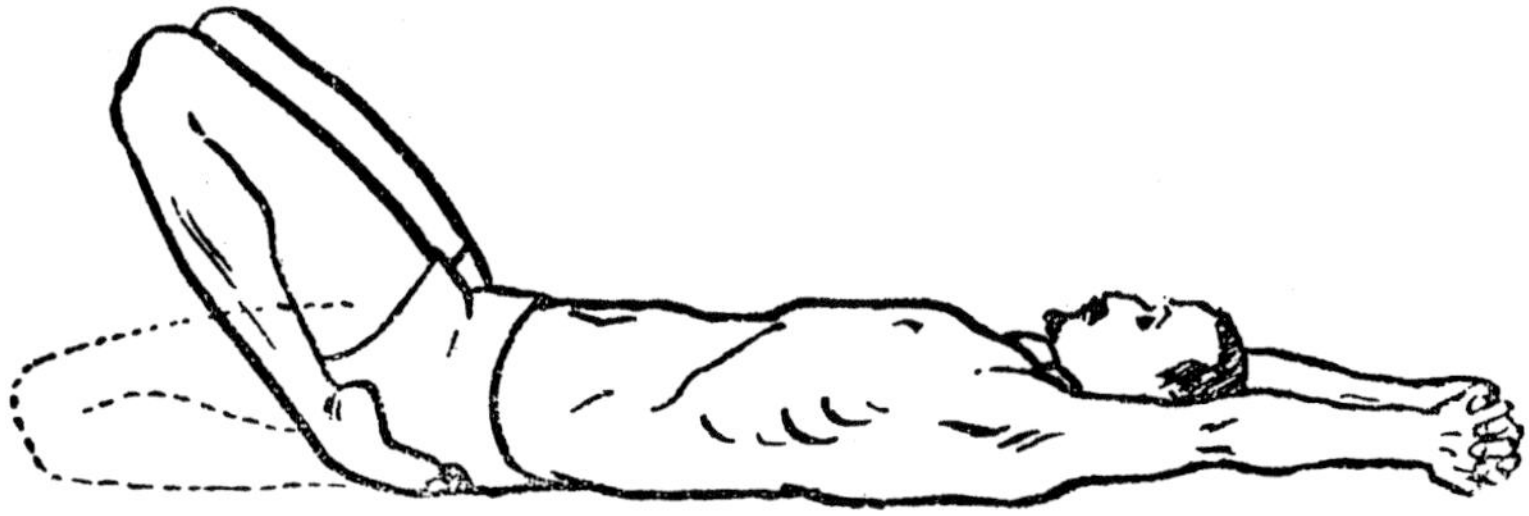

(二)

最初《さいしよ》臀部《でんぶ》を兩足《りやうあし》の間《あひだ》に卸《おろ》して坐《ざ》したる儘《まゝ》(一)圖《づ》の如《ごと》く後《うしろ》に倒《たふ》れて仰臥《あふむけ》となり、兩手《りやうて》を組《く》みて左《さ》右上膊《いううはうで》が耳《みゝ》に着《つ》く樣《やう》眞直《まつすぐ》に伸《のば》し(二)圖《づ》の如《ごと》く兩《りやう》膝《ひざ》を寄《よ》せて高《たか》く上《あ》げると同時《どうじ》に機勢《はずみ》を以《もつ》て床《ゆか》を打《う》ちては繰返《くりかへ》す。

（注意）

回數《くわいすう》　三十乃至《ないし》五十回《くわい》

最初《さいしよ》は（一）圖《づ》の如《ごと》き姿勢《しせい》をなすに困難《こんなん》を感《かん》ずる人《ひと》もあれど、或《あるひ》は膝《ひざ》を開《ひら》き、或《あるひ》は枕《まくら》を用《もち》ひて之《これ》を行《おこな》へば、漸次《ぜんじ》筋《すぢ》の伸《の》ぶるに隨《したが》ひ、圖《づ》の如《ごと》く爲《な》すを得《う》るに至《いた》るべし。尚《な》ほ肱《ひぢ》を屈《ま》げざる樣《やう》すべし。足《あし》の位置《ゐち》を左右共《さいうとも》正《ただ》しくすべし。

回數《くわいすう》は熟練《じゆくれん》するに從《したが》ひ百回《くわい》に及《およ》ぶも可《か》なり。

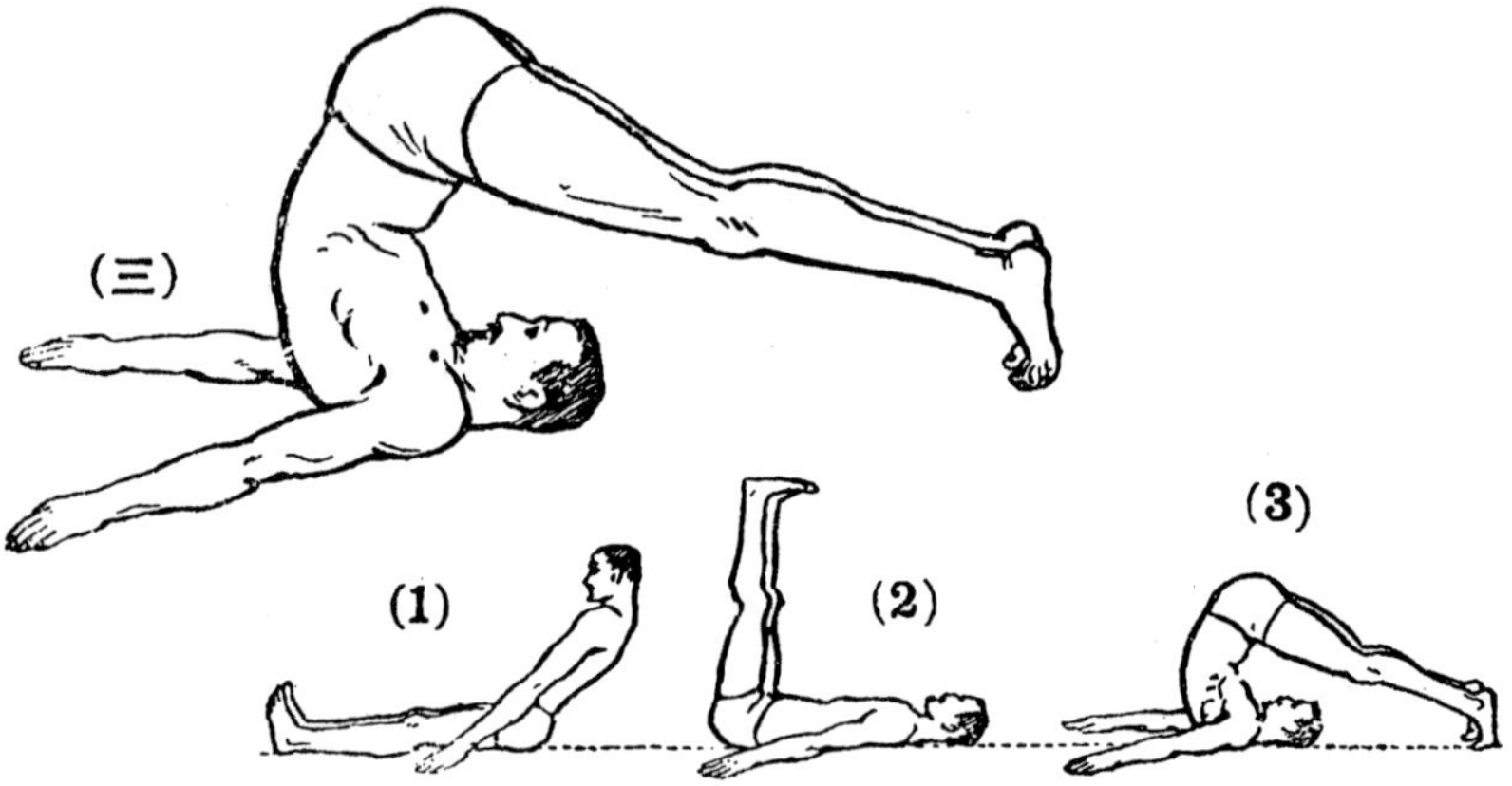

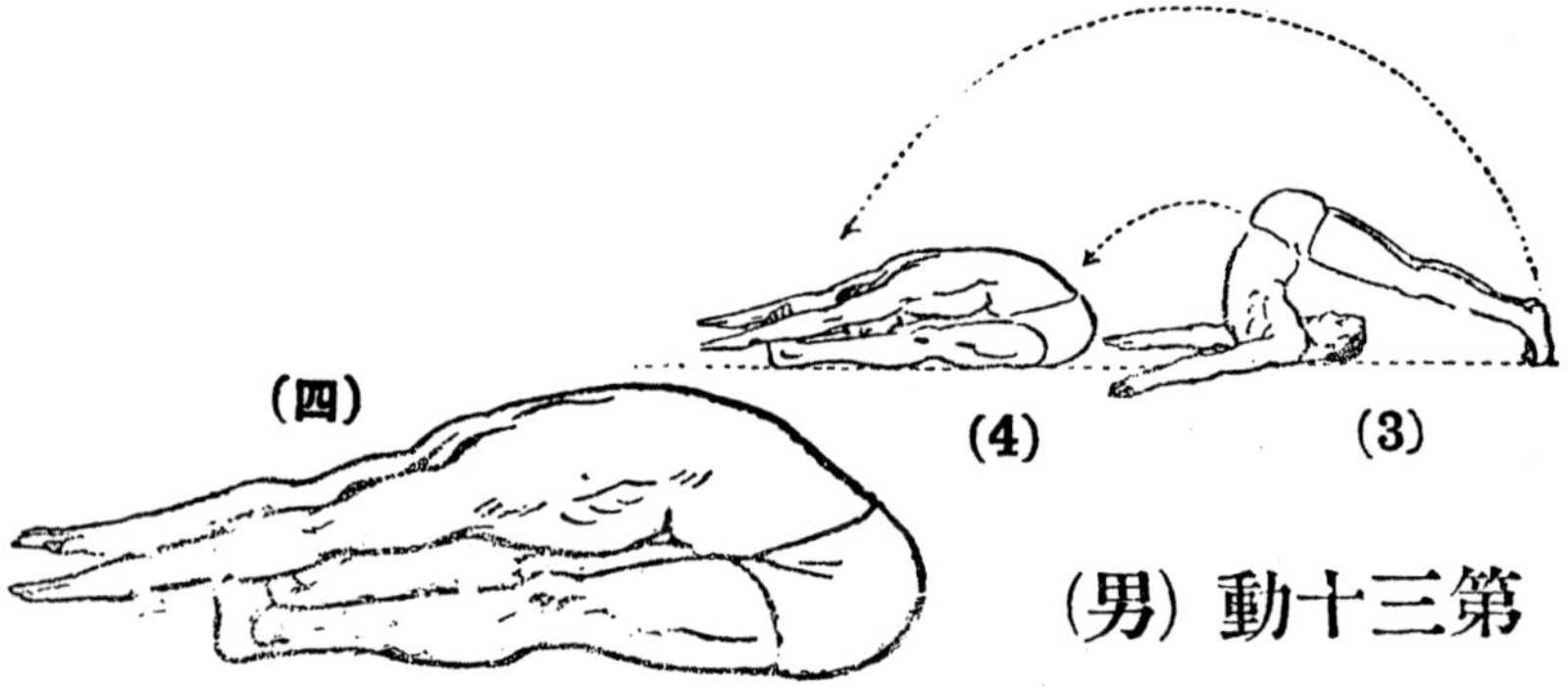

第三十動（男）

最初《さいしよ》中間《ちうかん》に列擧《れつきよ》せる小圖《せうづ》中《ちう》の(1)の如《ごと》く、兩足《りやうあし》を揃《そろ》へて前方《ぜんぱう》に伸《のば》して坐《ざ》し、兩手《りやうて》を左右《さいう》に突《つ》くと同時《どうじ》に(2)(3)の如《ごと》く、機《はつ》勢《み》を以《もつ》て兩足《りやうあし》の趾尖《つまさき》が床《ゆか》に着《つ》くまで轉倒《てんぐりかへり》し、直《たゞ》ちに其機勢《そのはづみ》を以《もつ》て(4)の如《ごと》くし、其《そ》れより再《ふた》び(1)(2)(3)(4)の順序《じゆんじよ》にて迅速《じんそく》に繰返《くりかへ》す。

（注意）

回數《くわいすう》　六回《くわい》　乃至《ないし》十回《くわい》。

膝《ひざ》の屈《まが》らぬ樣《やう》又開《またひら》かぬ樣《やう》すべし。最《さい》初《しよ》之《こ》れを行《おこな》ふに困難《こんなん》の人《ひと》もあれど、日々練習《にちにちれんしふ》を重《かさ》ぬれば、遂《つひ》には圓《まる》き輪《わ》を廻轉《くわいてん》するが如《ごと》く敏捷《びんせう》に爲《な》すを得《う》るに至《いた》るべし。

第三十動(女)

(一)

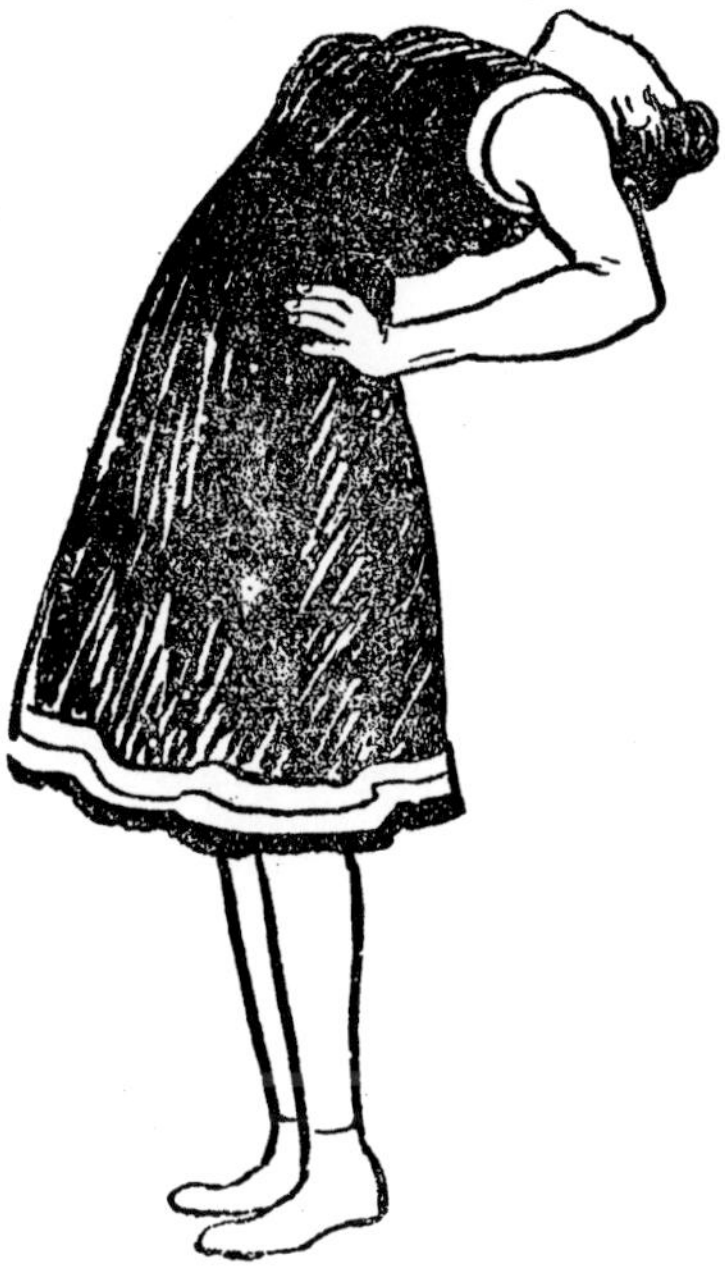

(二)

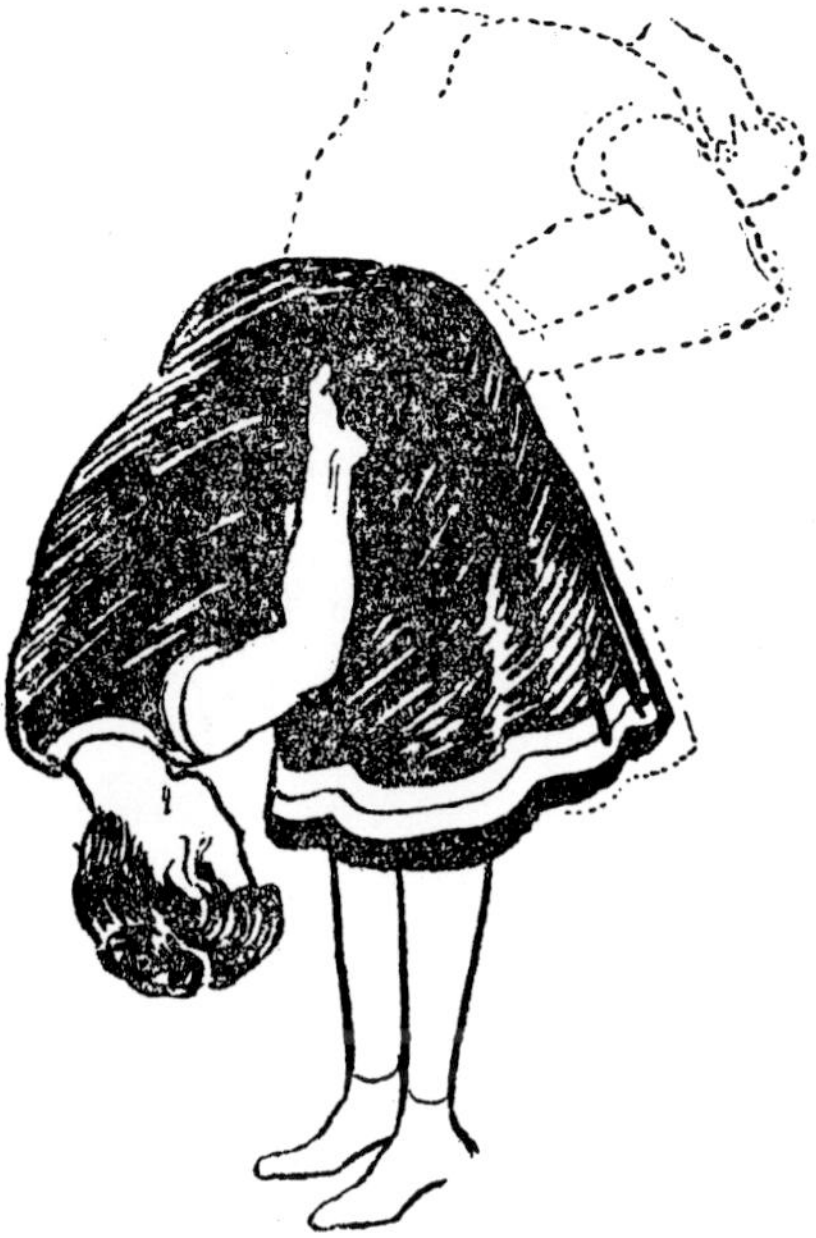

兩手《りやうて》を腰《こし》に當《あ》て(一)圖《づ》の如《ごと》く後方《こうはう》に反《そ》り得《う》る丈《だ》け反《そ》り、更《さら》に(二)圖《づ》の如《ごと》く前方《ぜんぱう》に屈《かゞ》む。

(注意)

回數《くわいすう》　前後《ぜんご》各《かく》十回《くわい》

膝《ひざ》を屈《ま》げぬ樣《やう》なすべし。又《また》成《な》るべく機敏《きびん》に行《おこな》ふべし。練習《れんしふ》を積《つ》めば面部《めんぶ》を向脛《むかふずね》に着《つ》け得《う》るに至《いた》るべし。

第三十一動

(一)
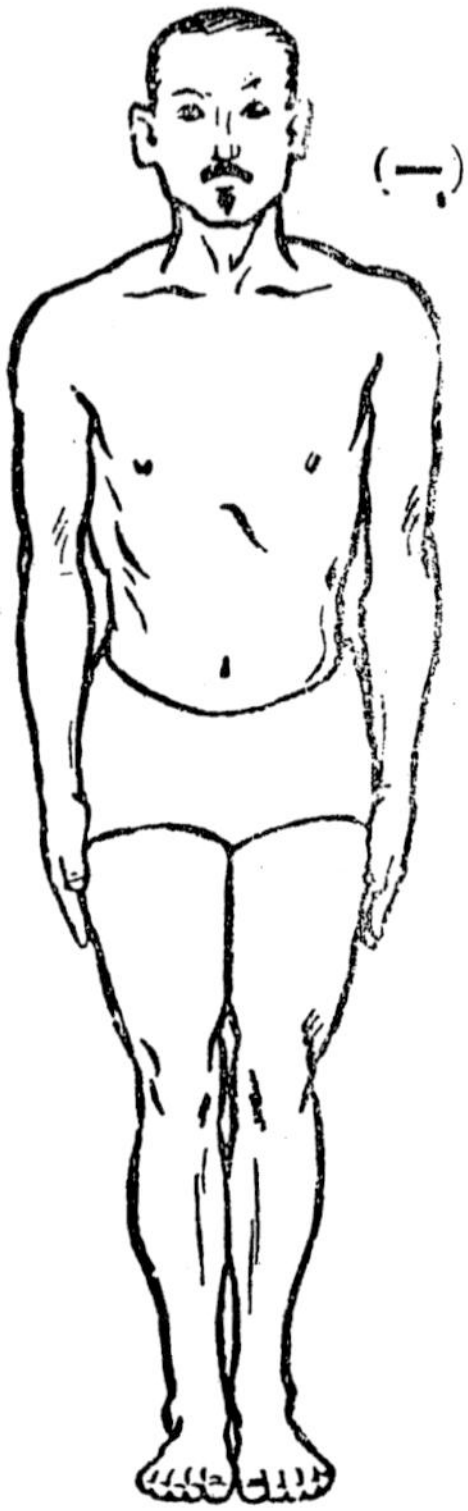

(二)
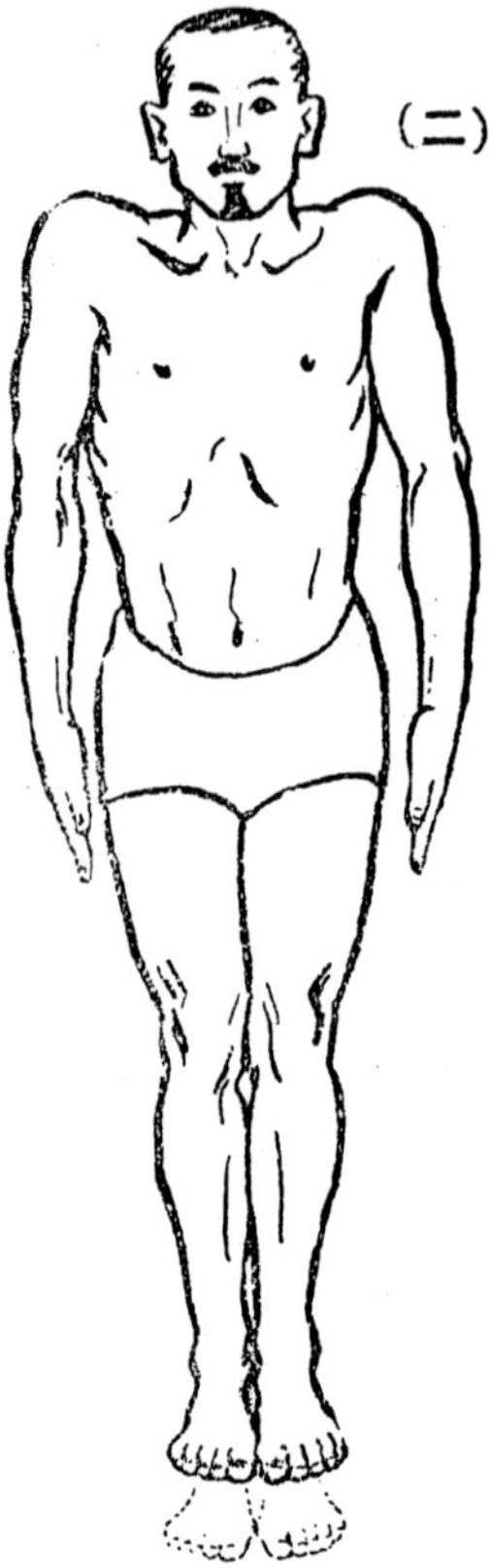

(一)圖《ず》の如《ごと》く兩足《りやうあし》を揃《そろ》へ兩手《りやうて》を垂直《すゐちよく》に下《さ》げて直立《ちよくりつ》したる儘《まゝ》(二)圖《ず》の如《ごと》く兩肩《りやうかた》を上《あ》げる機勢《はづみ》を以《もつ》て五分《ぶ》乃至《ないし》一寸位《すんぐらゐ》の高《たか》さに跳躍《はねあがり》す。

(注意)

回數《くわいすう》　十回《くわい》

跳《と》び上《あが》るには全體《ぜんたい》を一直線《ちよくせん》に保《たも》ち決《けつ》して膝《ひざ》を屈《ま》ぐることなく、必《かなら》ず兩肩《りやうかた》を上《あ》ぐる機勢《はづみ》を以《もつ》てすべし。又足《またあし》の地《ち》に着《つ》く時《とき》は踵《かゝと》のみを用《もち》ひて全身《ぜんしん》に衝動《しようどう》を與《あた》ふる樣《やう》すべし。

備考

◎身仕度

男子《だんし》は成《な》るべく猿股《さるまた》を穿《うが》つのみにて行《おこな》ふを可《か》とす。寒中《かんちう》にても筒袖《つゝそで》の單衣《ひとえ》などにて足《た》るべし。

◎回數

此運動《このうんどう》は毎日《まいにち》數回《すうくわい》之《これ》を行《おこな》ふも可《か》なれど、普通《ふつう》は朝食前《あさめしまへ》と就寝前《ねるまへ》と二回宛《くわいづゝ》行《おこな》ふを良《よし》とす。全部《ぜんぶ》を一回《くわい》行《おこな》ふに十分乃至《ぶんないし》十五分間《ぶんかん》を要《えう》するを普通《ふつう》とす。尤《もつと》も緩急遲速《くわんきふちそく》は各自《かくじ》其體力《そのたいりよく》に應《おう》じて適宜《てきぎ》に爲《な》すべく、較々熟練《よく〳〵じゆくれん》せば一度《ど》に二三回繼續《くわいけいぞく》して行《おこな》ふも可《か》なり。食後《しよくご》は三四十分乃至《ぶんないし》一時間後《じかんご》に於《おい》て爲《な》すべく、滿腹《まんぷく》の時《とき》を避《さ》くべし。就寝前《しうしんぜん》卽《すなは》ち一日《にち》の作業《さげふ》を終《をは》りて身《み》に疲勞《ひらう》を感《かん》じたる場合《ばあひ》、特《とく》に職業《しよくげふ》により偏頗《へんぱ》なる勞働等《らうどうとう》を爲《な》したる後《のち》に於《おい》て、此運動法《このうんどうはふ》を行《おこな》はゞ、血液《けつえき》は全身各部《ぜんしんかくぶ》に隈《くま》なく循環《じゆんくわん》し、新陳代謝《しんちんたいしや》の機能《きのう》を促進《そくしん》するが故《ゆゑ》に、疲勞《ひらう》を除《のぞ》き活力《くわつりよく》を増《ま》し、更《さら》に心身《しんしん》一新《しん》の快感《くわいかん》あるべし。

◎運動前後の排尿

運動《うんどう》の前後《ぜんご》には必《かなら》ず小便《せうべん》を爲《な》すべし、小便《せうべん》を永《なが》く膀胱《ばうくわう》に滿《みた》し置《お》くは甚《はなは》だ有害《いうがい》なり。殊《こと》に其儘《そのまゝ》身體《しんたい》を動搖《どうえう》すれば、尿毒《ねうどく》の害《がい》一層《そう》甚《はなは》だしきものなれば、何人《なにひと》も平素《へいそ》注意《ちうい》すべき事《こと》なり。胃腸《ゐちやう》の垂下《すゐか》せる爲《た》め膀胱《ばうくわう》に壓迫《あつぱく》を來《きた》し、尿《ねう》の排泄《はいせつ》不充分《ふじうぶん》なる人《ひと》も、此《この》運動《うんどう》を持續《じぞく》すれば、自然《しぜん》之《これ》を治癒《ちゆ》するを得《う》べし。

◎順序正しく全部を行ふべし

此《この》運動法《うんどうはふ》は系統的《けいとうてき》に組織《そしき》せるものなるを以《もつ》て、必《かなら》ず順序《じゆんじよ》正《たゞ》しく又《また》方法《はうはふ》を違《たが》ふることなく、全部《ぜんぶ》を通《つう》じて行《おこな》ふべし。然《しか》らずんば其効果《そのかうくわ》の大部《だいぶ》を沒却《ぼつきやく》することありと知《し》るべし。一通《ひとほ》り全部《ぜんぶ》を行《おこな》ひ終《をは》りたる後《のち》、更《さら》に直《たゞち》に第《だい》一動《どう》より第《だい》十二動迄《どうまで》を繰返《くりかへ》し行《おこな》はゞ其《その》効果《かうくわ》一層《さう》著《いちじる》しきものあるべし。若或《もしあるひ》は時間《じかん》の許《ゆる》さゞる場合《ばあひ》、或《あるひ》は體力《たいりよく》の堪《た》へざる人《ひと》に在《あ》りては、適宜《てきぎ》其回數《そのくわいすう》を減《げん》じて之《これ》を行《おこな》ふべく、又《また》熟練《じゆくれん》の境《さかひ》に至《いた》らば、圖解《づかい》の各《かく》項《かう》に示《しめ》したる標準回數《へうじゆんくわいすう》よりも更《さら》に多《おほ》く演《えん》ずるも可《か》なるは言《い》ふを俟《ま》たず、戸外《こぐわい》に於《おい》て行《おこな》ふ時《とき》には立《た》つて行《おこな》ふも可《か》なり。此《こ》の場合《はあひ》には第《だい》十三、十五及《およ》び第《だい》三十動《どう》(男《をとこ》)の代《かは》りに第《だい》三十動《どう》の女式《ぢよしき》を行《おこな》ふべし。第《だい》二十九動《どう》は極《きは》めて必要《ひつえう》の體操《たいさう》なるを以《もつ》て寝床《ねどこ》等《など》に於《おい》て常《つね》に試《こゝろ》むべし。又病人等《またびやうにんとう》にして立《た》ちて運動《うんどう》を爲《な》し能《あた》はざる人《ひと》は、坐《ざ》したる儘《まゝ》にて苦痛《くつう》を感《かん》ずることなく行《おこな》ひ得《う》る丈《だけ》を行《おこな》ふべし。

◎發汗を妨ぐること勿れ

此《この》運動《うんどう》の重《おも》なる目的《もくてき》は、骨骼《こつかく》を正《たゞ》しくし、内臓《ないざう》の位置《ゐち》を整《とゝの》へ、且《か》つ體内《たいない》に鬱積《うつせき》する有害《いうがい》の水分《すゐぶん》と瓦斯《がす》とを發散《はつさん》せしめ、全身各部《ぜんしんかくぶ》の血液循環《けつえきじゆんくわん》をして均等《きんとう》ならしむるに在《あ》るを以《もつ》て、常《つね》に姿勢《しせい》を正《たゞ》しく保《たも》つ樣注意《やうちうい》すべく、又運動中多量《またうんどうちうたりやう》の發汗《はつかん》を見《み》ることありとも、或《あるひ》は急激《きふげき》に寒冷《かんれい》の空氣《くうき》に觸《ふ》れ、或《あるひ》は冷濕《れいしつ》なるものにて拭《ぬぐ》ひなどして、發汗《はつかん》作用《さよう》を妨《さまた》ぐることなきを要《えう》す。強《し》ひて之《これ》を拭《ぬぐ》ひ去《さ》らんと欲《ほつ》せば、乾燥《かんさう》せる手拭《てぬぐひ》若《も》くは温湯《ぬるまゆ》に浸《ひた》したる手拭《てぬぐひ》の類《るゐ》を用《もち》ふべく、急激《きふげき》に身體《しんたい》の一部《ぶ》を冷却《れいきやく》せざる樣《やう》にすべし。

◎湯水を飲むこと勿れ

運動後渇《うんどうごかつ》を覺《おぼ》ゆることありとも、妄《みだ》りに湯《ゆ》・茶《ちや》・水《みづ》等《とう》を飲《の》む可《べ》からず。特《とく》に氷水《こほりみづ》等《とう》冷《つめ》たご飲料《いんれう》は體温《たいをん》を急激《きふげき》に冷却《れいきやく》するが故《ゆゑ》に有害《いうがい》なりと知《し》るべし、止《や》むを得《え》ずんば含嗽《うがひ》を爲すに止め置《お》くべく、湯《ゆ》茶の代《かは》りには新鮮《しんせん》なる果物《くだもの》の汁《しる》を用《もち》ふるを良《よし》とす。眞《しん》に健《けん》全の人《ひと》は如何《か》に運動《うんどう》するとも、渇《かつ》を覺《おぼ》ゆるが如《ごと》きことあるものにあらず。因《ちな》みに言《い》ふ、旅行《りよかう》登山《とざん》等《とう》に際《さい》しても、妄《みだ》りに水《みづ》を飲《の》むは害《がい》あり、殊《こと》に空腹《くうふく》の時《とき》に於《おい》て其害《そのがい》甚《はなはだ》しきものなり。行軍《かうぐん》等《とう》に際《さい》して落伍《らくご》する者《もの》の多《おほ》くは、水《みづ》を飲《の》む者《もの》なるを知《し》らば、思《おも》ひ半《なか》ばに過《す》ぎん。特《とく》に山中《さんちう》等《とう》に於《おい》ては有毒《いうどく》の水《みづ》も少《すくな》からざれば、妄《みだ》りに飲《の》むこと勿《なか》れ。

◎入浴の心得

運動後《うんどうご》血液《けつえき》循環《じゆんくわん》の旺盛《わうせい》なる時《とき》、直《たゞち》に入浴《にふよく》すること勿《なか》れ。少《すくな》くとも一時間程《じかんほど》を經《へ》て全《まつた》く鎭靜《ちんせい》の後《のち》に於《おい》てすべし。若《も》し運動後《うんどうご》直《たゞち》に汗《あせ》を洗《あら》ひ去《さ》らんと欲《ほつ》せば、浴槽《よくさう》に入《い》らずして懸《か》け湯《ゆ》にて爲《な》すべし。浴槽《よくさう》に在《あ》る時間《じかん》は、健康體《けんかうたい》の人《ひと》も、二三分時《ぶんじ》を超《こ》ゆべからず。特《とく》に心臟《しんざう》・胃《ゐ》腸《ちやう》・膀胱《ばうくわう》・腎臟《じんざう》等《とう》に疾病《しつぺい》ある人《ひと》にして長湯《ながゆ》を爲《な》す時《とき》は、病毒《びやうどく》爲《ため》に蒸騰《じやうとう》して頭腦《づなう》を害《がい》すること多大《ただい》なるものありと知《し》るべし。又《また》運動後《うんどうご》直《たゞ》ちに冷水浴《れいすゐよく》・空氣《くうき》浴等《よくとう》を爲《な》し、體温《たいをん》に急激《きふげき》の變化《へんくわ》を與《あた》ふるが如《ごと》き亦《また》有害《いうがい》の結果《けつくわ》を見《み》るべし。特《とく》に心臟《しんざう》等《とう》の虚弱《きよじやく》なる人《ひと》に在《あ》りては、平素《へいそ》と雖《いへど》も有害《いうがい》なるものなり。因《ちな》みに窓《まど》の風下《かざしも》若《も》しくは戸《と》の隙間《すきま》等《とう》の風《かぜ》の吹《ふ》き込《こ》み來《きた》る處《ところ》等《とう》に寢《ね》る時《とき》は、必《かなら》ず布片《きれ》樣《やう》のものを以《もつ》て頸部《けいぶ》を掩《おほ》ひ、寒冷《かんれい》の空氣《くうき》を直接《ちよくせつ》に受《う》けざる樣《やう》注意《ちうい》すべし。此《この》注意《ちうい》之《こ》れ無《な》きが爲《た》め顏面《がんめん》痲痺《まひ》若《も》しくは顏面神經痛《がんめんしんけいつう》等《とう》を起《おこ》すことあるは屢々《しばしば》實見《じつけん》する所《ところ》なり。

◎繼續の必要

運動《うんどう》の結果《けつくわ》、若《も》し身體《しんたい》に痛《いた》みを感《かん》ずる處《ところ》ありとも、是《こ》れ身體《しんたい》の凝固《ぎやうこ》を解《と》き、筋肉《きんにく》の組織《そしき》及《およ》び血液《けつえき》の循環《じゆんくわん》に變化《へんくわ》を促《うなが》したる爲《ため》なるを以《もつ》て、決《けつ》して恐《おそ》るゝことなく、勉《つと》めて此運動《このうんどう》を繼續《けいぞく》し、以《もつ》て平常《へいじやう》に復《ふく》するに至《いた》るを期《き》すべし。風邪《ふうじや》等《とう》の爲《た》め惡感《をかん》發熱《はつねつ》等《とう》の事《こと》ある場合《ばあひ》に於《おい》ても中絶《ちうぜつ》することなく、一層《そう》此《この》運動《うんどう》を勵行《れいかう》して、血行《けつかう》及《およ》び發汗《はつかん》作《さ》用《よう》の旺盛《わうせい》を促《うなが》し、以《もつ》て囘復《くわいふく》を圖《はか》るべし。又《また》體質《たいしつ》により體操《たいさう》繼續《けいぞく》中《ちう》或《あるひ》は體温《たいをん》に多少《たせう》の變化《へんくわ》を來《きた》し、或《あるひ》は便秘《べんぴ》若《も》しくは下痢《げり》するが如《ごと》きことあるも、氣分《きぶん》の快感《くわいかん》を覺《おぼ》ゆる限《かぎ》りは怠《おこた》らず繼續《けいぞく》するを要《えう》す。

◎下腹を引き上ぐる必要

世間《せけん》往々《わう〱》健康《けんかう》増進法《ぞうしんはふ》として、下腹部《かふくぶ》に力《ちから》を入《い》れて之《これ》を膨脹《ばうちやう》せしむる方法《はうはふ》を行《おこな》ふものあれど、其《それ》は一部分《ぶぶん》に鬱血《うつけつ》を來《きた》し且《か》つ胃腸《ゐちやう》を下垂《かすゐ》せしむるものなるが故《ゆゑ》に、有害《いうがい》なるを免《まぬか》れず。是等《これら》の方法《はうはふ》を持續《じぞく》したる結果《けつくわ》、或《あるひ》は脱腸《だつちやう》に陥《おちい》り、或《あるひ》は坐骨神經痛《ざこつしんけいつう》を起《おこ》し、或《あるひ》は腹膜炎《ふくまくえん》症に罹り、或《あるひ》は咽喉病《いんこうびやう》を患《わづら》ふる等《とう》の不結果《ふけつくわ》に陥《おちい》る人《ひと》の少《すくな》からざるを見《み》て知《し》るべし。元來《ぐわんらい》腹部《ふくぶ》は平素《へいそ》膨脹《ばうちやう》・垂下《すゐか》の場合《ばあひ》多《おほ》くして（歩行《ほかう》する時《とき》、高低《たかひく》を上下《じやうげ》する時《とき》、重量《ぢうりやう》ある物《もの》を持《も》つ時《とき》、音聲《おんせい》を發《はつ》する時《とき》、其他《そのた》行住坐臥《かうぢうざぐわ》何《いづ》れの場合《ばあひ》に於《おい》ても、下腹《したはら》に力《ちから》の入《い》ること多《おほ》きものなれば、隨《したが》つて腹部《ふくぶ》の膨脹下沒《ばうちやうかぼつ》を致《いた》さざること稀《まれ》なり）反對《はんたい》に之《これ》を引《ひ》き上《あ》ぐることとては殆んど之《こ》れなきものなるが故《ゆゑ》に、胃腸《ゐちやう》其他《そのた》の臓器《ざうき》は年《とし》と共《とも》に次第《しだい》に下沒《かぼつ》する傾向《けいかう》あるものなるを以《もつ》て、常《つね》に專《もつぱ》ら之《これ》を引《ひ》き上《あ》ぐる方法《はうはふ》を講《かう》じ、以《もつ》て腹部諸器官《ふくぶしよきくわん》の下沒《かぼつ》を防止《ばうし》する樣《やう》心掛《こゝろが》くるを要《えう》す。是《こ》れ此自彊術《このじきやうじゆつ》に於《おい》ては本文《ほんもん》『第《だい》一動《どう》』の如《ごと》く、腹部《ふくぶ》を引《ひ》き上《あ》ぐること（肩《かた》の上《あが》る丈《だ》けを標準《へうじゆん》として）を第《だい》一と爲《な》す所以《ゆゑん》なり。

◎健康體の標準

此《この》運動法《うんどうはふ》を本文《ほんもん》各圖《かくづ》の如《ごと》く完全《くわんぜん》に行《おこな》ひ得《う》る人《ひと》は眞《しん》の健康體《けんかうたい》と見《み》るべく、若《も》し其《その》一部《ぶ》たりとも完全《くわんぜん》に行《おこな》ひ得《え》ざるあらば身《み》に故障《こしやう》(疾病《しつぺい》)あるが故《ゆゑ》なるを以《もつ》て、怠《おこた》らず此法《このはふ》の練磨《れんま》を繼續《けいぞく》し、遂《つひ》に完全《くわんぜん》に實行《じつかう》し得《う》るに至《いた》るを期《き》すべし。要《えう》するに此運動法《このうんどうはふ》は一種《しゆ》の健康診斷法《けんかうしんだんはふ》とも成《な》るものなりと知《し》るべし。

◎早朝霧を吹くこと

朝起《あさお》きて顔《かほ》を洗《あら》ふに先《さき》たち、第一《だい》に大小便《だいせうべん》(小便《せうべん》は必《かなら》ず排泄《はいせつ》するを要《えう》す)を爲《な》したる後《のち》、冷水《れいすゐ》を口《くち》に含《ふく》み、直立《ちよくりつ》して顔《かほ》を仰向《あふむ》けたる儘《まゝ》、全腹《ぜんふく》の力《ちから》を以《もつ》て霧《きり》を吹《ふ》き上《あ》げ、四五回之《くわいこれ》を繰返《くりかへ》すべし。霧《きり》の降下《かうか》し來《きた》りて顔面《がんめん》に冷氣《れいき》を感《かん》ずると同時《どうじ》に、逆上《ぎやくじやう》せる邪氣《じやき》を降下《かうか》せしむるが故《ゆゑ》に、頭腦輕快《づなうけいくわい》、心氣《しんき》亦爽《またさわ》やかなるを覺《おぼ》ゆるに至《いた》るべし。毎朝此法《まいあさこのはふ》を行《おこな》はゞ、俗《ぞく》に云《い》ふ逆上性《ぎやくじやうせい》にして常《つね》に頭痛《づつう》眩暈《めまひ》等《とう》に惱《なや》む人《ひと》も、次第《しだい》に常態《じやうたい》に復《ふく》すべく、又《また》は腫《は》れ目蓋《まぶた》を治《なほ》し、視力《しりよく》をも强健《きやうけん》ならしむる等《とう》の効《かう》あり。因《ちなみ》に彼《か》の身體《しんたい》の一部《ぶ》又《また》は全部《ぜんぶ》を冷却《れいきやく》する冷水浴《れいすゐよく》若《もし》くは冷水摩擦《れいすゐまさつ》等《とう》は體温《たいをん》の調和《てうわ》を害《がい》するものなれば寧《なし》ろ行《おこな》はざるを可《か》とす。

◎食物の選擇

食物《しよくもつ》の選擇方《えらびかた》に就《つ》いて一言《げん》すべきことは、成《な》るべく其配合《そのはいがふ》に注意《ちうい》し、毎日《まいにち》一定《てい》の物《ぶつ》質《しつ》を續用《ぞくよう》せざること是《これ》なり。今日《こんにち》陸產《りくさん》の副食物《ふくしよくぶつ》を食《しよく》せば、明日《みやうにち》は水產物《すゐさんぶつ》を取《と》り、其《その》次《つぎ》は山《やま》のものを選《えら》ぶと云《い》ふが如《ごと》く成《な》るべく變化《へんくわ》多《おほ》きを可《か》とす。又牛豚《またぎうぶた》等《とう》の獸肉《じうにく》は食《しよく》せざるを可《か》とし、鳥《てう》・魚肉《ぎよにく》の如《ごと》きも時々《ときどき》品種《ひんしゆ》を換《か》へて用《もち》ふべく、且《か》つ其老朽《そのらうきう》に近《ちか》きものを斥《しりぞ》け、生氣《せいき》潑溂《はつらつ》たる、年若《としわか》くして新鮮《しんせん》なるものを選《えら》ぶべきは言《い》ふを俟《ま》たず。特《とく》に魚類《ぎよるゐ》は小魚類《こざかなるゐ》を食《しよく》すべく、蔬菜類《そさいるゐ》の如《ごと》きは其時季《そのじき》の生產物《せいさんぶつ》にして新鮮《しんせん》なるを尊《たつと》ぶ。時節《じせつ》遲《おく》れのものゝ如《ごと》きは用《もち》ひざるを可《か》とす。

◎胃力を增進する食法

胃《ゐ》の働《はたら》きを良《よ》くする方法《はうはふ》としては、一週《しう》に一日《にち》朝食《あさめし》を廢《はい》して胃中《ゐちう》に一物《もつ》をも殘留《ざんりう》せしめず、晝食《ひるめし》には少量《せうりやう》の粥《かゆ》の如《ごと》きものを食《しよく》し、晩食《ばんめし》に際《さい》して雜炊《ざふすゐ》の如《ごと》き軟《やはら》かき物《もの》を飽食《はうしよく》し以《もつ》て胃嚢《ゐなう》を出來《でき》る丈《だ》け擴大《くわくだい》せしむるに在《あ》り。常《つね》に一定《てい》の分量《ぶんりやう》を取《と》る習慣《しふくわん》を附《つ》くれば、胃《ゐ》の伸縮力薄弱《しんしゆくりよくはくじやく》となり、老年《らうねん》に及《およ》んで却《かへ》つて胃病《ゐびやう》に罹《かゝ》ることありと知《し》るべし。尤《もつと》も平素《へいそ》は諺《ことわざ》にも云《い》ふ腹《はら》八分目《ぶんめ》に控《ひか》へて食《しよく》し、時々《ときどき》此食法《このしよくはふ》を行《おこな》ふべし。其翌日《そのよくじつ》は、較々《やゝ》硬《こわ》き食物《しよくもつ》を取《と》り、以《もつ》て胃《ゐ》の活動《くわつどう》を促《うなが》すべし。不消化《ふせうくわ》を恐《おそ》れて常《つね》に軟《やはら》かき物《もの》のみを食《しよく》するは不可《ふか》なり。飽食後《はうしよくご》は、直《たゞ》ちに一時間程《じかんほど》に亙《わた》りて大音聲《だいおんせい》を發《はつ》し、以《もつ》て腹部《ふくぶ》に血行《けつかう》を促《うなが》し消化力《せうくわりよく》の助長《じよちやう》を圖《はか》るべし。運動《うんどう》は其後《そのゝち》に於《おい》て行《おこな》ふを可《か》とす。

◎被服の心得

被服《ひふく》は一言《けん》にて盡《つく》せば、常《つね》に薄着《うすぎ》を爲《な》す習慣《しふくわん》を得《う》るに在《あ》り。生《うま》れながら强健《きやうけん》なる嬰《えい》兒《じ》も保育者《ほいくしや》の謬《あやまり》に依《よ》り、妄《みだ》りに厚着《あつぎ》を爲《な》さしむるが爲《ため》に、虚弱《きよじやく》に陷《おちい》るもの甚《はなは》だ多《おほ》し。是《こ》れ體内《たいない》に熱氣《ねつき》を鬱滯《うつたい》せしめて、血液循環《けつえきじゆんくわん》に障害《しやうがい》を與《あた》ふるが故《ゆゑ》なり。概《がい》して發育旺《はついくわう》勢《せい》なる少壯時代《せうさうじだい》に於《おい》ては殊《こと》に此害《このがい》多《おほ》きものなるを以《もつ》て、常《つね》に厚着《あつぎ》せざる樣注意《やうちうい》するを要《えう》す。又《また》心臟《しんざう》等《とう》弱《よわ》くして、爲《ため》に發熱《はつねつ》を來《きた》すが如《ごと》き體質《たいじつ》のものに在《あ》りては、夜間《かん》に於《お》ける掛《かけ》蒲《ぶ》團《とん》に注意《ちうい》すべし。是等《これら》の虚弱者《きよじやくしや》は、特《とく》に乳《ちゝ》の上《うへ》より膝《ひざ》に達《たつ》する小蒲團《こぶとん》樣《やう》のものを作《つく》りて之《こ》れを卷《ま》き附《つ》け、胸《むね》の上部《じやうぶ》と膝《ひざ》より下《した》を露出《むきだ》して寢《ね》るを良《よし》とす。蒲《ふ》團《とん》を以《もつ》て頭部《とうぶ》を被《おほ》ふが如《ごと》きは、何人《なんぴと》にも害《がい》あるや言《い》ふ迄《で》もなし。寒國《かんこく》の人《ひと》も此趣旨《このしゆし》を翫味《ぐわんみ》し、妄《みだ》りに厚着《あつぎ》をなさゞる樣《やう》注意《ちうい》すべし。因《ちな》みに枕《まくら》は何人《なんぴと》も成《な》るべく低《ひく》きものを用《もち》ふべし。殊《こと》に心臟《しんざう》の虚弱《きよじやく》なる人《ひと》は高枕《たかまくら》を好《この》むものなれば、特《とく》に此癖《このくせ》を矯正《けうせい》するを要《えう》す。

◎洋服改良案

更《さら》に注意《ちうい》すべきことは、近來《きんらい》洋裝《やうさう》の流行《りうかう》に伴《ともな》ひ、健康《けんかう》を損《そん》ずる者《もの》多《おほ》き事《こと》是《こ》れなり。殊《こと》に詰襟服《つめえりふく》の如《ごと》きは蒸熱《じやうねつ》の發散《はつさん》を妨《さまた》ぐること最《もつと》も甚《はなは》しきものなるを以《もつ》て、兵士《へいし》學生《がくせい》等《とう》にして、腦病《なうびやう》・日射病《につしやびやう》等《とう》に斃《たほ》るゝもの、年《とし》と共《とも》に多《おほ》きを加《くは》へつゝあるが如《ごと》し。洋服《やうふく》を改良《かいりやう》して腋下《わきした》に空氣《くうき》拔《ぬけ》の孔《あな》を設《まう》け、背《せ》の襟下《えりした》の所《ところ》の縫目《ぬひめ》を開《ひら》き、又《また》帽《ばう》の頂上《ちやうじやう》及《およ》び横《よこ》側《がは》に小孔《こあな》を穿《うが》ち置《お》く樣《やう》にせば、蒸熱《じやうねつ》の發散《はつさん》を良《よ》くし、障害《せうがい》を免《まぬか》るゝ事《こと》を得《う》べし。

◎呼稱の仕方

第一動、**第二動**及《およ》び**第四動**の三種《しゆ》は懸聲《かけごゑ》を用《もち》ふることなく無言《むごん》にて回數《くわいすう》を數《かぞ》ふべく、**第三動**及《およ》び**第五動**以下《いか》は總《す》べて動作《どうさ》と共《とも》に、出來《でき》る丈《だ》け大聲《おほごゑ》にて呼稱《かけごゑ》を唱《とな》ふべし。今《いま》一二の例《れい》を示《しめ》せば

第三動　兩肱《りやうひぢ》を開《ひら》くと同時《どうじ》に一・二・三・四・五・六・七・八・九・十と唱《とな》へ、次《つぎ》に十一・十二…………と唱《とな》へずして再《ふた》び一・二…………と十まで繰返《くりかへ》すなり。是《こ》れ各運《かくうん》動《どう》は何《いづ》れも機勢《はづみ》を用《もち》ひ氣合《きあひ》を以《もつ》て行《おこな》ふものなるが故《ゆゑ》に、呼稱《かけごゑ》も亦《また》簡單《かんたん》明瞭《めいりやう》なるを可《よし》とすればなり。十回以上《くわいいじやう》のものは總《すべ》て斯《か》くすべし。

第五動　肱《ひぢ》を引込《ひきこ》む時《とき》には掛聲《かけごゑ》を用《もち》ひず、後方《うしろ》に押《お》しやる時《とき》にのみ一・二・三…………と呼《よ》ぶ。

自彊術　終

大正五年十月廿九日印刷
大正五年十一月二日發行
大正六年十二月十五日再版
大正七年五月廿五日第三版
大正八年四月十日第四版
大正八年十二月廿日第五版
大正九年六月十三日第六版
大正九年十月廿日第七版

（定價一部附錄共金五十錢）
（郵送料二錢）

著作兼發行者　東京市本所區小泉町五番地　中井房五

印刷者　東京府西巣鴨町庚申塚百廿六番地　澤田文雄

印刷所　東京府西巣鴨町庚申塚百廿六番地　學園印刷所

發行所　東京市本所區小泉町五番地　中井自彊術道場
電話本所三七八七番
振替口座東京四〇四八〇番

自彊術

の解說と實驗談

創始者　中井房五郎

宣傳者　十文字大元

實業之日本社發行

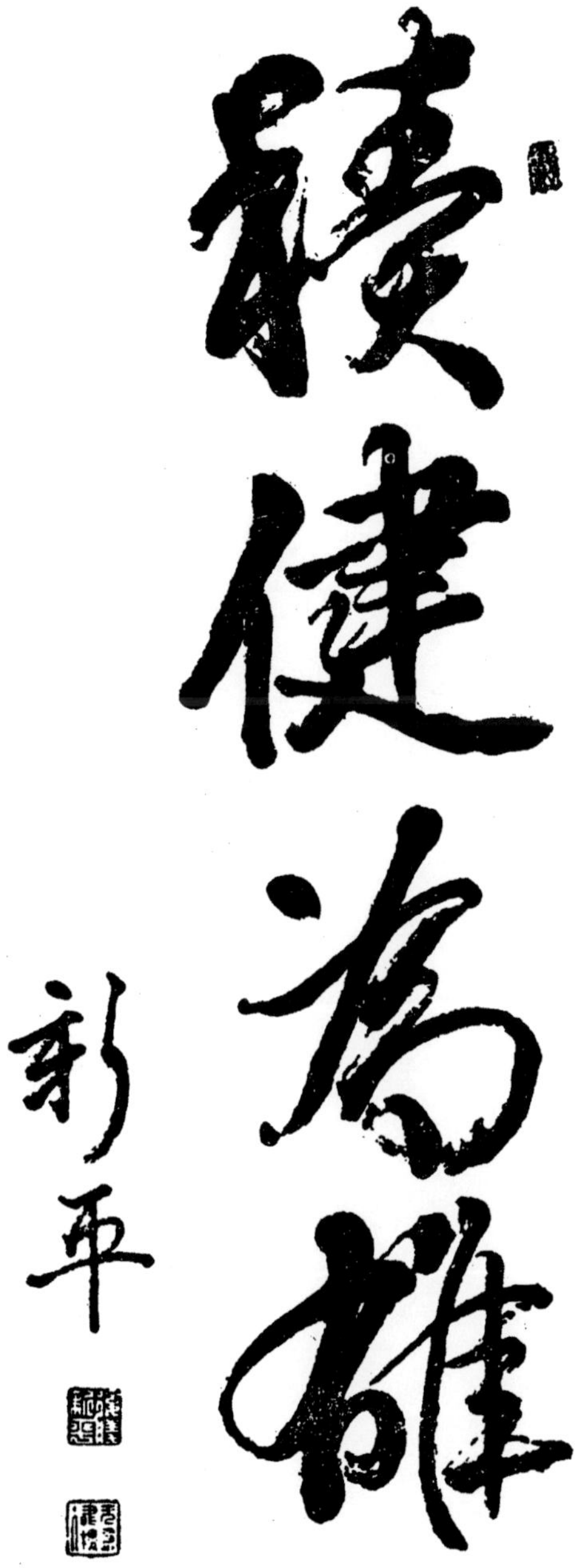

後藤子爵題字

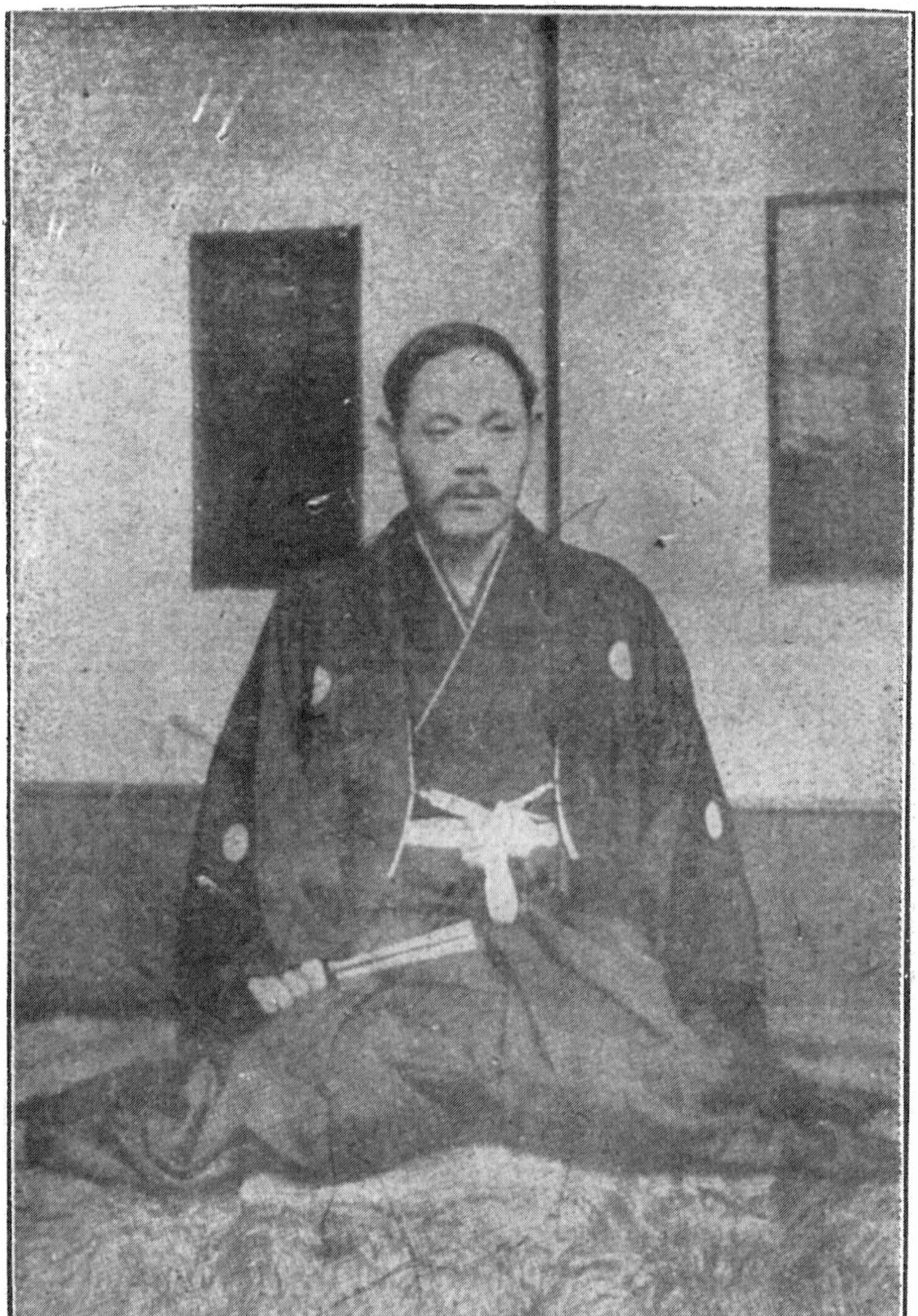

創始者　中井房五郎氏

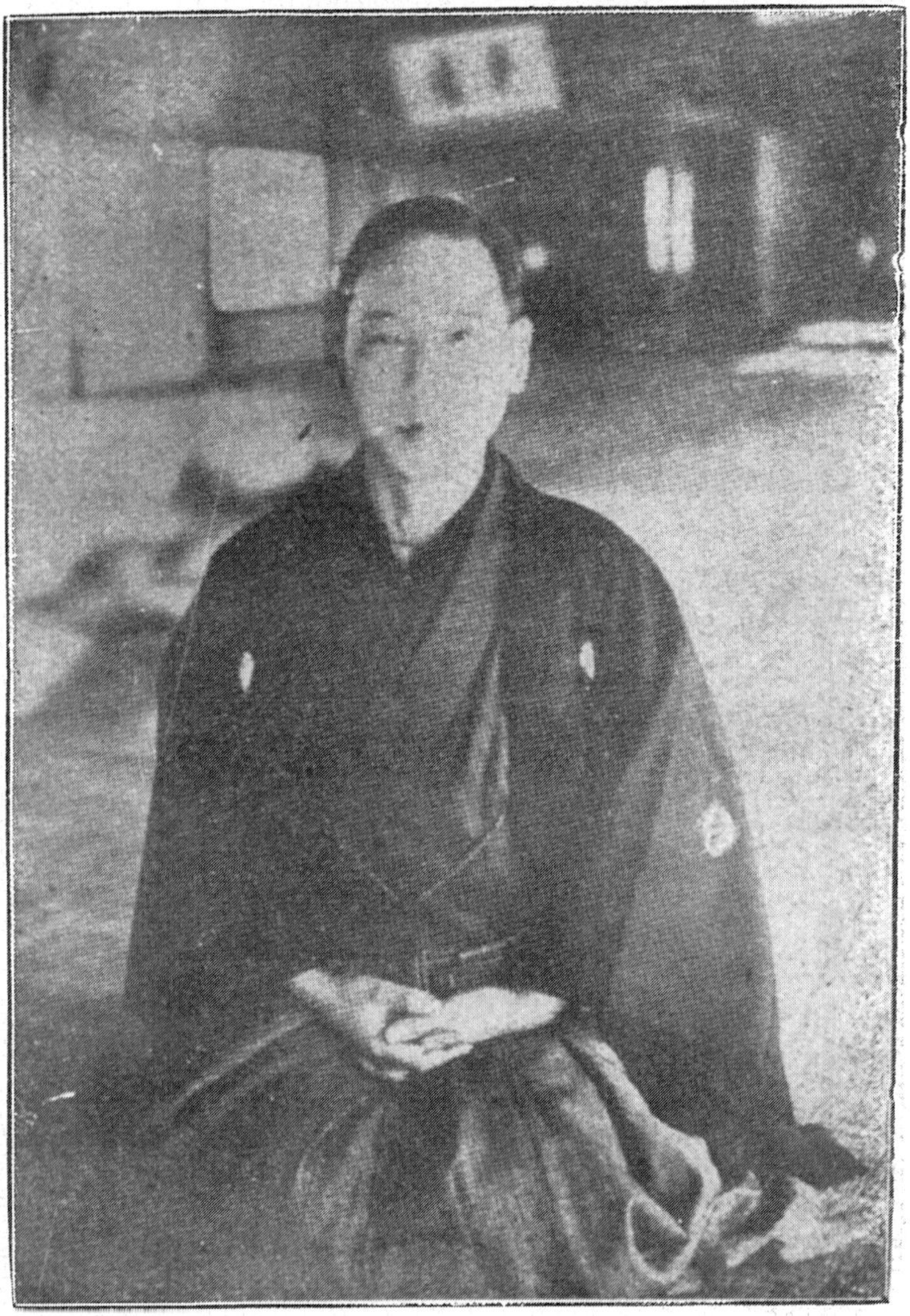

宣傳者　十文字大元氏

第一動

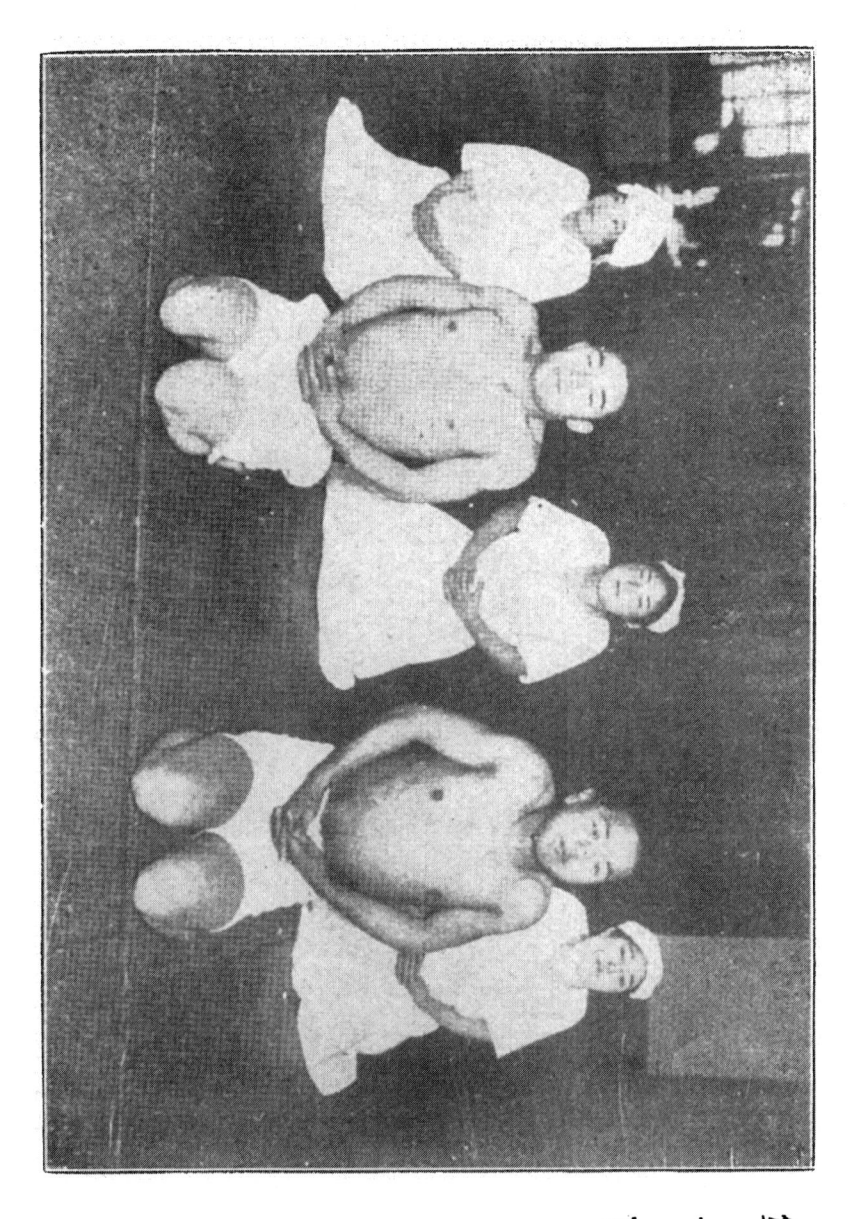

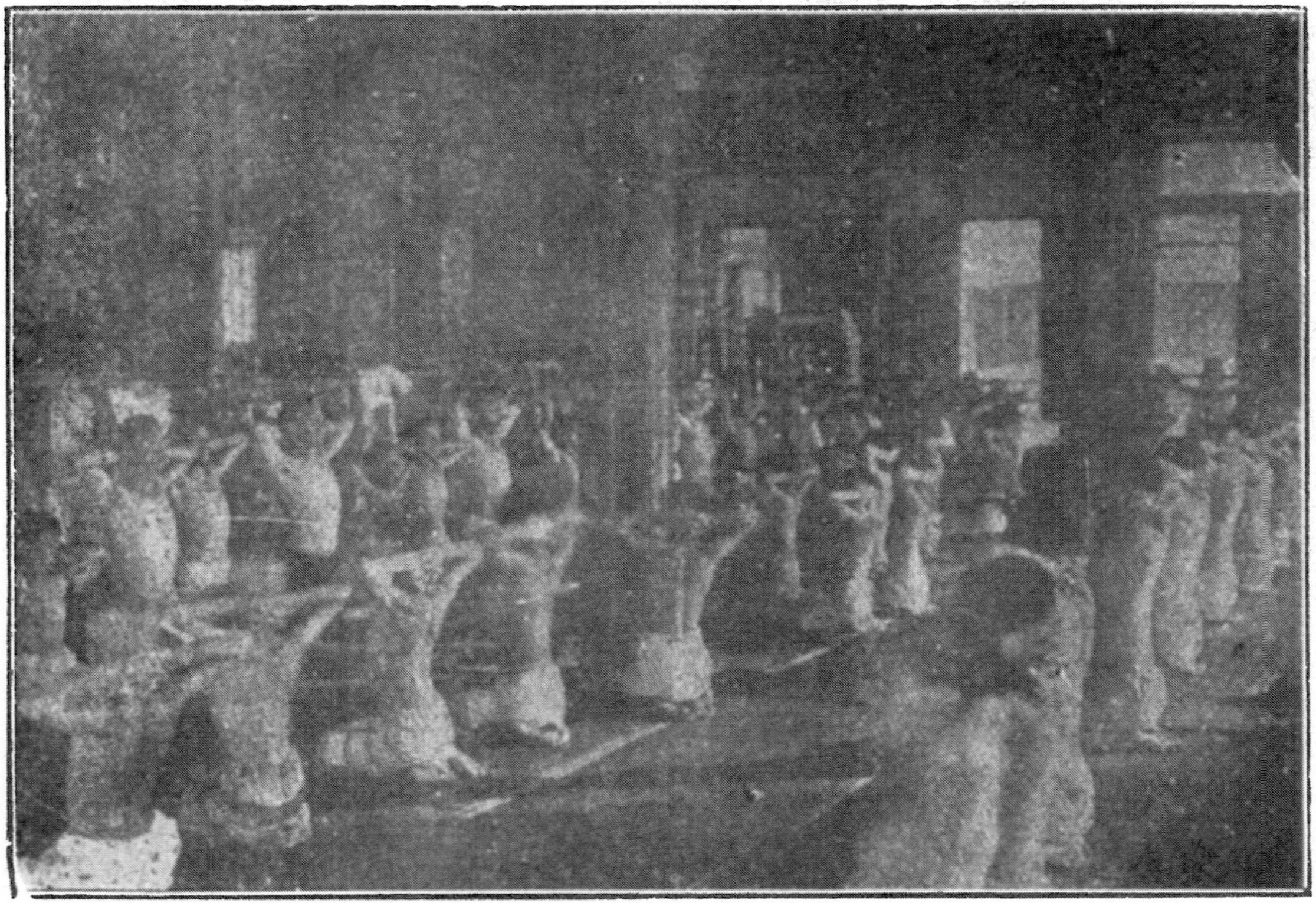

第三動　長野縣飯山町自彊會

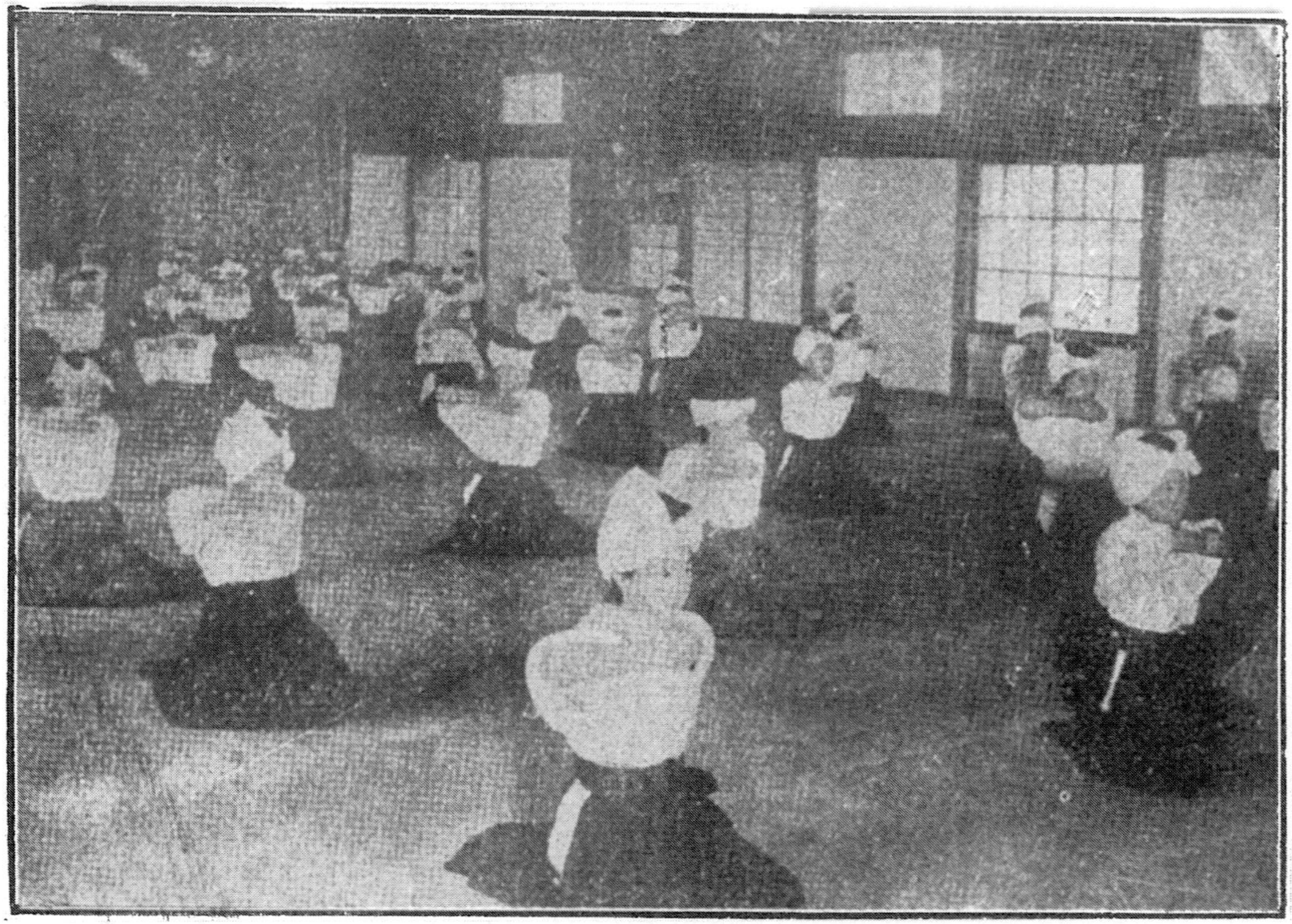

第五動

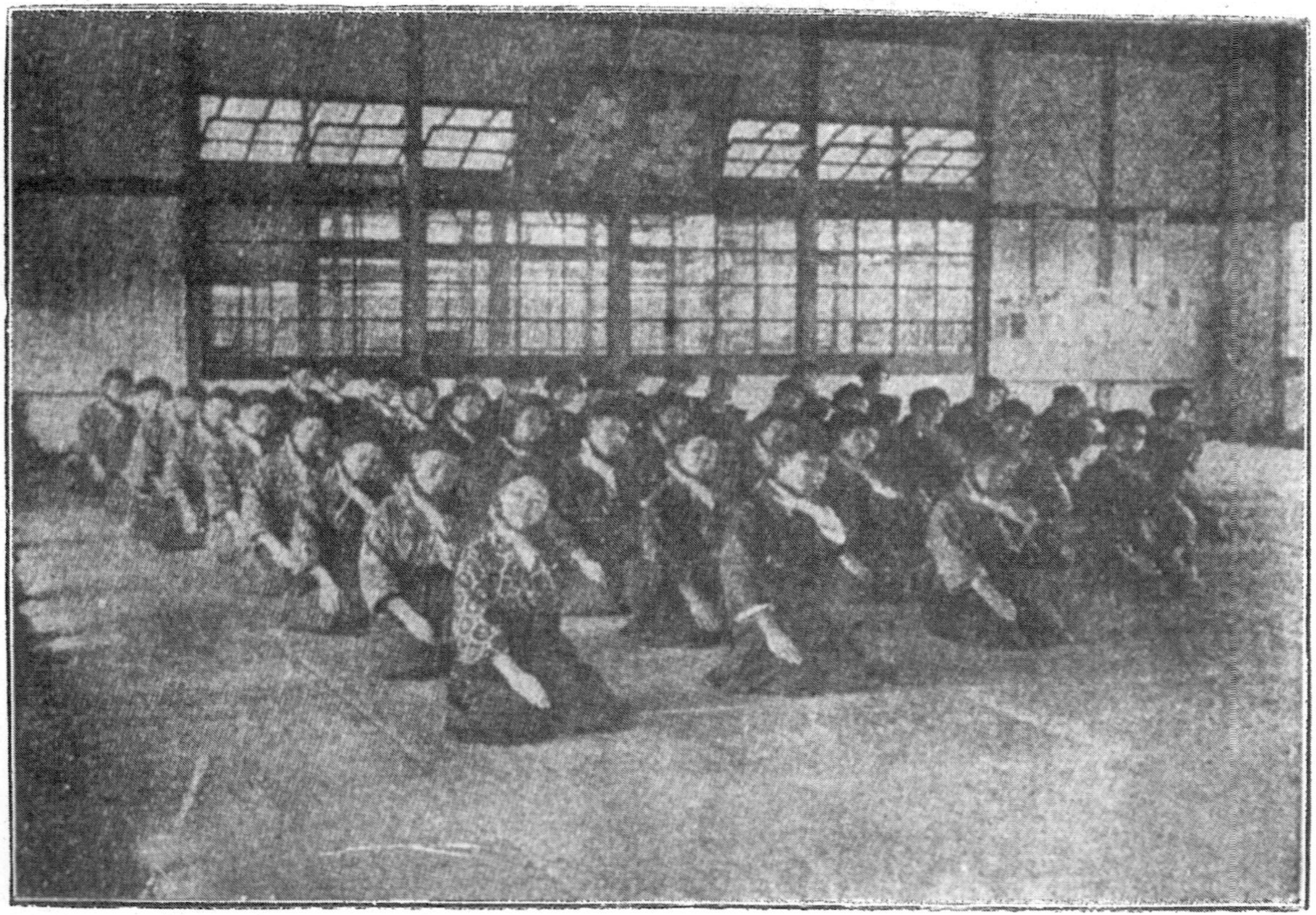

第九動

土佐高等女學校生徒

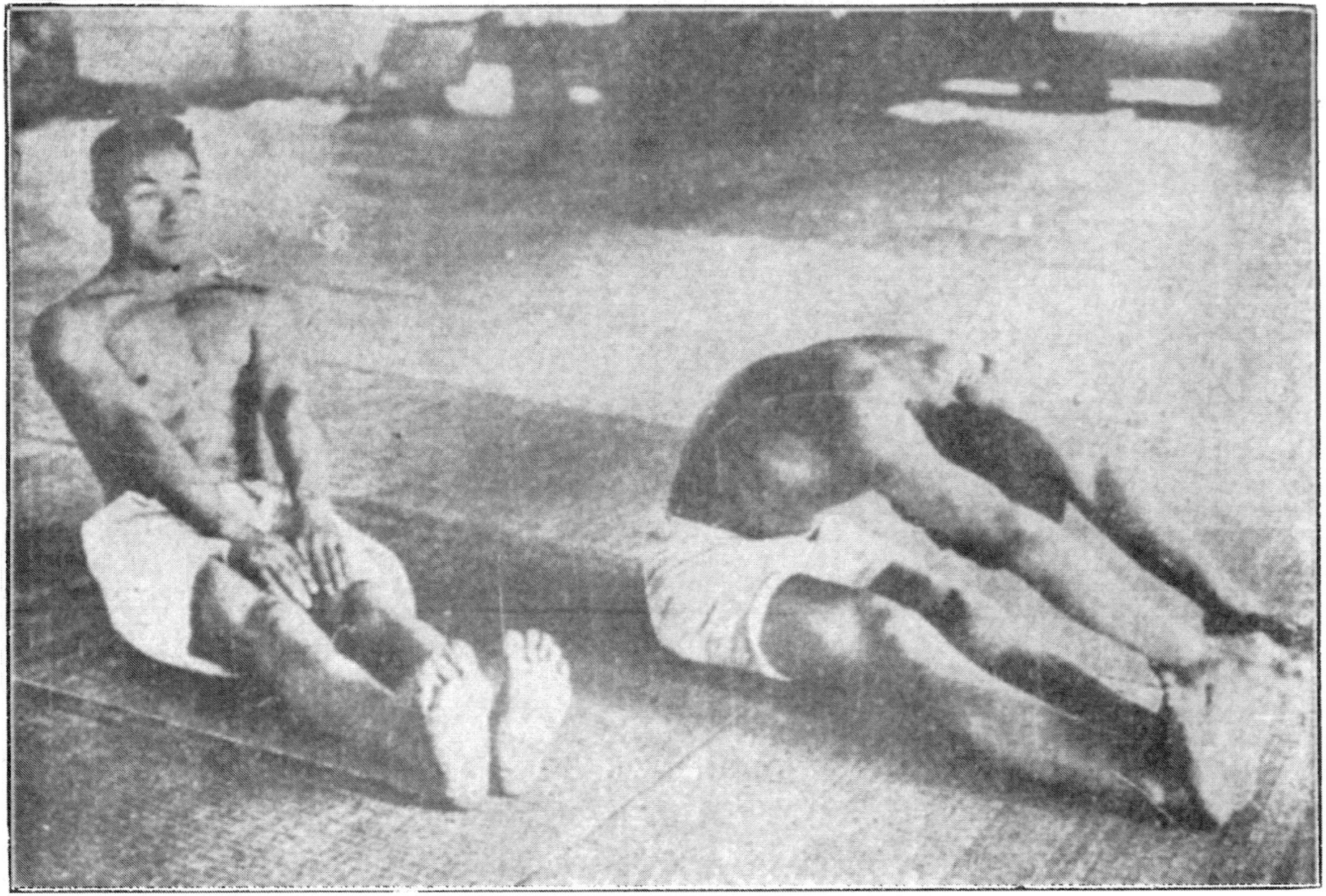

第十三動

第廿一動

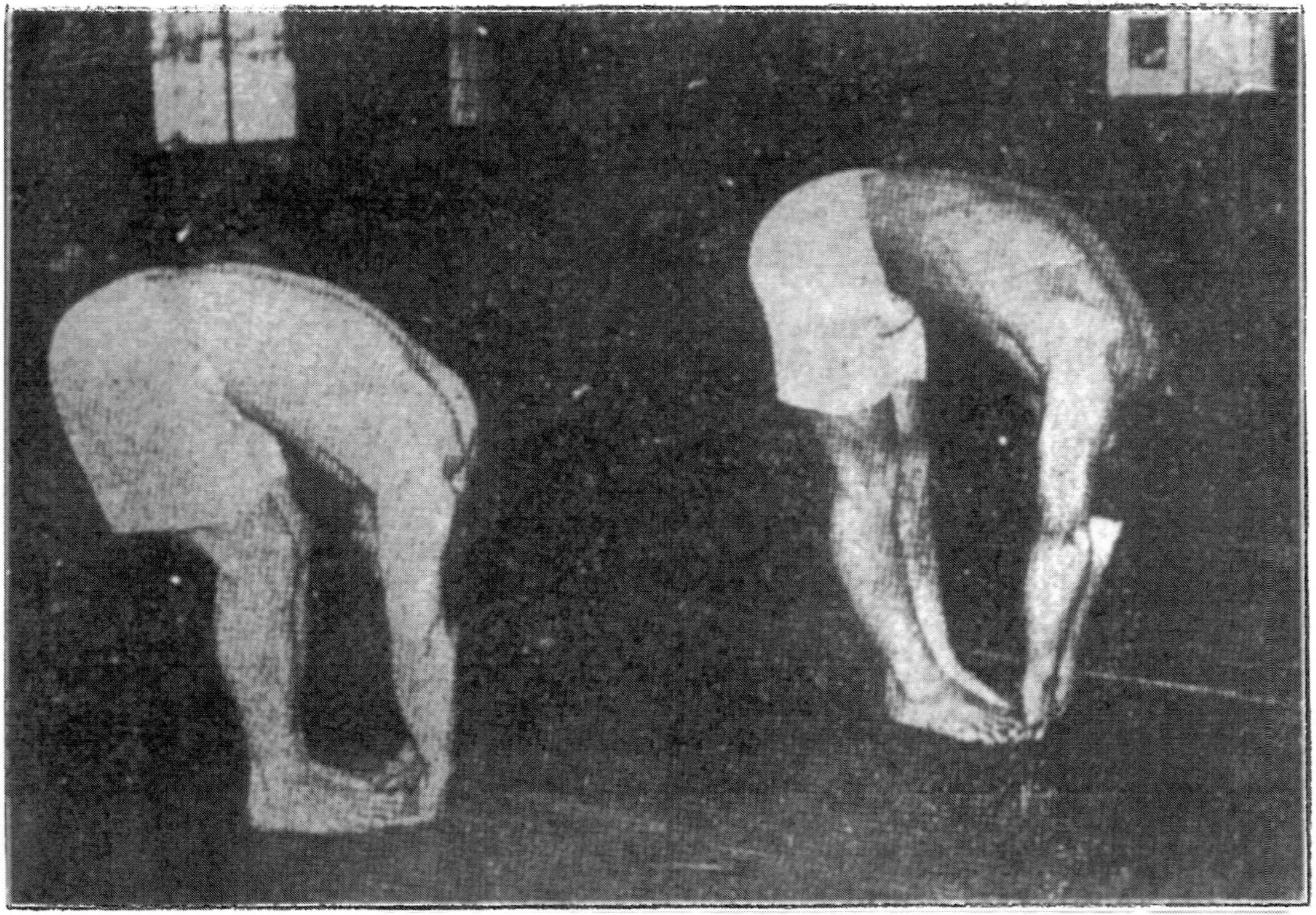

第廿二動

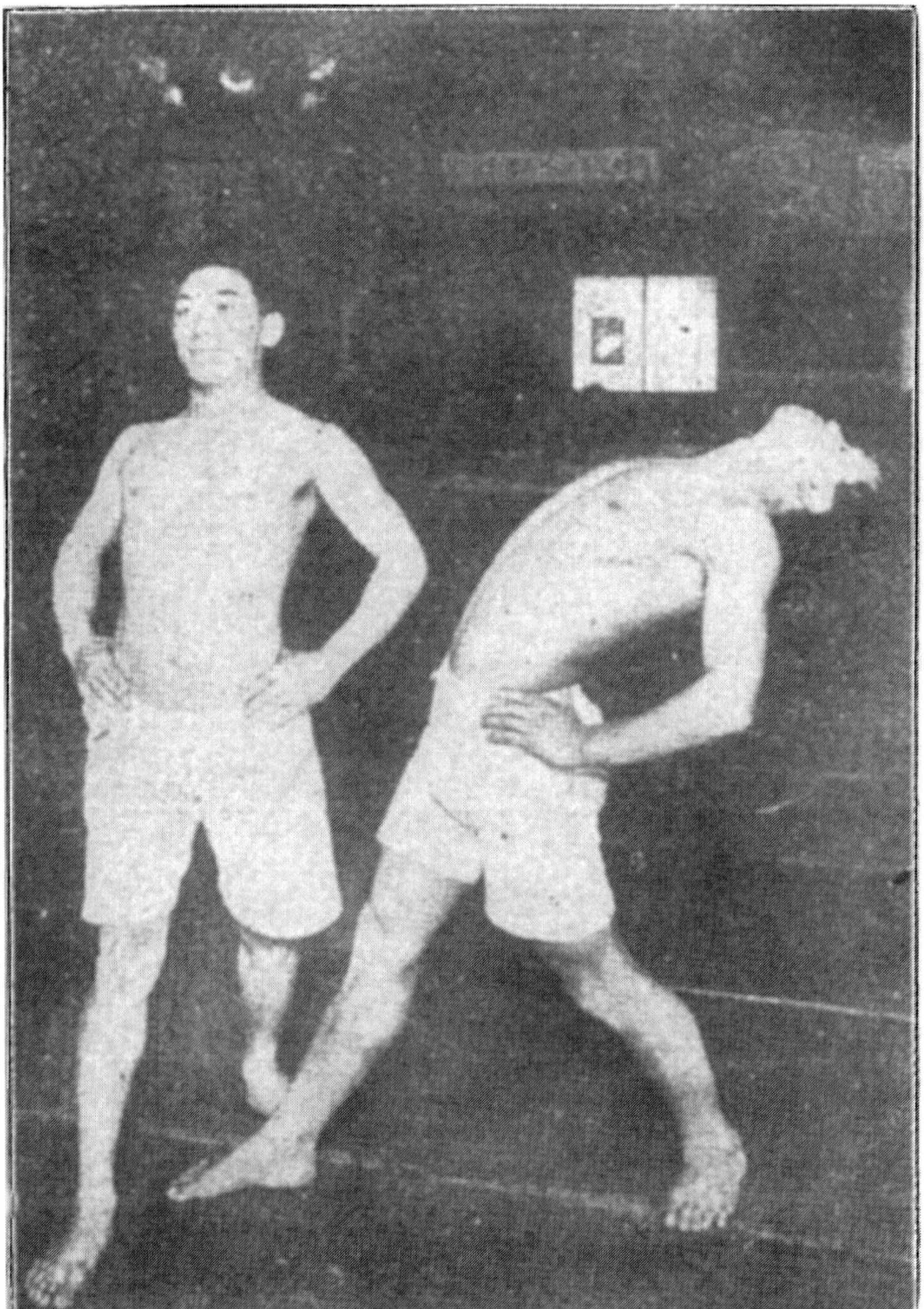

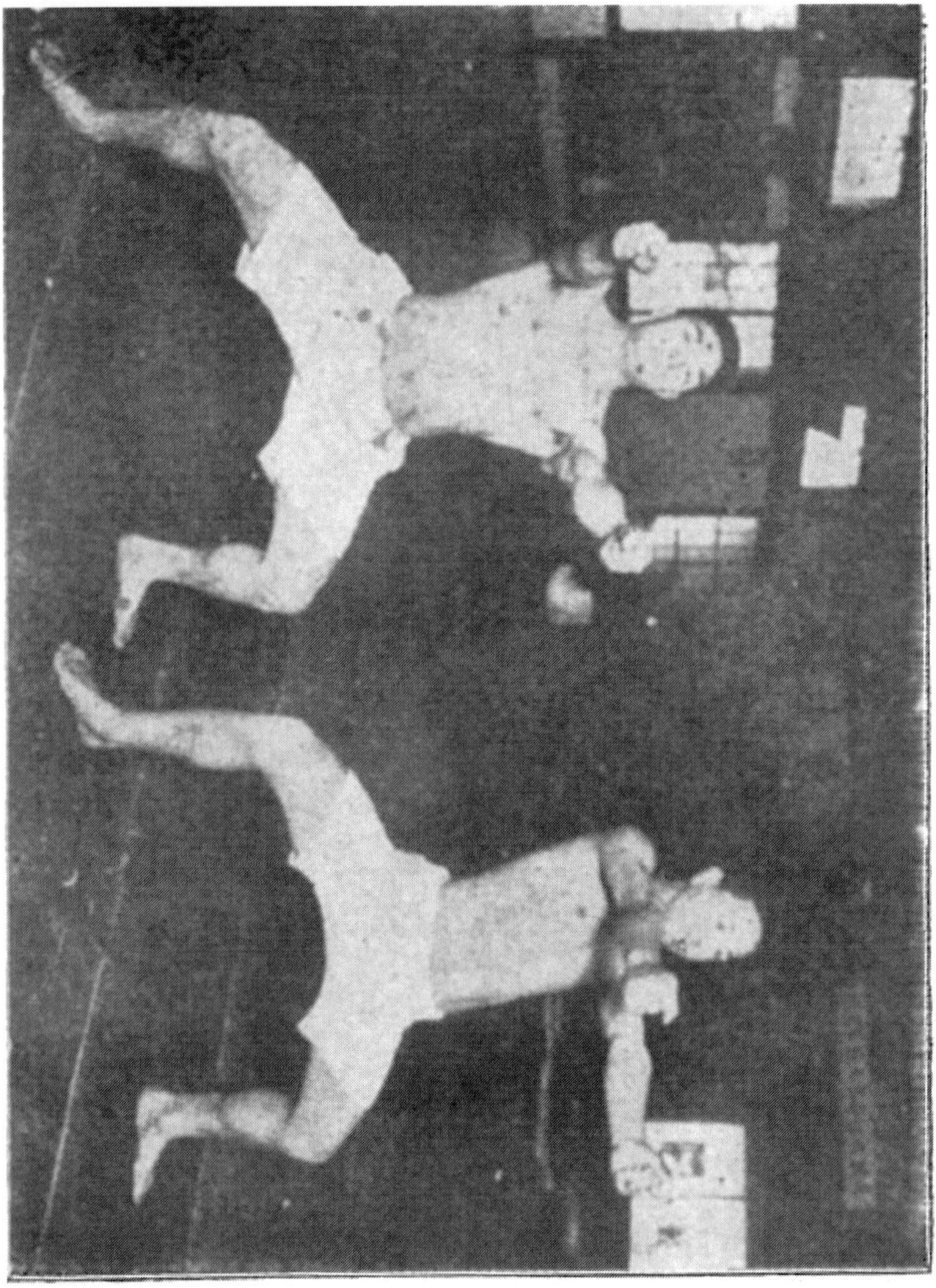

第廿五動

第廿六動

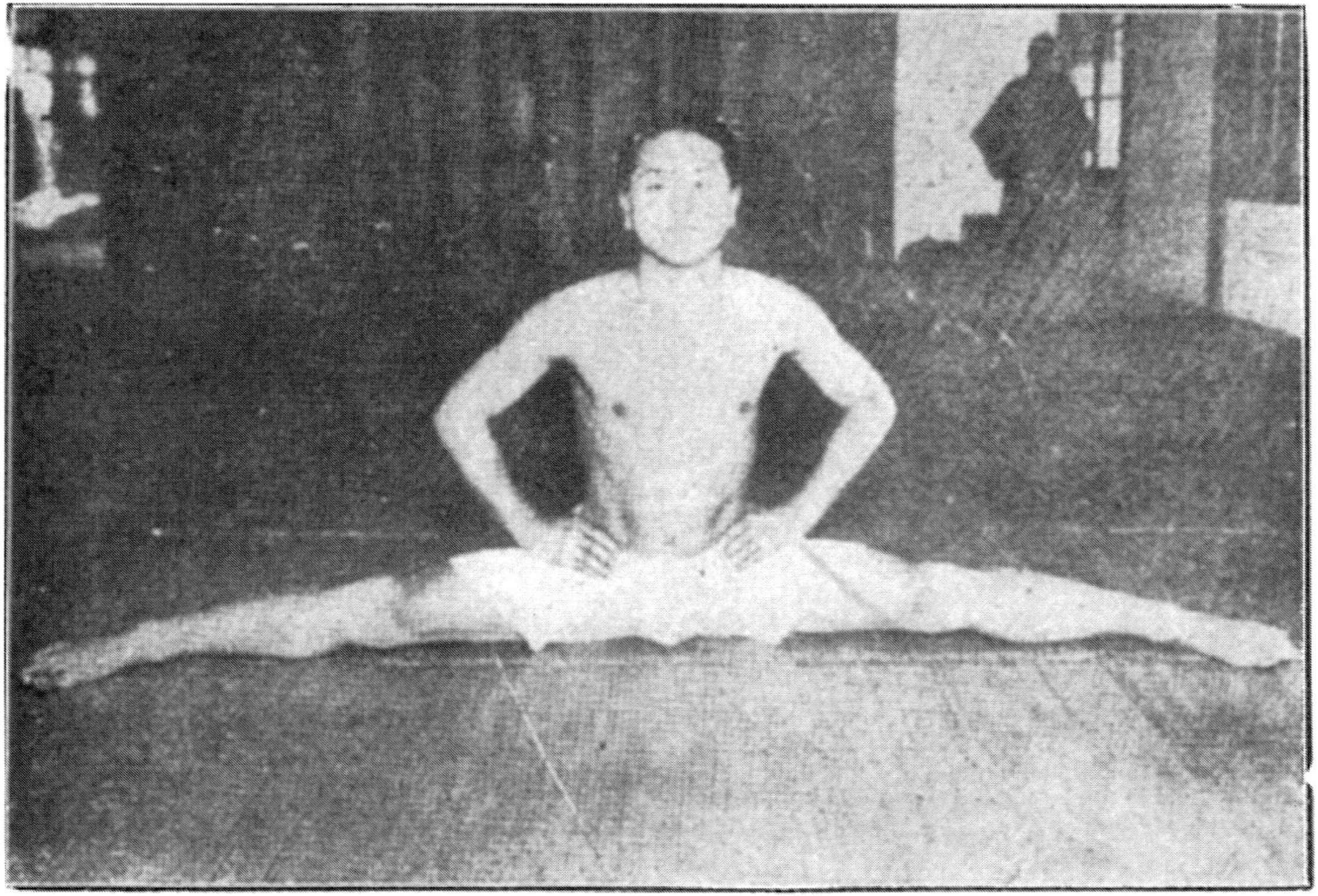

第廿八動

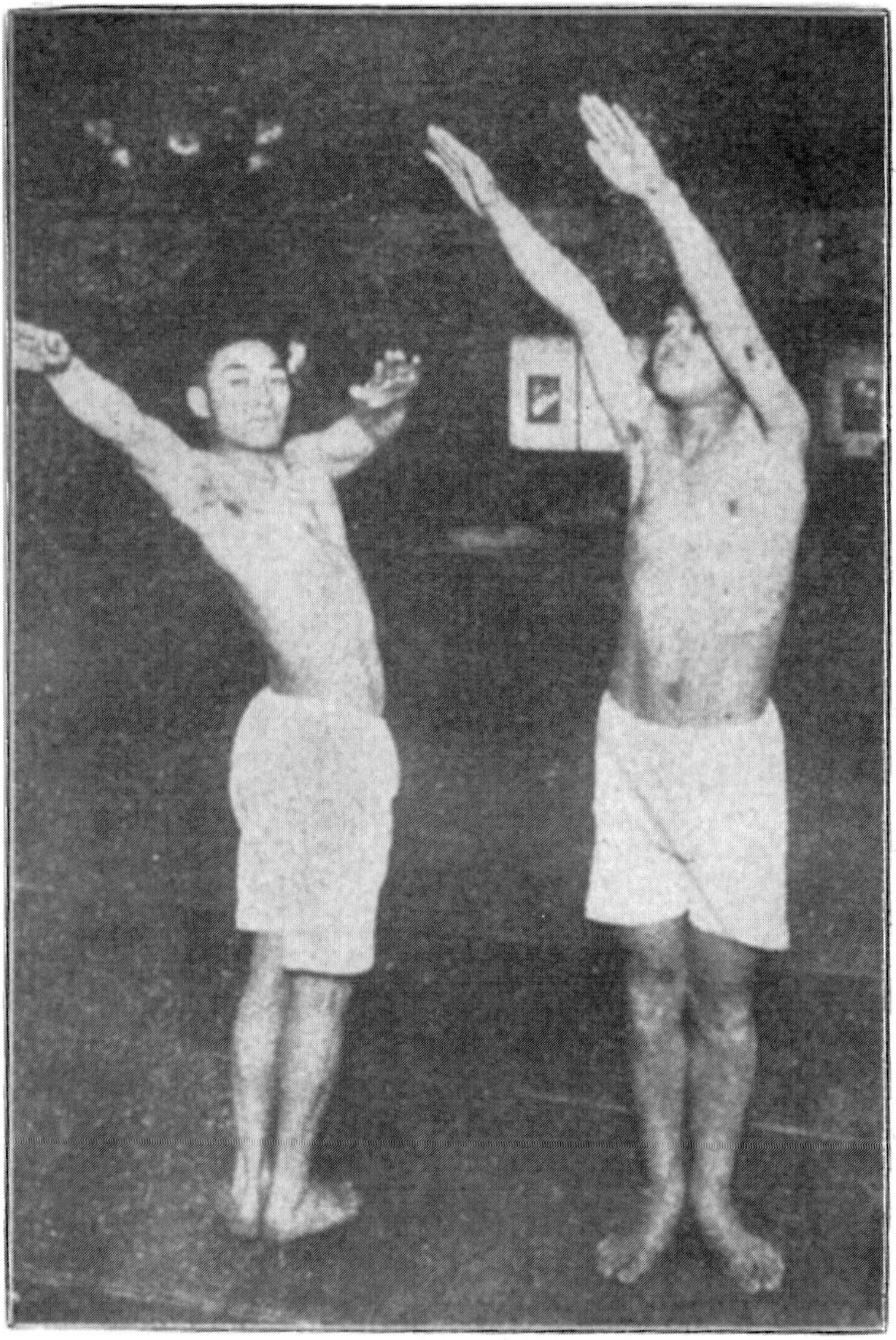

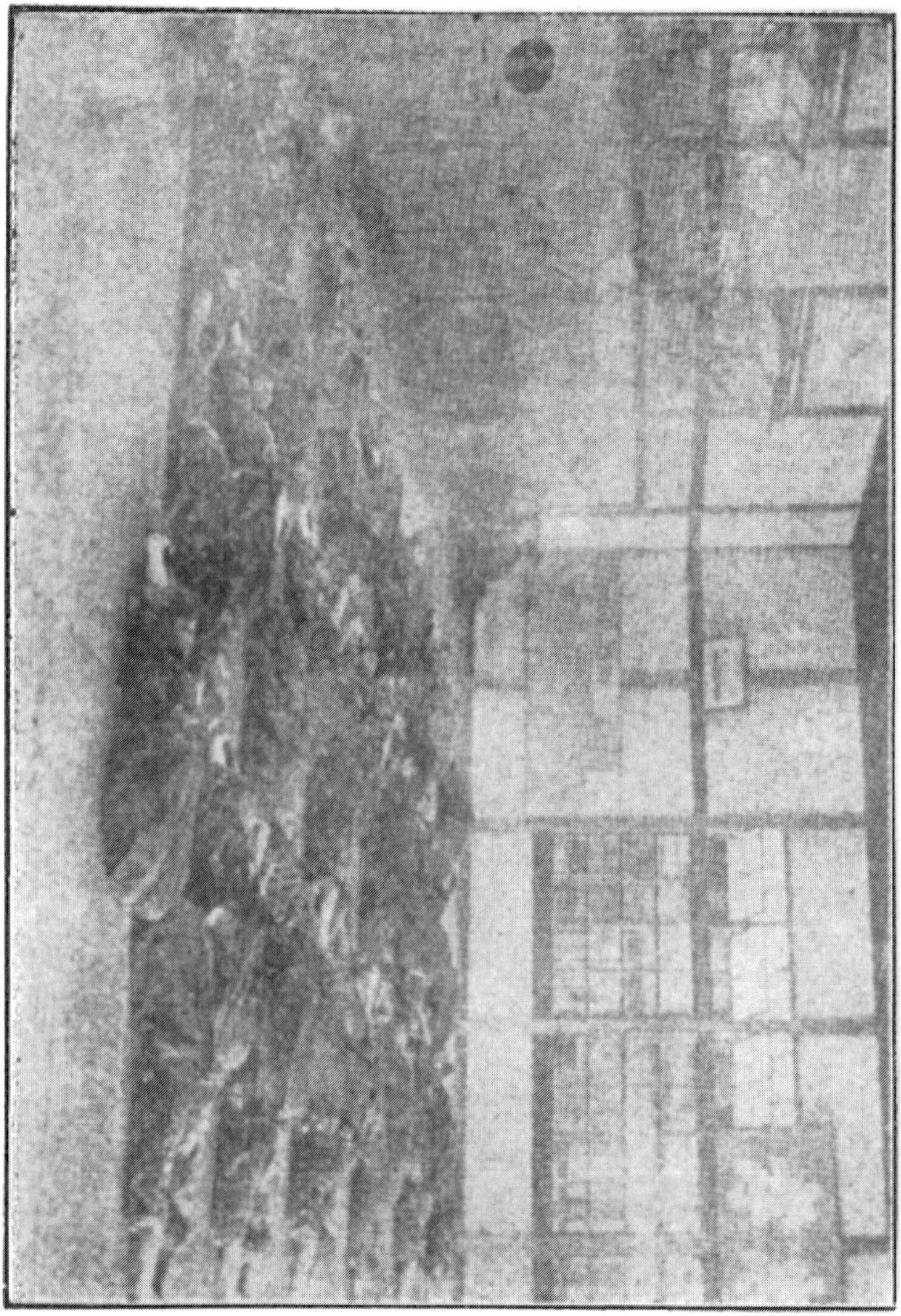

第廿九動

土佐高等女學校生徒

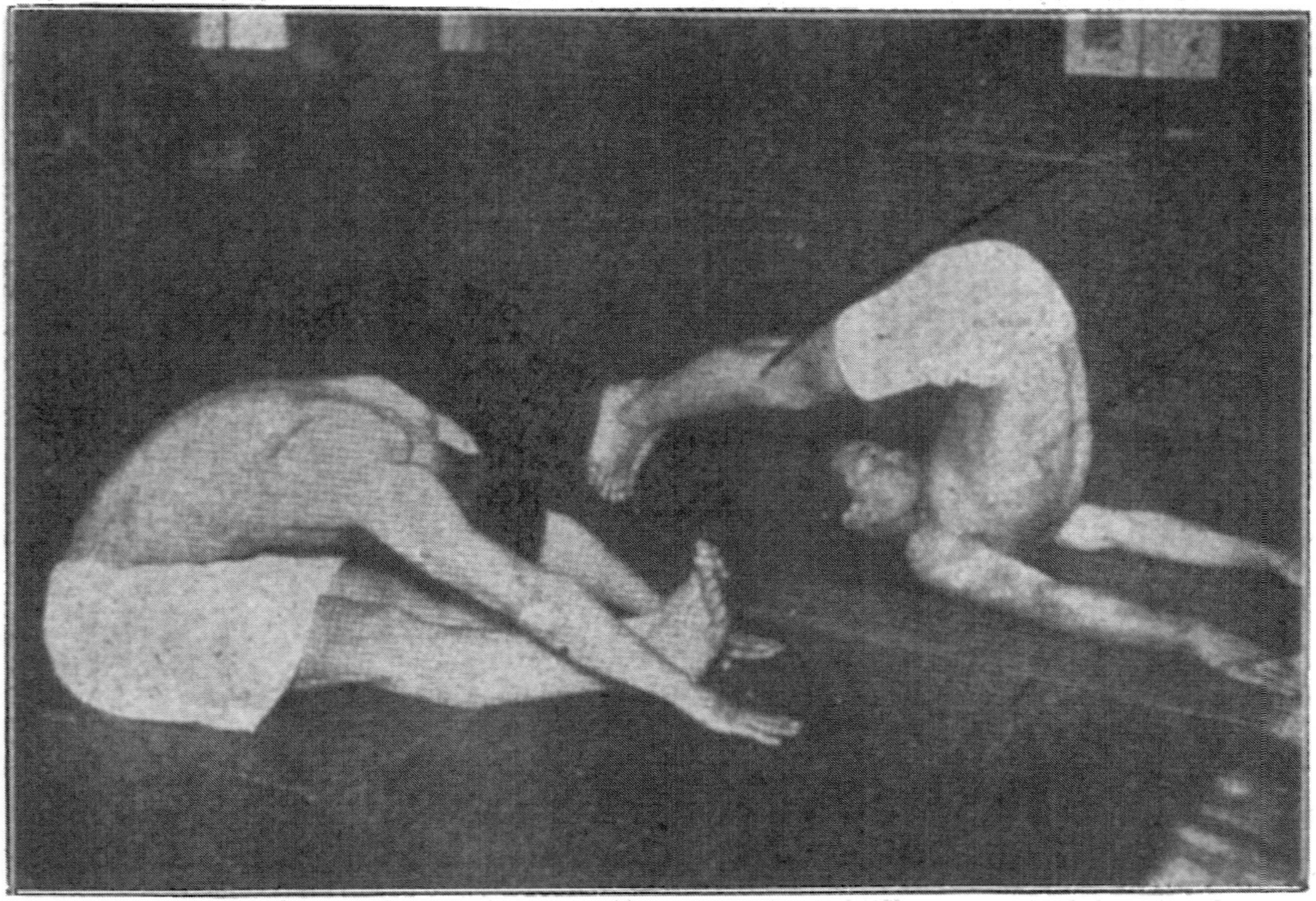

第三十動

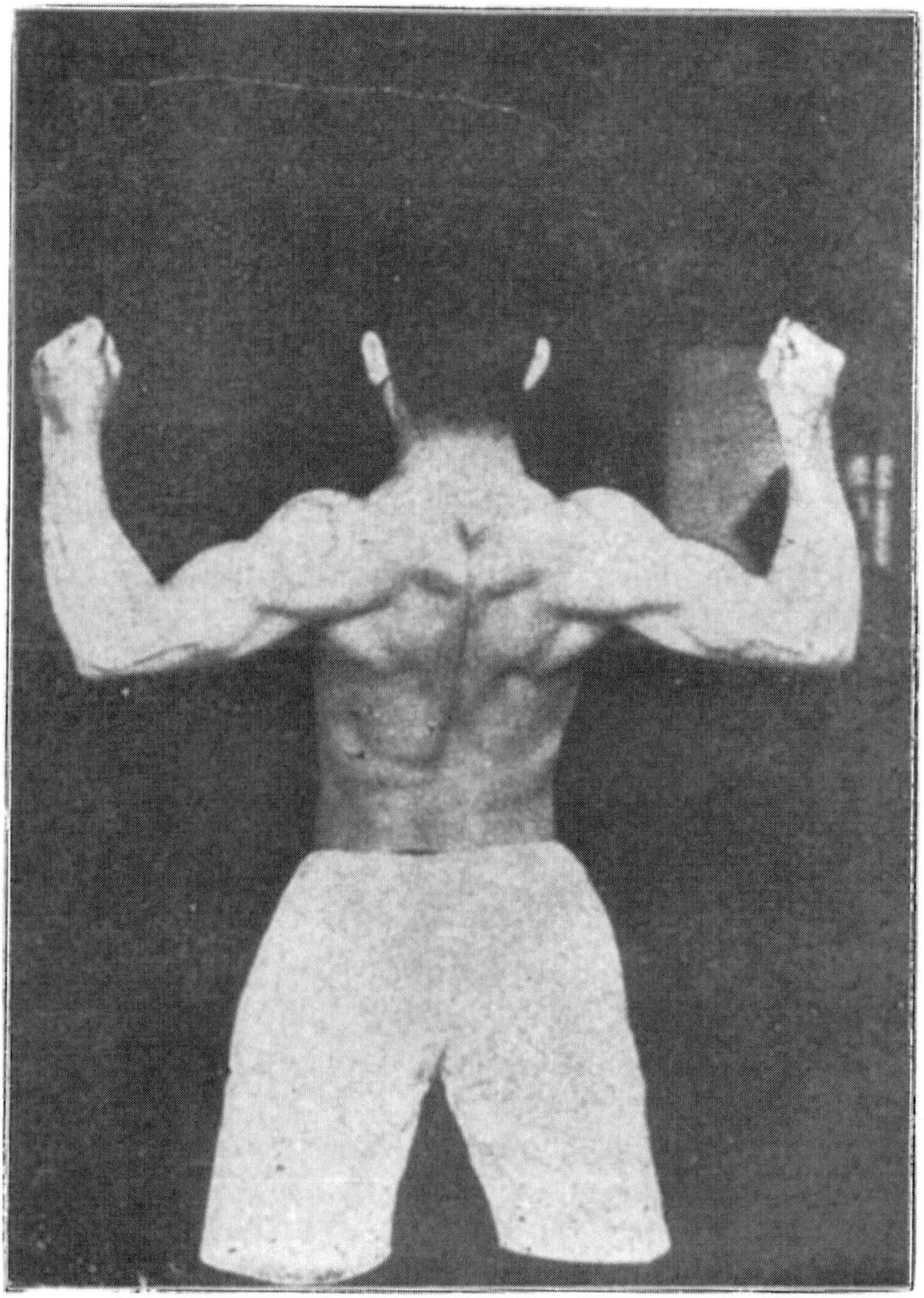

自彊術實行三年後の筋肉
金門商會員　荒川磨氏

緒言

自彊術《じきやうじゆつ》が最初《さいしよ》中井《なかゐ》先生《せんせい》に依《よ》つて教示《けうじ》せられた時《とき》に、余《よ》は余輩《よはい》の微力《びりよく》の有《あ》らん限《かぎ》りを盡《つく》して、その宣傳《せんでん》に當《あた》る可《べ》きを誓《ちか》つたのであつた。當時《たうじ》余《よ》の病手《びやうしゆ》は未《いま》だ充分《じうぶん》に執筆《しつぴつ》の自由《じいう》を許《ゆる》さなかつたけれ共《ども》、先生《せんせい》の示《しめ》されるがまゝに、之《これ》を筆記《ひつき》し、同席《どうせき》の諸君《しよくん》と共《とも》に實演《じつえん》を試《こゝろ》みつゝ、二時間《じかん》計《ばか》りの間《あひだ》に其《そ》の全部《ぜんぶ》を完了《くわんれう》したのであつた。

其後《そのご》練習《れんしふ》を積《つ》むに從《したが》つて、其《そ》の效果《かうくわ》の顯著《けんちよ》なるを知《し》つたのであるが、先生《せんせい》は各動《かくどう》に對《たい》する説明《せつめい》を求《もと》むる者《もの》に對《たい》して、常《つね》に『此《こ》の體操《たいさう》は三十一動《どう》を以《もつ》て、一個《こ》の完全《くわんぜん》なる體操《たいさう》とするものであつて、其《そ》の全部《ぜんぶ》を行《おこな》ふに非《あらざ》れば、充分《じうぶん》に目的《もくてき》を達《たつ》することが出來《でき》ないのである。隨《したが》つて之《これ》を部分的《ぶぶんてき》に行《おこな》ふ可《べ》からざると同時《どうじ》に、部分的《ぶぶんてき》に説明《せつめい》するの要《えう》なきものである。殊《こと》に其《そ》の效果《かうくわ》の如《ごと》きも一々之《これ》を擧《あ》げて言《い》ふの必要《ひつえう》はない。只之《たゞこれ》を實行《じつかう》しさへすれば、千差《さ》萬別《はんべつ》の體軀《たいく》は各別《かくべつ》に其《そ》の效果《かうくわ》を體得《たいとく》するに至《いた》るのである。而《しか》も其《そ》の千變萬化《べんばんくわ》の效驗《かうけん》は到底之《たうていこれ》を盡《つく》し得《え》られるものでない。假《かり》に第《だい》一動《どう》には斯々《かくく》の效果《かうくわ》が有《あ》り、第《だい》二動《どう》には是々《これく》の效驗《かうけん》が有《あ》ると云《い》へば、之《これ》を聽《き》く者多《ものおほ》くは自己《じこ》の健康狀態《けんかうじやうたい》に鑑《かんが》みて、銘々勝手《めいくかつて》に之《これ》を行《おこな》ふと云《い》ふ事《こと》になるから、反《かへ》つて全《ぜん》一の效果《かうくわ》を得《え》ない事《こと》になる虞《おそれ》が有《あ》る。』と云《い》はれて、其後《そのご》『自彊術《じきやうじゆつ》』の著《ちよ》書《しよ》を刊行《かんかう》されるに際《さい》しても、各動《かくどう》に對《たい》する說明《せつめい》は頗《すこぶ》る簡明《かんめい》に、其《そ》の效果《かうくわ》に關《くわん》しては片言《へんけん》も費《つひや》されずして今日《こんにち》に至《いた》つて居《ゐ》るのである。

然《しか》るに過般實業之日本《くわはんじつげふのにほん》誌上《しじやう》に斯術《このじゆつ》の實驗談《じつけんだん》が連載《れんさい》されるや、多數《たすう》の讀君《どくしや》から、各種《かくしゆ》の質《しつ》問《もん》が殺到《さつたう》し、なほ其《そ》の詳細《しやうさい》なる說明《せつめい》を求《もと》める向《むき》も頗《すこぶ》る多《おほ》く、殆《ほとん》ど應接《おうせつ》に遑《いとま》ない有樣《ありさま》であると云《い》ふ事《こと》で、同社《どうしや》の懇請默《こんせいもだ》し難《がた》く、遂《つひ》に中井先生《なかゐせんせい》が過去《くわこ》五年間《ねんかん》に於《お》いて、折《をり》に觸《ふ》れて余《よ》に話《はな》された談片隻語《だんぺんせきご》を纏《まと》めて、一通《とほ》り其《そ》の釋明《しやくめい》を試《こゝろ》みたのであつた。處《ところ》が讀者《どくしや》の要望《えうばう》は一層《そう》盛《さかん》で、一々其《そ》の要求《えうきう》に應《おう》ずる事《こと》も不可能《ふかのう》なので、遂《つひ》に一册子《さつし》として廣《ひろ》く頒布《はんぷ》し度《た》いとの事《こと》であつたから、余《よ》は此《こ》の旨《むね》を中井先生《なかゐせんせい》に謀《はか》り、其《そ》の許諾《きよだく》を得《え》、更《さら》に增補訂正《ぞうほていせい》を加《くは》へ、茲《こゝ》に此《こ》の册子《きつし》を編纂《へんさん》する事《こと》になつたのである。

怱卒《そうそつ》の際《さい》、書《か》き漏《も》らした事《こと》も少《すく》なくないであらうから、なほ他日《たじつ》を期《き》して、更《さら》に附加《ふか》しようと考《かんが》へて居《ゐ》る。又自彊術《またじきやうじゆつ》の册子《きつし》は東京市本所區《とうきやうしほんじよく》小泉町《こいづみちやう》五番地《はんち》中井先生《なかゐせんせい》治療所《ちれうじよ》に於《お》いて頒布《はんぷ》(定價《ていか》五拾錢《せん》、郵稅《いうぜい》二錢《せん》)して居《ゐ》られるから、本書《ほんしよ》と併《あは》せて購讀《こうどく》せられるがよい。又斯術《またこのじゆつ》の實習《じつしふ》を希望《きばう》せられる向《むき》は、東京市外巣鴨町《とうきやうしぐわいすがもまち》一二三四番地《はんち》なる余《よ》の道場《だうぢやう》(金門商會附屬《きんもんしやうくわいふぞく》自彊術道場《じきやうじゆつだうぢやう》)を訪問《はうもん》せられ度《た》い。同道場《どうだうぢやう》は毎日午前《まいにちごぜん》六時《じ》より七時《じ》まで、同《どう》九時《じ》より正午《しやうご》まで及《およ》び午後《ご》七時《じ》半《はん》より九時《じ》まで公開《こうかい》し、一切無《さいむ》料《れう》で指導《しだう》する事《こと》に致《いた》して居《ゐ》る。

十文字大元識

自彊術目次

彊術は毎日二回行ふ・・・數十年來初めての好氣持・・・孫も娘も體質が一變・・・特に感じた此術の効能・・・この自彊術の特色・・・一般人の實行を推奬す

自彊術に依り卒中を免る……………………貴族院議員　小松謙二郎　一三

今少しで卒中になる處・・・自彊術開始後の健康・・・私の毎日の實行方法・・・妻も娘も女中も實行・・・嚴寒も袷一枚で通せる・・・軍隊、學校にも勸めたい

驚くべき効果……………………芝浦製作所重役秘書兼庶務係主任　關口眞靜・一三〇

切開を要する妻の難症・・・無駄と思つて試みた結果・・・自彊術實踐會の設立・・・實際目擊した驚くべき効能

全家族體質一變す……………………伯爵小笠原長幹氏夫人　小笠原貞子・一三六

最初家庭教師が練習・・・家族の自彊術實行法・・・主人の病的肥滿が一掃・・・子供には効能一層顯著・・・熱の驅除法に極めて妙・・・揉方を覺えて子供に施術・・・女中達も盛んに勵行

自彊術實行の効果……………………共立女子職業學校々長　宮川保全・一四五

其效果實に驚くべし……我校生徒の實行法……持病の糖尿病益〻快し……肉びつき腕が太くなる……痺れ、皮膚病、黑子が癒る……胃病や神經衰弱に有効

神經痛を擊退す……………………早稻田大學教授　永井一孝…一五四

名狀し難き神經痛の苦惱……自彊術實行後の病狀……實際に見た此術の効能

自彊術の揉療法……私に對する中井氏の診斷……自彊術の由來……自彊術運動の特色……自彊術の公開實習場……自彊術道場の氣分

小學生徒に對する實驗……………深川小學校長　稻垣知剛…一六七

從來の體育方法の缺陷……全生徒職員に自彊術勵行……實行八箇月後の成績……

自彊術と一般體操の比較……補習夜學校生徒も勵行……補習夜學校生徒體重表……

……岩永氏が實行後の成績……私自身實行の成績

—目次終—

自彊術の解說と實驗談

創始者　中井房五郎氏
宣傳者　十文字大元氏

自彊術創始の由來

中井房五郎

私《わたし》が東京《とうきやう》に來《き》たのは、明治《めいぢ》四十四年《ねん》の十一月《ぐわつ》十一日《にち》であつた。それから現在《げんざい》の本所小泉《ほんじよこいづみ》町《ちやう》に於《お》いて治療《ちれう》を行《おこな》つて居《を》つたのである。ところが病人《びやうにん》は多數續々《たすうぞく〳〵》と來《き》たが、自分一人《じぶんひとり》で致《いた》すものであるからして、一日《にち》に百人迄《にんまで》を規定《きてい》として療治《れうぢ》をして居《を》つた。それで後《あと》から來《き》た者《もの》はどうしても毎日斷《まいにちことわ》らなければならぬと云《い》ふことになるので、どうか好《よ》い方法《はうはふ》を見出《みいだ》したいものだがと考《かんが》へて居《を》つた。其時《そのとき》十文字大元君《もんじだいげんくん》が來《き》て居《を》つて、私《わたし》に向《むか》つて云《い》ふには、斯《か》う毎日足《まいにちあし》が痛《いた》い、腹《はら》が痛《いた》いと云《い》うて遠方《ゑんぱう》から頼《たの》みに來《く》る者《もの》が、泣《な》く泣《な》く斷《ことわ》られて歸《かへ》るやうなことは誠《まこと》に痛《いた》ましい、我々《われ〳〵》は幸《さいは》ひ療治《れうぢ》を受《う》けられるけれども、斷《ことわ》られる人達《ひとたち》は不憫《ふびん》なものである。どうか此《こ》の療法《れうはふ》に代《かは》るやうなものを拵《こしら》へて貰《もら》ひたいものであると云《い》ふことであつた。

さう云《い》はれて見《み》れば、いかにもさうだと自分《じぶん》が心《こゝろ》に思《おも》ふと、直《す》ぐさま胸《むね》に浮《うか》んで來《き》たのが、後《のち》に自彊術《じきやうじゆつ》と命名《めいめい》した此《こ》の體操法《たいさうはふ》である。そこで卽座《そくざ》に第《だい》一運動《うんどう》は斯《か》うしたら宜《よ》いのである。第《だい》二運動《うんどう》は斯《か》うしたら宜《よ》いのである、第《だい》三はかうである、第《だい》四はかうであると順々《じゆん〳〵》に自分《じぶん》ながら何思《なにおも》はず三十一通《とほり》の體操《たいさう》が出來《でき》上《あが》つたやうな譯《わけ》である。それは大正《たいしやう》五年《ねん》の五月《ぐわつ》の事《こと》であつた。

其時《そのとき》に若《も》しか此體操《このたいさう》が不完全《ふくわんぜん》なものであつた時《とき》には、社會《しやくわい》に害《がい》を爲《な》すことになる。左樣《さやう》な事《こと》があつては相濟《あひす》まないと云《い》ふ考《かんが》へであつたから、更《さら》に又自彊術《またじきやうじゆつ》の心《こゝろ》を眺《なが》めて見《み》たのである。それで先《ま》づ第《だい》一には人間《にんげん》としての健康體の標準と云《い》ふことがなければいけない、第《だい》二には運動と勞働との區別と云《い》ふことがなければいけない。人《ひと》は運動《うんどう》の爲《ため》に健康《けんかう》になるのであつて、勞働《らうどう》の爲《ため》には身體《しんたい》を偏《かたよ》らせて使《つか》ふからして、自然弱《しぜんよわ》くなるのである。器具器械《きぐきかい》や對手《あひて》を要《えう》する所《ところ》の運動法《うんどうはふ》や、武藝《ぶげい》、武術等《ぶじゆつとう》は、凡《す》べて機勢《はずみ》と云《い》ふものを失《うしな》ふことになるものであるから、眞《しん》の運動《うんどう》ではなく、寧《むし》ろ勞働《らうどう》と云《い》ふべきものであると云《い》ふ自分《じぶん》の考《かんが》へに照《て》らして、一々考《かんが》へて見《み》た所《ところ》が、三十一種皆悉《しゆみなことごと》く健康《けんかう》を知《し》る標準《へうじゆん》でもあり、且又明《かつまたあきら》かに勞働《らうどう》と運動《うんどう》との區別《くべつ》も附《つ》いて居《ゐ》ると云《い》ふことを認《みと》めたから、是《これ》なら世《よ》に出《だ》して宜《い》いであらう、どうか世《よ》の人《ひと》を是《これ》で助《たす》かるやうにして貰《もら》ひ度《た》いと云《い》ふことを十文字君《もんじくん》に申《まを》して、其《そ》の弘《ひろ》め方《かた》を御賴《おたの》み申《まを》したやうな譯《わけ》であつた。

一體人《たいひと》の身體《しんたい》と云《い》ふものは、程度と云《い》ふものを持《も》つて生《うま》れて居《ゐ》るものである。例《たと》へば目《め》は何所《どこ》から何所迄《どこまで》見《み》えると云《い》ふ程度《ていど》がある。眞正面《まつしやうめん》に向《む》つた時《とき》には、目《め》と云《い》ふものは五方《はう》しか見《み》ることが出來《でき》ない。そこで是《これ》は、五の方法《はうはふ》に依《よ》つて作《つく》れば宜《い》いと云《い》ふことになつてゐる。手《て》は手《て》で上《うへ》にどれまで行《ゆ》き、後《うしろ》はどれまで行《ゆ》き、身體《しんたい》はどれだけ捻《ね》ぢれる、俯向《うつむ》ける、反《そ》れる、又坐《またすわ》つた時《とき》には、身體《しんたい》がどれ丈《だ》けに働《はたら》きをするものである、又横《またよこ》に臥《ふ》した時《とき》にはどれ丈《だ》けに働《はたら》けるものである、身體《しんたい》をクルリとかやす時《とき》にはどれだけ藝《けい》が出來《でき》るものであると云《い》ふことに就《つ》いて、各程度《かくていど》が定《きま》つて居《ゐ》るものであるから、其《それ》だけの働《はたら》きの出來《でき》ないものは、先《ま》づ完全《くわんぜん》な健康體《けんかうたい》の者《もの》でないと云《い》ふことを知《し》る事《こと》が出來《でき》るのである。それで自分《じぶん》の拵《こしら》へたことを獨《ひと》りで良《い》いと極《き》めても、それが若《も》し他人《たにん》に良《よ》くなければならぬから、先《ま》づ第一《だいい》公平《こうへい》な批評《ひひやう》をして貰《もら》ひ度《た》いと云《い》ふので、翌年《よくねん》卽《すなは》ち大正《たいしやう》六年《ねん》の秋《あき》、十文字君等《もんじくんとう》に、之《これ》を文部省《もんぶしやう》に持《も》つて行《い》つて、初《はじ》めて公開《こうかい》して見《み》て貰《もら》つたやうな譯《わけ》である。其後《そのご》今日《こんにち》に至《いた》るまで廣《ひろ》く世《よ》の批評《ひひやう》を求《もと》めて居《ゐ》るが、未《いま》だ反對《はんたい》と云《い》ふものは一つもない。

一體此《たいこ》の自彊術《じきやうじゆつ》は私《わたし》の療法《れうはふ》と同《おな》じやうに出來《でき》て居《ゐ》るのである。萬病《まんびやう》に利《き》くのである。尤《もつと》も或《あるひ》は心臟《しんざう》の爛《たゞ》れたのとか、或《あるひ》は脫腸《だつちやう》になつたやうなものには利《き》かないのである。併《しか》し脫《だつ》腸《ちやう》になつても、腸《ちやう》を内《うち》に入《い》れて、穴《あな》に蓋《ふた》をして置《お》いて、内臟《ないざう》の位置《ゐち》を正《たゞ》しくしてやれば、幼少《えうせう》の時《とき》であれば、一年半位《ねんはんぐらゐ》で癒《なほ》るのである。請合《うけあ》うて癒《なほ》るのである。愈々《いよ〳〵》どこまでも癒《なほ》らぬのは今申《いままを》した心臟《しんざう》の爛《たゞ》れたやうなのである。一口《くち》に言《い》へば、斯《か》う云《い》ふのは手遲《ておく》れになつたのである。手遲《ておく》れでない限《かぎ》りは、どんな病《やまひ》を持《も》つて來《き》ても癒《なほ》して見《み》せる。私《わたし》は今《いま》までに三十幾萬人《いくまんにん》の人《ひと》を癒《なほ》して見《み》た實驗《じつけん》に照《て》らして、必《かなら》ず癒《なほ》し得《え》るものと信《しん》じて居《ゐ》るのである。

此《こ》の身體《しんたい》と云《い》ふものは、朝《あと》と晝《ひる》と晩《ばん》と違《ちが》ふのである。どこが違《ちが》ふかと云《い》ふと、朝起《あさお》きた時《とき》には、夜分寢《やぶんね》る間《ま》に、自分《じぶん》の體《からだ》が錘《おもり》になつて、下《した》に敷《し》きつけられた方《はう》が硬張《こはゞ》つて居《ゐ》ることである。比較的具合《ひかくてきぐあひ》の惡《わる》い方《はう》が荷物《にもつ》になつて下敷《したじ》きになるから、餘計《よけい》に壓迫《あつぱく》されるのである。そこで朝此《あさこ》の自彊體操《じきやうたいさう》をして見《み》ると先《ま》づ第《だい》十五運動《うんどう》まで行《ゆ》く位《くらゐ》までは、自分《じぶん》の身體《しんたい》が何所《どこ》となく硬張《こはゞ》つて居《ゐ》て、充分元《じうぶんもと》に戻《もど》つて來《こ》ないのである。即《すなは》ち宵《よひ》に出來《やれ》たものが、翌《あく》る朝《あさ》は出來《でき》ないのである。晝又業務《ひるまたげふむ》をして身體《しんたい》を働《はたら》かした後《のち》、晩《ばん》にやつて見《み》ると、又身體《またしんたい》の具合《ぐあひ》が違《ちが》つて居《ゐ》るのである。そこで先《ま》づ以《もつ》て朝《あさ》と晩《ばん》と日《ひ》に二回此《くわいこ》の運動《うんどう》をしたならば、必《かなら》ず健全《けんぜん》になると云《い》ふことを私《わたし》は斷言《だんげん》する。

それで此《こ》の身體《しんたい》の動《うご》くと云《い》ふことに就《つい》ては程度《ていど》があるが、心《こゝろ》の働《はたら》きには程度《ていど》がない。身體《しんたい》は行《ゆ》く所《ところ》までより行《ゆ》かないと云《い》ふ程度《ていど》がある。之《これ》に反《はん》して心《こゝろ》はどこまでも行《ゆ》けると云《い》ふことになつて居《ゐ》るから程度《ていど》がないのである。馬鹿《ばか》になるのも程度《ていど》がない。智慧《ちゑ》の進《すゝ》むのも程度《ていど》がない。隨《したが》つて限《かぎ》りなく進歩《しんぽ》するものであると云《い》ふことになつて居《ゐ》るのである。然《しか》るに人《ひと》は老年《らうねん》に及《およ》ぶに隨《したが》つて腦《なう》の働《はたら》きが段々《だん〳〵》弱《よわ》くなつて來《く》る。記憶力《きおくりよく》も衰《おとろ》へ、變通應用《へんつうおうよう》の働《はたら》きも鈍《にぶ》り、元氣《げんき》も乏《とぼ》しくなつて仕舞《しま》ふと云《い》ふのが常態《じやうたい》である。是《これ》はつまり身體《しんたい》が硬張《こはば》つて血《ち》の循環《じゆんくわん》が惡《わる》くなるからである。

そこで始終《しじう》私《わたし》は此《こ》の自彊術《じきやうじゆつ》を自分《じぶん》としてもやつて居《ゐ》る。それでどこにも是《これ》まで病氣《びやうき》と云《い》ふものをしたと云《い》ふことがないやうな譯《わけ》になつて居《ゐ》る。それで私《わたし》は身體《しんたい》が暢《の》び〳〵として居《ゐ》るからして、私《わたし》の心《こゝろ》も年少《ねんせう》の時《とき》の如《ごと》く、今以《いまもつ》て暢《の》び〳〵として居《ゐ》るのであらうと、自分《じぶん》で自分《じぶん》の事《こと》を考《かんが》へて、それで多《おほ》くの人《ひと》に「透視《とうし》」などの話《はなし》をする時《とき》にも、我身體《わがしんたい》を手本《てほん》として話《はなし》をして居《ゐ》るやうな譯《わけ》である。透視《とうし》をする時《とき》には、必《かなら》ず健康《けんかう》でないと完全《くわんぜん》に出來《でき》ないのである。私《わたし》が透視《とうし》が出來《でき》ると云《い》ふのは矢張《やはり》自彊術《じきやうじゆつ》で身《み》も心《こゝろ》も平均《へいきん》して居《ゐ》るからである。

此運動法《このうんどうはふ》に就《つ》いて、私《わたし》は注意《ちうい》して置《お》くが、第《だい》一動《どう》は最《もつと》も重《おも》い運動《うんどう》である。誰《だれ》でも年《とし》が寄《よ》るに從《したが》つて胃腸《ゐちやう》が下垂《かすゐ》するものである。又聲《またこゑ》を出《だ》しても、或《あるひ》は重《おも》いものを持《も》つても腸《ちやう》を下《さ》げる、走《はし》つても跳《と》んでも悉《ことごと》くさうであるからして、自然《しぜん》に胃腸《ゐちやう》の下垂《かすゐ》と云《い》ふことになるのである、それを上《あ》げてやると云《い》ふことをせねば、どうしても姿勢《しせい》が前《まへ》に崩《くづ》れると云《い》ふことになつて、猫脊《ねこぜ》のやうなことになつて仕舞《しま》ふ。さうなると、下腹《したはら》が壓迫《あつぱく》されるからして次第々《しだいく》に便通《べんつう》が惡《わる》くなる。排尿《はいねう》も惡《わる》くなる、隨《したが》つて血《ち》を製造《せいざう》する力《ちから》が弱《よわ》くなり、又自然《またしぜん》に血《ち》が濁《にご》ると云《い》ふことになるのである。血《ち》が濁《にご》ると云《い》ふと、血管《けつくわん》に其《そ》の濁《にご》つた血《ち》が停滯《ていたい》するやうなことになるから、さうすると、リユーマチスであるとか、中氣《ちうき》であるとかその他《た》いろいろの病氣《びやうき》が起《おこ》つて來《く》るのである。それから此《こ》の第《だい》一動《どう》は内臓《ないざう》の位置《ゐち》を正《ただ》しくすると共《とも》に呼吸法《こきふはふ》と云《い》ふものが、運動《うんどう》の大小輕重《だいせうけいちよう》に伴《ともな》つて自然《しぜん》に出來《でき》るのである。

第《だい》二動《どう》では肋《あばら》を握《にぎ》つて、肩《かた》の上《あが》るを程度《ていど》として、機動《はずみ》を以《もつ》て兩肱《りやうひぢ》を平均《へいきん》に左右《さいう》に開《ひら》くと、自然《しぜん》に胸廓《きようくわく》が擴《ひろ》がつて、肺《はい》や心臓《しんざう》の方《はう》を寛《ゆるや》かにする事《こと》になる。何時《いつ》でも肋骨《ろくこつ》の下端《したはし》にユトりがないと云《い》ふと、心臓《しんざう》が壓迫《あつぱく》される。斷足《かけあし》などをすると、直《す》ぐに熱《ねつ》を持《も》つて、動悸《どうき》が打《う》つて來《く》ると云《い》ふことになる。又此《またこ》の第《だい》二動《どう》は必《かなら》ず抱《か》へた手《て》を動《うご》かさず、ギチつと定《きだ》めて置《お》いて肩《かた》を上《あ》げ下《さ》げしなければならぬ。機動《はずみ》を以《もつ》て肩《かた》の上《あ》がるだけ上《あ》げなければいけないのである。

第三動《だいさんどう》は兩手《りやうて》を組《く》み合《あは》せて、頸《あご》を抱《かゝ》へて置《お》いて、グンと兩肱《りやうひぢ》を一文字《もんじ》に開《ひら》き、肋《あばら》の肉《にく》が全體《ぜんたい》に板《いた》を張《は》つた如《ごと》くクッ附《つ》くことのないやうに、自由自在《じいうじざい》に伸縮《しんしゆく》の出來《でき》るやうにするのである。肋《あばら》の硬《かた》い人《ひと》は必《かなら》ず病氣《びやうき》が早《はや》く出《で》るのである。肩《かた》の能《よ》く上《あが》らない人《ひと》も壽命《じゆみやう》が短《みじか》いものである。

さう云《い》ふやうな譯《わけ》で、此《こ》の運動《うんどう》は自分《じぶん》の身體《しんたい》の惡《わる》い所《ところ》も分《わか》り、又直《またなほ》るのも見《み》えるやうになつて居《ゐ》る。但《たゞ》し又直《またなほ》ると云《い》ふことになつて居《ゐ》るのである。之《これ》を三十一動《どう》に就《つ》いて述《の》べると餘《あま》り長《なが》くなるから、是《これ》だけにして置《お》くが、皆順繰《みなじゆんぐ》りに準備運動《じゆんびうんどう》ともなり、治療《ちれう》ともなり、又《また》一つの運動《うんどう》が、二つにも、三つにも利《き》いて居《ゐ》るやうなことであるから、一つなりとも飛《と》ばすやうなことをせずに三十一種《しゆ》を一個《こ》の體操《たいさう》と見《み》て、必《かなら》ずその全部《ぜんぶ》をやつて貰《もら》ひたい。

それから疲《つか》れたとか、仕事《しごと》をして頭《あたま》が重《おも》いとか、勉強《べんきやう》して頭《あたま》が重《おも》いとか云《い》ふ時《とき》には、第《だい》二十一動《どう》を行《おこな》ひ、續《つゞ》いて第《だい》九、十、十一動《どう》を行《おこな》つた後《のち》に首《くび》を子供《こども》がカプ〱をするやうに振《ふ》れば、即座《そくざ》に其疲《そのつか》れが脱《ぬ》ける。斯《か》くして仕事《しごと》に掛《か》り、勉強《べんきやう》すると云《い》ふことにすれば、終日疲勞《しうじつひらう》と云《い》ふものを感《かん》じないから、能率上大《のうりつじやうおほい》に效果《かうくわ》があるのである。

なほ婦人方《ふじんがた》に對《たい》して一つ注意《ちうい》して置《お》きたいのは身體《からだ》の惡《わる》い場合《ばあひ》に第《だい》三十一動《どう》を止《よ》すことである。此《こ》の運動《うんどう》の外《ほか》には別段注意《べつだんちうい》をすることはない。姙婦《にんぷ》は第《だい》一動《どう》だけを極《きは》めて緩《ゆる》やかに行《おこな》つて、胎兒《たいじ》の位置《ゐち》を正《たゞ》しく保《たも》つやうにするがよい。そこで是《これ》から私《わたし》は、透視《とうし》の實驗《じつけん》を行《おこな》つて、誰《だれ》でも健康《けんかう》で、心身自在《しんしんじざい》であれば斯《か》くの通《とほ》り出來《でき》るものであると云《い》ふ證據《しようこ》を御覽《ごらん》に入《い》れるから、旨《うま》く出來《でき》たならば、私《わたし》の説《せつ》に信頼《しんらい》して、此《こ》の自彊術《じきやうじゆつ》を奮《ふる》つて實行《じつかう》せられたいものである。（大正九年一月十一日巣鴨道場新年大會に於て講演）

國民體操として推奬する理由
竝にその實驗と注意

十文字大元

銃獵に熱中す

自彊術《じきやうじゆつ》の説明《せつめい》を試《こゝろ》みるに先《さきだ》つて、門外漢《もんぐわいかん》たる余《よ》が、何故《なにゆゑ》に體育問題《たいいくもんだい》に就《つ》いて注意《ちうい》を拂《はら》ふことになつたかと云《い》ふことに就《つ》き一言《げん》したいと思《おも》ふのである。

余《よ》は明治《めいぢ》元年《ぐわんねん》十月《ぐわつ》生《うまれ》で、當年《たうねん》五十四歳《さい》であるが、卅五六歳《さい》までは、殆《ほとん》ど醫藥《いやく》と云《い》ふ物《もの》を知《し》らなかつた程《ほど》健康者《けんかうしや》であつたのである。學生時代《がくせいじだい》から隨分無理《ずゐぶんむり》なことも遣《や》り、明治《めいぢ》廿三年米國《ねんべいこく》に遊學《いうがく》した後《のち》も、可《か》なり不規則《ふきそく》な生活《せいくわつ》を續《つゞ》けて五年程居《ねんほどゐ》たが、一日《にち》も病《や》んだことが無《な》かつた程《ほど》で、平素《へいそ》健康《けんかう》を誇《ほこ》つて居《ゐ》た位《くらゐ》であつた。

それから日清戰爭《につしんせんさう》の當時《たうじ》に歸朝《きてう》して、直《たゞち》に實業《じつげふ》に從事《じうじ》したが、當時《たうじ》余《よ》の實兄信介《じつけいしんすけ》が銃砲《じうはう》製造《せいざう》を業《げふ》として居《ゐ》たので、その頃《ころ》から銃獵《じうれふ》を唯《ゆゐ》一の道樂《だうらく》にして、盛《さか》んに遣《や》つたものである。尤《もつと》も余《よ》の家《いへ》は六代以前《だいいぜん》から代々《だい〳〵》砲術師範《はうじゆつしはん》であつたので、幼少《えうせう》の頃《ころ》から銃《じう》を弄《もてあそ》び馴《な》れたからでもあるが、射的《しやてき》や、銃獵《じうれふ》は男性的《だんせいてき》の遊戲《いうぎ》でもあり、又國民《またこくみん》として一般《はん》に行《おこな》ふべきものであると云《い》ふやうな事《こと》を唱《とな》へて、自分等《じぶんら》も行《おこな》ひ、他人《たにん》にも勸《すゝ》めて、大《おほい》に奬勵《しやうれい》したものであつた。殊《こと》に余《よ》の兄《あに》には銃獵《じうれふ》に關《くわん》する著書《ちよしよ》もあり、銃獵《じうれふ》に就《つ》いては、當時《たうじ》隱《かく》れなき名聲《めいせい》をも博《はく》して居《ゐ》た程《ほど》で、自然《しぜん》余《よ》の如《ごと》きも熱狂的《ねつきやうてき》に實行《じつかう》して居《ゐ》たのである。

突如難病發す

處《ところ》が明治《めいぢ》卅六年頃《ねんごろ》になり、突然神經痛《とつぜんしんけいつう》を覺《おぼ》え、年々《ねん〳〵》にそれが甚《はなは》だしくなつて來《き》たが、それでも猶銃獵《なほじうれふ》は止《や》めなかつた。

然《しか》るに卅九年《ねん》の秋《あき》、初獵《はつれふ》に際《さい》して、千葉縣下《ちばけんか》に遠征《ゑんせい》を試《こゝろ》み、數日間雨《すうじつかんあめ》を犯《をか》し、泥濘《でいねい》の原《げん》野《や》を跋渉《ばつせふ》し、そして得意《とくい》の田鴫撃《たしぎうち》を遣《や》り、歸京《ききやう》すると、急《きふ》に膝《ひざ》の關節《くわんせつ》や、四肢《し》に異状《いじやう》を來《き》たし、歩行《ほかう》にも飲食《いんしよく》にも不自由《ふじいう》を感《かん》ずるやうになつたので、大《おほい》に驚《おどろ》き、大學病院《だいがくびやうゐん》に青山博士《あをやまはかせ》を訪《と》ひ、診察《しんさつ》を受《う》けたところが、脊髄癆《せきずゐらう》と云《い》ふ診斷《しんだん》を下《くだ》されたのである。尤《もつと》も以前《いぜん》にも或《あ》る醫師《いし》から、同《おな》じ樣《やう》な注意《ちうい》を受《う》けたこともあつたが、その當時《たうじ》は神經痛《しんけいつう》のみだつたので左迄《さまで》にも思《おも》つてゐなかつたのである。然《しか》しかうなつて見《み》れば仕方《しかた》が無《な》いから、青山内科《あをやまないくわ》に入院《にふゐん》して療養《れうやう》することになり、半年《はんねん》ばかり居《ゐ》たのである。然《しか》し病勢《びやうせい》は増《ま》す計《はか》りで、疼痛《とうつう》は漸次《ぜんじ》募《つの》つて行《ゆ》き、一時《じ》は起居《ききよ》、飲食《いんしよく》とも全然《ぜんぜん》人手《ひとで》を借《か》りなければならぬやうな有樣《ありさま》で、遂《つひ》に青山博士《あをやまはかせ》からは、寧《むし》ろ退院《たいゐん》して轉地《てんち》でもしたらよからうと、體《てい》よく斷《ことは》られたので、爾來《じらい》自宅《じたく》で加療《かれう》して居《ゐ》たが、どうせ醫藥《いやく》に見棄《みす》てられたのであるから、何《なに》かそれ以外《いぐわい》に血路《けつろ》を開《ひら》き度《た》いと云《い》ふ希望《きばう》を抱《いだ》き、民間療法《みんかんれうはふ》、精神治療《せいしんちれう》、按摩術《あんまじゆつ》の何《いづ》れを問《と》はず、手當《てあた》り次第《しだい》に研究《けんきう》して見《み》ることになつたのである。

民間療法の試驗

その後明治《ごめいぢ》四十一年《ねん》には紅療法《べにれうはふ》なるものが、神經痛等《しんけいつうとう》に有效《いうかう》だと云《い》ふので試《こゝろ》みた。之《これ》は紅《べに》を主《おも》に頭部《とうぶ》に塗《ぬ》つて、これを神經《しんけい》に作用《さよう》せしめて、諸病《しよびやう》を治《ぢ》すると云《い》ふので、主《おも》に逆《ぎやく》上《じやう》を引《ひ》き下《さ》げ、血液《けつえき》の平均《へいきん》を計《はか》ると云《い》ふのであつたが、余《よ》もその爲《ため》に幾分《いくぶん》か元氣《げんき》を囘復《くわいふく》しその效果《かうくわ》を認《みと》めたのである。さりながらその爲《ため》に神經痛《しんけいつう》は根治《こんぢ》するに至《いた》らなかつたし、手《て》足《あし》の不自由《ふじいう》も思《おも》ふやうに囘復《くわいふく》せず、矢張《やつはり》他人《たにん》に助《たす》けられなければ、歩行《ほかう》することが出來《でき》なかつたのである。しかし約《やく》二年《ねん》もそれを試《こゝろ》み、次《つぎ》には中川《なかがは》と云《い》ふ漢法名醫《かんはふめいい》の診療《しんれう》を受《う》け、その他《た》代々木《よゝぎ》の整骨治療《せいこつちれう》、抵抗療法《ていかうれうはふ》なる按腹治療《あんぷくちれう》を受《う》け、何《いづ》れも多少《たせう》の效果《かうくわ》は認《みと》めたが、しかし神經痛《しんけいつう》と四肢《し》の不自由《ふじいう》は如何《いかん》ともすることが出來《でき》なかつた。

然《しか》るに大正三年《たいしやう ねん》の十二月中旬《ぐわつちうじゆん》に日本貿易協會《にほんぼうえきけふくわい》の會場《くわいぢやう》で國分勘兵衛翁《こくぶかんべゑおう》から、同氏《どうし》が數《すう》十年來《ねんらい》の痼質《こしつ》たるリューマチスと胃腸病《ゐちやうびやう》が、中井房五郎《なかゐふさらう》なる人《ひと》の治療《ちれう》で全快《ぜんくわい》したと云《い》ふ話《はなし》を聽《き》かされ、其療法《そのれうはふ》に就《つ》いて國分氏《こくぶし》の說明《せつめい》を聽《き》いて頗《すこぶ》る興味《きようみ》を覺《おぼ》え、其翌日早速同氏《そのよくじつさつそくどうし》の紹介《せうかい》に依《よ》り、始《はじ》めて兩國國技館向《りやうごくこくぎくわんむかう》の中井《なかゐ》先生《せんせい》の許《もと》に赴《おもむ》き、治療《ちれう》を受《う》けることになつたのである。

中井氏と初對面

その時《とき》、先生《せんせい》は余《よ》を一見《けん》するや、直《たゞち》に「足下《そくか》の病氣《びやうき》は醫者《いしや》に云《い》はせれば脊髓癆《せきずゐらう》とでも云《い》ふであらうが、一體《たい》脊髓《せきずゐ》は人間《にんげん》の身體《しんたい》に於《お》いても最《もつと》も大切《たいせつ》なもので、家《いへ》に喩《たと》へれば大黒柱《だいこくはしら》と云《い》ふ様《やう》なものである。その大黒柱《だいこくはしら》が腐《くさ》ると云《い》ふに就《つ》いては屋根《やね》が漏《も》るとか、壁《かべ》が落《お》ちるとか周圍《しうゐ》に種々《いろ／＼》の原因《げんいん》があるからのことで、その原因《げんいん》を探《さぐ》つて修理《しうり》を施《ほどこ》せば大黒柱《だいこくはしら》の腐《くさ》りを止《と》める事《こと》が出來《でき》る。脊髓《せきずゐ》を支《さゝ》へるのは筋肉《きんにく》で、筋肉《きんにく》を養《やしな》ふのは胃腸《ゐちやう》その他《た》の内臟《ないざう》であるから、その周圍《しうゐ》の狀態《じやうたい》を善《よ》くすれば脊骨《せきこつ》も自《おのづか》ら丈夫《じやうぶ》になるものである」と云《い》ふやうな事《こと》を云《い》はれた。これは別段《べつだん》余《よ》の身體《しんたい》に手《て》を觸《ふ》れて診察《しんさつ》された譯《わけ》では無《な》いので、妙《めう》な事《こと》を云《い》ふ人《ひと》だと思《おも》つたが、後《あと》で聽《き》くと同氏《どうし》の診斷《しんだん》は透視《とうし》に依《よ》りて行《おこな》ひ、殊《こと》にそれは百發《はつ》百中《ちう》で毫《がう》も誤《ご》診《しん》が無《な》いと云《い》ふことを知《し》つたのである。その周圍《しうゐ》に集《あつ》まつて居《ゐ》る患者等《くわんじやら》は、余《よ》と等《ひと》しく、皆《みな》醫藥《いやく》から棄《す》てられた難病《なんびやう》、痼疾《こしつ》を有《いう》して居《ゐ》るのであるが、それに對《たい》して何《いづ》れも驚《おどろ》くべき效果《かうくわ》を奏《そう》して居《ゐ》るのを見《み》たのである。然《しか》もその治療法《ちれうはふ》が自分《じぶん》の眼《め》から見《み》て極《きは》めて斬新《ざんしん》なもので、その概略《がいりやく》を述《の》べると、先《ま》づ最初《さいしよ》に腹部《ふくぶ》を揉《も》み、次《つぎ》に俯向《うつむけ》にして脊中《せなか》を揉《も》み、更《さら》に又《また》腹部《ふくぶ》を揉《も》み、なほ體《からだ》を捩《ねぢ》たり、首《くび》を曲《ま》げたりして筋肉《きんにく》を伸《の》ばし、骨格《こつかく》を矯正《けうせい》し、血液《けつえき》の循環《じゆんくわん》を平均《へいきん》に促進《そくしん》すると云《い》ふやうな方法《はうはふ》で、その腹部《ふくぶ》や、脊中《せなか》を揉《も》むのは、普通《ふつう》の揉療《もみれう》治《ぢ》と違《ちが》つて、筋《すぢ》を伸《の》ばし、そして内臓《ないざう》や骨格《こつかく》の位置《ゐち》を整調《せいてう》することを主《しゆ》としてゐるものであることが分《わか》つた。

驚くべき效果

殊《こと》に余《よ》の敬服《けいふく》したのは、中心《ちうしん》を正《たゞ》しく整《とゝの》へると云《い》ふことであるが、被術者《ひじゆつしや》の中心《ちうしん》を正《たゞ》しくする爲《ため》には、施術者自身《せじゆつしやじしん》も亦《また》その姿勢《しせい》を崩《くづ》さぬと云《い》ふ點《てん》であつた。治療《ちれう》は短《みじか》きは十數分《すうふん》長《なが》きも三四十分位《ぶんぐらゐ》で一通《とほ》り濟《す》むのである。勿論病人《もちろんびやうにん》に依《よ》つて多少《たせう》の相違《さうゐ》はあるが、前述《ぜんじゆつ》の方法《はうはふ》で萬病《まんびやう》を治《ぢ》し、殆《ほとん》ど起《き》死回生《しくわいせい》の妙《めう》があるのである。即《すなは》ち胃癌《ゐがん》のやうなもの、或《あるひ》は結核《けつかく》のやうなもの、或《あるひ》は腰《こし》の拔《ぬ》けて立《た》てないやうなものでも、忽《たちま》ちにして回癒《くわいゆ》する者《もの》があると云《い》ふ譯《わけ》で、その效果《かうくわ》は靈妙不可思議《れいめうふかしぎ》であることを認《みと》めたのである。

現《げん》に余《よ》も數週間《すうしうかん》の後《のち》には、從來着用《じうらいちやくよう》してゐた護謨靴《ごむぐつ》を脱《ぬ》ぎ、下駄《げた》を穿《は》いて通《かよ》ひ、雨天《うてん》の際《きい》には高下駄《たかげた》穿《は》きで通《かよ》へるやうになり、神經痛《しんけいつう》も漸次《ぜんじ》衰《おとろ》へ、稀《まれ》にしか起《おこ》らぬやうになり、薄紙《うすがみ》を剝《は》ぐやうに快方《くわいはう》に向《むか》ふに付《つ》け、一日《にち》も怠《おこた》らず、その門《もん》に通《かよ》つて居《ゐ》たのである。

病者蝟集す

然《しか》るに當時《たうじ》先生《せんせい》は助手《じよしゆ》も置《お》かず、只一人《たゞひとり》で診療《しんれう》して居《を》られたので、その治療《ちれう》に預《あづか》る者《もの》は毎日數《まいにちすう》十人《にん》に制限《せいげん》されて居《ゐ》たので、態々《わざ〳〵》門前《もんぜん》まで來《き》て治療《ちれう》を求《もと》めても謝絶《しやぜつ》される者《もの》が日《ひ》に幾人《いくにん》もあり、又我々《またわれ〳〵》が紹介《せうかい》して治療《ちれう》を受《う》けさせ度《た》いと云《い》ふ病人《びやうにん》があつても如何《いかん》とすることも出來《でき》ぬので、門弟《もんてい》を養成《やうせい》することを屢《しば〳〵》獻言《けんげん》したが、前述《ぜんじゆつ》の如《ごと》く、先生《せんせい》は透視《とうし》の如《ごと》き一種靈妙《しゆれいめう》の力《ちから》を以《もつ》て治療《ちれう》せらるる爲《ため》に、容易《ようい》に適當《てきたう》な門弟《もんてい》を得《う》ることが出來《でき》ず、偶々《たま〳〵》それを養《やしな》つても、技術《ぎじゆつ》の習熟《しふぢゆく》せぬ中《うち》に射利的行爲《しやりてきかうゐ》に走《はし》るやうなこともあり、どうも思《おも》つたやうに行《ゆ》かないのであつた。

依《よ》つて大正《たいしやう》五年《ねん》の春《はる》のことで有《あ》つたが、余《よ》は先生《せんせい》に對《むか》つて、斯《か》く多《た》數《すう》の熱望者《ねつばうしや》を謝絶《しやぜつ》するのは實《じつ》に情《じやう》に於《お》いて忍《しの》びぬ處《ところ》であるから、何《なに》か先生《せんせい》の治療《ちれう》に代《かは》るべきものが無《な》からうかと云《い》ふことを話《はな》したのが動機《どうき》となり、それならば、一つ年來實驗《ねんらいじつけん》してゐる健康法《けんかうはふ》があるから、それを敎《をし》へようと云《い》ふことになり、此《こ》の體操《たいさう》が始《はじ》めて示《しめ》されたのである。

それからその體操《たいさう》を實驗《じつけん》すると同時《どうじ》に、說明《せつめい》を聽《き》いて見《み》ると、如何《いか》にも首肯《しゆこう》される點《てん》が多《おほ》く、それに依《よ》つて自分等《じぶんら》の病氣《びやうき》になつた原因《げんいん》も自《みづか》ら分明《ぶんめい》したやうな次第《しだい》である。

運動と勞働との區別

中井《なかゐ》先生《せんせい》の說《せつ》に依《よ》れば、從來世間《じうらいせけん》では誰《だれ》でも、只身體《たゞからだ》を動《うご》かせば運動《うんどう》であると云《い》ふ風《ふう》に考《かんが》へて居《ゐ》たが、運動《うんどう》と云《い》ふものは勞働《らうどう》とは全《まつた》く異《こと》なるので、武藝《ぶげい》、競技等《きやうぎとう》は所謂藝術《いはゆるげいじゆつ》に屬《ぞく》し運動《うんどう》とは云《い》ふべきでない。勞働《らうどう》や藝術《げいじゆつ》を行《おこな》ふ爲《ため》には、身體《しんたい》を疲勞《ひらう》、損傷《そんしやう》するのであるが、それ等《ら》を除《のぞ》き去《さ》り、又《また》それを治療《ちれう》するものでなければ眞《しん》の運動《うんどう》とは云《い》へないのである。言《こと》葉《ば》を換《か》へて云《い》へば、發育《はついく》を助《たす》ける運動《うんどう》と、筋肉《きんにく》の鍛錬《たんれん》に資《し》する運動《うんどう》とは全《まつた》く別種《べつしゆ》のものである。それを混同《こんどう》して居《ゐ》るから、運動《うんどう》だと考《かんが》へて反《かへ》つてその爲《ため》に身體《しんたい》を害《がい》してゐるので、例《たと》へば銃獵《じうれふ》、相撲《すまふ》、柔術《じうじゆつ》、劍術《けんじゆつ》、漕艇等《そうていとう》は皆《みな》一種《しゆ》の勞働《らうどう》に屬《ぞく》すべきもので、運動《うんどう》とは云《い》へないと云《い》ふのである。

余《よ》は此《こ》の説《せつ》に依《よ》り釋然《しやくぜん》として悟《さと》るところがあつたが、此《こ》の理論《りろん》に依《よ》り從來《じうらい》の運動《うんどう》、體操《たいさう》等《とう》を見《み》れば、凡《すべ》て皆《みな》間違《まちが》ひのみで、凡《すべ》ての學生《がくせい》が虚弱《きよじやく》になり、徴兵《ちようへい》に出《い》づる壯丁《さうてい》の體質《たいしつ》が低下《ていか》し、その他《た》國民《こくみん》一般《はん》の體質《たいしつ》が羸弱《るゐじやく》に傾《かたむ》きつゝあると云《い》ふ今日《こんにち》の狀態《じやうたい》は寧《むし》ろ當然《たうぜん》の結果《けつくわ》なのである。

自彊術と命名す

其所《そこ》で先生《せんせい》の此《こ》の體操法《たいさうはふ》なるものが、果《はた》して合理的《がふりてき》のものであるならば、一般體育《はんたいいく》の缺陷《けつかん》を補《おぎな》ふことが出來《でき》、世間《せけん》に推奬《すゐしやう》して大《おほい》に有益《いうえき》であらうと考《かんが》へ、自《みづか》ら筆《ふで》を執《と》り、その方法《はうはふ》を記述《きじゆつ》して見《み》たのである。

その名稱《めいしよう》に就《つ》いても、或《あるひ》は強健術《きやうけんじゆつ》としたら善《よ》からうとか、或《あるひ》は國民體操《こくみんたいさう》と命名《めいめい》すべしとか、種々《しゆぐ》の提案《ていあん》もあつたが、余《よ》の家《いへ》に、先輩故富田鐵之助翁《せんぱいことみたてつのすけおう》の書《しよ》した易《えき》の「天行健君子以自彊不息」なる額《がく》があるので思《おも》ひ付《つ》き、それは明治天皇《めいぢてんわう》の戊申詔書《ぼしんせうしよ》にもある御言葉《おことば》なのであるし、殊《こと》に體操《たいさう》そのものが、自《みづか》ら努《つと》めて自《みづか》ら強《つよ》くするもので、自彊術《じきやうじゆつ》と命名《めいめい》すべく申《まをし》出《で》た處《ところ》が中井《なかゐ》先生《せんせい》も大《おほい》に賛成《さんせい》され、遂《つひ》にさう云《い》ふことに決定《けつてい》したのである。

其所《そこ》で、大正《たいしやう》六年《ねん》九月《ぐわつ》廿八日始《にちはじ》めてこれを文部省修文館《もんぶしやうしうぶんくわん》に於《お》いて試演《しえん》し、廣《ひろ》く批評《ひひやう》を乞《こ》ふことになつたのである。

最初の試演會

これより先《さき》、力士《りきし》綾川《あやかは》五郎次《らうじ》氏《し》は腎臟結石《じんざうけつせき》で六年間苦惱《ねんかんくなう》し、大正《たいしやう》六年《ねん》の五月場所《ぐわつばしよ》に於《お》いて初日《しよにち》から五日目《かめ》迄《まで》全敗《ぜんはい》したのであつたが、それは宿痾《しゆくあ》が漸《やうや》く進《すゝ》んで切開《せつかい》を要《えう》すると云《い》はれて居《ゐ》たとか云《い》ふ時《とき》であつたので、余《よ》は同病《どうびやう》に對《たい》する多《おほ》くの實例《じつれい》も知《し》つて居《ゐ》たから、切《せつ》に中井先生《なかゐせんせい》の治療《ちれう》を受《う》けることを勸《すゝ》めた、處《ところ》が同氏《どうし》も直《たゞち》に之《これ》を試《こゝろ》みることになり、永年《ながねん》一日《にち》も廢《はい》した事《こと》の無《な》い醫藥《いやく》を棄《す》て、先生《せんせい》の許《もと》に赴《おもむ》いたのであるが、二月《ふたつき》にして左右《さいう》の結石《けつせき》が砂《すな》の如《ごと》く碎《くだ》けて排出《はいしゆつ》され、殆《ほとん》ど病《やまひ》を忘《わす》れる程《ほど》になつたので、同氏《どうし》も再生《さいせい》の思《おも》ひをなし、その恩《おん》に酬《むく》ゐる爲《ため》、從來《じうらい》は相撲《すまふ》を青年《せいねん》に奬勵《しやうれい》して國民體力《こくみんたいりよく》を增進《ぞうしん》せしめようと考《かんが》へて居《ゐ》たが、更《さら》にそれに代《か》ふるに自彊術《じきやうじゆつ》を以《もつ》てすべく決心《けつしん》し、宣傳《せんでん》に加《くは》はり度《た》いと云《い》ふので、前述《ぜんじゆつ》の文部《もんぶ》省《しやう》の試演《しえん》にも共《とも》に出席《しゆつせき》したのである。

該試演《がいしえん》の際《さい》には省内《しやうない》の有志者《いうし》次官《しやじくわん》以下《いか》二百名以外《めいいぐわい》に、宮內《くない》、內務兩省《ないむりやうしやう》の有志者《いうししや》、その他《た》體育關係《たいいくくわんけい》の專門家《せんもんか》數《すう》十名來會《めいらいくわい》し、その實際《じつさい》を見《み》て、異口同音《いくどうおん》に稱讃《しようさん》し、現《げん》に田所次官《たどころじくわん》の如《ごと》きは、純日本式體操《じゆんにほんしきたいさう》とまで激賞《げきしやう》して、爾來同省《じらいきうしやう》に於《お》いて各學校長《かくがくかうちやう》會《くわい》議《ぎ》若《も》しくは講習會《かうしふくわい》を催《もよほ》す每《ごと》に紹介《せうかい》されて居《ゐ》るのである。

反對者なき自彊術

なほそれからは他《た》の方面《はうめん》に向《むか》つても、廣《ひろ》く宣傳《せんでん》を試《こゝろ》み、綾川關《あやがはぜき》は地方巡業《ちはうじゆんげふ》の序《ついで》を以《もつ》て、全國《ぜんこく》に宣傳《せんでん》し、今日《こんにち》に至《いた》つたのであるが、玆《こゝ》に不思議《ふしぎ》な事《こと》には、現在迄《げんざいまで》一人《ひとり》も此術《このじゆつ》に對《たい》して反對者《はんたいしや》が無《な》いのである。

それで今《いま》では全國《ぜんこく》至《いた》る所《ところ》に多少《たせう》の實行者《じつかうしや》があり、或《あるひ》は學校《がくかう》、工場等團體的《こうぢやうとうだんたいてき》に實行《じつかう》して居《ゐ》るところも益々《ます〳〵》増加《ぞうか》する計《ばか》りで、何《いづ》れもその效驗《かうけん》の顯著《けんちよ》なるには驚嘆《きやうたん》して居《ゐ》るのである。余《よ》の經營《けいえい》する金門商會《きんもんしやうくわい》の徒弟職工《とていしよくこう》は數年前《すうねんぜん》以來《いらい》から實行《じつかう》して居《ゐ》るが、一昨々年《さくくねん》の暮《くれ》、工場《こうぢやう》構内《かうない》に百坪計《つぼばか》りの道場《だうぢやう》を建設《けんせつ》し、そして一般《はん》の從業者《じうげふしや》に勵行《れいかう》せしめて居《ゐ》るが、それが爲《ため》不思《ふし》議《ぎ》にも世界風邪《せかいかぜ》の流行《りうかう》以來《いらい》、一人《ひとり》としてそれに感染《かんせん》した者《もの》なく、その他《た》トラホームでも、脚氣《かつけ》でも、全《まつた》く罹病者《りびやうしや》が無《な》いやうになつた計《ばか》りでなく、身長《しんちやう》の割合《わりあひ》に胸圍《きやうゐ》の増加《ぞうか》を來《き》たしその成績《せいせき》の顯著《けんちよ》なるには、工場醫《こうぢやうい》も全《まつた》く驚《おどろ》いてゐる次第《しだい》である。

各方面の實行團

地方《ちはう》の製絲工場等《せいしこうぢやうとう》で女工等《ぢよこうら》に勵行《れいかう》させて居《ゐ》る所《ところ》が少《すく》なくないが、何《いづ》れも健康《けんかう》が増進《ぞうしん》するのみでなく、能率増進《のうりつぞうしん》の上《うへ》に多大《ただい》の影響《えいきやう》があることを報告《はうこく》して居《ゐ》るのである。その主《おも》なるは長野縣《ながのけん》、群馬縣《ぐんまけん》、埼玉縣等《さいたまけんとう》で、今《いま》では殆《ほとん》ど各工場《かくこうぢやう》で實行《じつかう》して居《ゐ》ると云《い》つてもよいほどである。

又學校《またがくかう》に於《お》いても、東京市内外《とうきやうしないぐわい》に在《あ》つて實行《じつかう》して居《ゐ》るところを擧《あ》げると、女子《ぢよし》高等師範《かうとうしはん》學校寄宿舍《がくかうきしゆくしや》、共立女子職業學校《きようりつぢよししよくげふがくかう》、東京府立豐島師範學校《とうきやうふりつとしましはんがくかう》、府下《ふか》池袋《いけぶくろ》なる多田《たゞ》房之助《ふさのすけ》氏《し》の幼《えう》稚園《ちえん》及《およ》び中村春《なかむらはる》二氏《し》經營《けいえい》の成蹊學院《せいけいがくゐん》、(小學校《せうがくかう》、中學校《ちうがくかう》、實務學校等《じつむかくかうとう》一切《さい》を含《ふく》む)東京市立《とうきやうしりつ》商業學校《しやうげふがくかう》、高輪中學校《たかなはちうがくかう》、大成中學校夜學中學部《たいせいちうがくかうやがくちうがくぶ》、深川小學校《ふかがはせうがくかう》、神田小學校《かんだせうがくかう》、青山師範學校《あをやましはんがくかう》附屬小學校《ふぞくせうがくかう》、南千住小學校等《みなみせんじゆせうがくかうとう》その他《た》枚擧《まいきよ》に遑《いとま》ない程《ほど》であるが、何《いづ》れも効果が著《いちじる》しく、就《なか》中《んずく》豐島師範學校《とよしましはんがくかう》に就《つ》いての成績《せいせき》を聽《き》くと、實驗後《じつけんご》、第《だい》一週間《しうかん》に於《お》いて胸圍平均《きようゐへいきん》四分《ぶ》五厘《りん》、四週間《しうかん》にして、胸圍平均《きようゐへいきん》六分《ぶ》七厘《りん》八毛《もう》、體重平均《たいぢうへいきん》三百匁《もんめ》强《きやう》を増《ま》したのである。

地方各府縣《ちはうかくふけん》に於《お》いて採用實施《さいようじつし》して居《ゐ》る學校《がくかう》も夥《おびたゞ》しく、就中高知市《なかんずくかうちし》土佐《とさ》高等女學校《かうとうぢよがくかう》、三重《へ》縣津市《けんつし》及《およ》び桑名《くはな》高等女學校《かうとうぢよがくかう》、千葉縣《ちはけん》一ノ宮《みや》高等女學校《かうとうぢよがくかう》、長者町小學校《ちやうじやまちせうがくかう》、群馬縣立女子師範《ぐんまけんりつぢよししはん》學校《がくかう》、長野縣立師範學校附屬小學校《ながのけんりつしはんがくかうふぞくせうがくかう》、三輪《わ》小學校《せうがくかう》、兵庫縣立第一中學校《ひやうごけんりつだいちうがくかう》、名古屋市《なごやし》椙山高《すぎやまかう》等女學校《とうぢよがくかう》、俵小學校《たはらせうがくかう》、三藏《くら》小學校《せうがくかう》、山口縣萩中學校《やまぐちけんはぎちうがくかう》、佐賀縣下有田小學校等《さがけんかありたせうがくかうとう》その主《おも》なるものである。又長野縣廳《またながのけんちやう》では警察部《けいさつぶ》の擊劍道場《げつけんだうぢやう》を會場《くわいぢやう》として毎日午後《まいにちごご》四時《じ》から勵行《れいかう》し又愛《またあい》國婦人會《こくふじんくわい》大本願寺《だいほんぐわんじ》等《とう》の寺院《じゐん》を會場《くわいぢやう》として男女《だんぢよ》の團體實行《だんたいじつかう》をなし、群馬縣《ぐんまけん》では縣廳内《けんちやうない》の警《けい》察部《さつぶ》に道場《だうぢやう》を設《まう》け、又群馬《またぐんま》自彊團《じきやうだん》なるものが組織《そしき》されて團長《だんちやう》には實業家《じつけふか》葉住《はずみ》前代議士《ぜんだいぎし》、名《めい》譽團長《よだんちやう》には大芝縣知事《おほしばけんちじ》を推《お》し群馬《ぐんま》新聞社内《しんぶんしやない》に假道場《かりだうぢやう》を設《まう》け、盛《さかん》なる宣傳《せんでん》を試《こゝろ》みて居《ゐ》る。又《また》千葉縣《ちばけん》では廳内有志《ちやうないいうし》の發起《ほつき》で武德殿《ぶとくでん》を道場《だうぢやう》として勵行《れいかう》して居《ゐ》る。なほ宮城《みやぎ》縣廳《けんちやう》に於《お》いては森知事《もりちじ》を始《はじ》め廳内《ちやうない》の吏員《りゐん》武德殿《ぶとくでん》を會場《くわいぢやう》とし、日々《ひゞ》擧《こぞ》つて勵行《れいかう》してゐる。その他《た》にも之《これ》に類《るゐ》した企《くはだて》が諸方《しよはう》に勃興《ぼつこう》して居《ゐ》るが一々直接報告《ちよくせつはうこく》を受取《うけと》らず分明《ぶんめい》せぬから玆《こゝ》にはこれ丈《だ》けにして置《お》く。

實行者と品性の改善

又地方《またちはう》の青年會《せいねんくわい》も續々團體的《ぞくぞくだんたいてき》に實行《じつかう》して居《ゐ》る所《ところ》が增加《ぞうか》し、京都府《きやうとふ》天田郡《あまたぐん》西中筋村《にしなかすぢむら》のそれでは本年《ほんねん》八月以來《ぐわついらい》田中仙樵《たなかせんせう》氏《し》の指導《しだう》を得《え》て實行《じつかう》して居《ゐ》るとのことだが、その爲《ため》に青年《せいねん》の風《ふう》紀《き》頓《とみ》に革《あらた》まり、又過般隣接數《またくわはんりんせつすう》ヶ村《そん》の聯合競走會《れんがふきやうそうくわい》に於《お》いて優勝旗《いうしようき》を得《え》たのも、亦自彊術《またじきやうじゆつ》の御蔭《おかげ》だと報告《はうこく》して居《ゐ》る。その風紀改善《ふうきかいぜん》に就《つ》いては詳細《しやうさい》の報告《はうこく》があるけれども、玆《こゝ》にはその詳細《しやうさい》を省略《しやうりやく》して置《お》くが、綾川門下《あやがはもんか》十數名《すうめい》の少壯力士《せうさうりきし》に就《つ》いても同樣《どうやう》の好成績《かうせいせき》を認《みと》め、余《よ》の工場《こうぢやう》の徒弟寄宿舍《とていきしゆくしや》に於《お》ける八十名《めい》に就《つ》いても、自彊術《じきやうじゆつ》は單《たん》に體力增進《たいりよくぞうしん》に效果《かうくわ》がある計《はか》りでなく、その品性陶冶《ひんせいたうや》の上《うへ》に偉大《ゐだい》の效驗《かうけん》があることを確信《かくしん》して居《ゐ》るのである。それで特《とく》に青年指導者《せいねんしだうしや》の爲《ため》に參考《さんかう》として此《こ》の事實《じじつ》を申述《まをしの》べて置《お》くのであるが、製絲工場內《せいしこうぢやうない》の成績《せいせき》などに就《つ》いて聽《き》いて見《み》ても、實行以來《じつかういらい》その氣風《きふう》は全《まつた》く一新《しん》された感《かん》があるとのことである。獨《ひと》り製絲工場《せいしこうぢやう》のみでなく、紡績工場等《ばうせきこうぢやうとう》の女工達《ぢよこうたち》にも是非《ぜひ》速《すみやか》に實行《じつかう》させ度《た》いものと考《かんが》へて居《ゐ》る。

肺病に對する奇効

女工等《ぢよこうら》に最《もつと》も恐《おそ》るべき病氣《びやうき》は肺病《はいびやう》であるが自彊術《じきやうじゆつ》は肺結核《はいけつかく》などは容易《ようい》に治癒《ちゆ》し得《え》られるやうである。中井《なかゐ》先生《せんせい》の話《はなし》に依《よ》ると、肺病《はいびやう》を患《うれ》ふる人《ひと》で胃腸《ゐちやう》の弱《よわ》くない者《もの》はない。畢竟《ひつきやう》胃腸《ゐちやう》が弱《よわ》い爲《ため》に、肺《はい》、肋膜《ろくまく》が犯《おか》されることになるのであるから、胃腸病《ゐちやうびやう》は肺病《はいびやう》の根源《こんげん》であると云《い》つても差支《さしつかへ》ない。從《したが》つてその根源《こんげん》たる胃腸病《ゐちやうびやう》が治癒《ちゆ》されゝば自然《しぜん》肺病《はいびやう》は根治《こんぢ》されるのである。然《しか》し肺結核《はいけつかく》から更《さら》に腸結核《ちやうけつかく》に陥《おちゐ》つた者《もの》は容易《ようい》に癒《なほ》らぬもので、其所《そこ》まで進《すゝ》んで居《ゐ》ない者《もの》は全治《ぜんぢ》の見込《みこみ》があると見《み》てよいとの事《こと》である。

現《げん》に余《よ》の友人《いうじん》で辯護士《べんごし》なる原浩《はらかう》一氏《し》の如《ごと》きは數年前肺結核《すうねんぜんはいけつかく》に犯《をか》されて、痰《たん》は出《で》る熱《ねつ》は高《たか》し、全《まつた》く病床《びやうしやう》に呻吟《しんぎん》して居《ゐ》たのであるが、中井《なかゐ》先生《せんせい》の治療《ちれう》と自彊術《じきやうじゆつ》に依《よ》つて、二三ケ月《げつ》で全快《ぜんくわい》したのである。又最近東京市下谷區大正小學校教師《またさいきんとうきやうしたやくたいしやうせうがくかうけうし》、高崎善朗氏《たかさきよしらうし》も北里博士《きたざとはかせ》の養生《やうじやう》園《えん》で立派《りつぱ》な肺病《はいびやう》と診斷《しんだん》された人《ひと》であるが次《つぎ》の報告《はうこく》を寄《よ》せられた。

『私《わたくし》は本年《ほんねん》七月初旬《ぐわつしよじゆん》、肋膜炎《ろくまくえん》に罹《かゝ》り、下谷《したや》某病院《ぼうびやうゐん》で診療《しんさつ》を受《う》け、豫《かね》て水《みづ》を取《と》ると結果《けつくわ》が悪《わる》いと聴《き》いては居《ゐ》ましたが、つい苦痛《くつう》に耐《た》へ兼《か》ねて、右《みぎ》の肋膜《ろくまく》から約《やく》三升《じやう》の水《みづ》を取《と》り爾後《じご》二週間靜養《しうかんせいやう》して居《を》りました、その後北里博士《のちきたざとはかせ》の診察《しんさつ》を受《う》けた結果《けつくわ》、肺尖《はいせん》にも異狀《いじやう》があると云《い》ふので、ツベルクリンの注射《ちうしや》を八九回受《くわいう》けたのでありましたが、然《しか》し依然《いぜん》として三十八度位《どくらゐ》の熱《ねつ》が續《つゞ》き、少《すこ》し動《うご》いても熱《ねつ》が増《ま》すので、なるべく靜《しづか》にし、便所等《べんじよとう》にも出《で》來《き》るだけ行《ゆ》く回數《くわいすう》を少《すく》くするようにして居《を》りましたが、寢汗《ねあせ》が甚《はなは》だしく出《で》て、寢衣《ねまき》を通《とほ》して、布團《ふとん》を濡《ぬ》らす程《ほど》でありました。又足《またあし》がダルク、食慾《しよくよく》は不振《ふしん》で、便通《べんつう》と云《い》へば非常《ひじやう》に不規則《ふきそく》であり、二日《か》に一度《ど》、甚《はなはだ》しい場合《ばあひ》には三日《か》に一度《ど》と云《い》ふ狀態《じやうたい》で、非常《ひじやう》に不安《ふあん》な且《かつ》不愉快《ふゆくわい》な日《ひ》を送《おく》つて居《ゐ》たのでありました。

自彊術《じきやうじゆつ》に就《つ》いては、或友人《あるいうじん》から聽込《きゝこ》んだもので、大《おほい》に意《い》が動《うご》きましたが、自分《じぶん》のやうな熱《ねつ》のある身體《からだ》には如何《どう》かと、實《じつ》は最初《さいしよ》は大《おほい》に躊躇《ちうちよ》して居《ゐ》たのであります。しかし十文《もん》字《じ》先生《せんせい》から、自分《じぶん》が保證《ほしよう》するから是非實行《ぜひじつかう》するやうにと云《い》ふ御話《おはなし》で、大《おほい》に安心《あんしん》して始《はじ》めますと驚《おどろ》いたことには第《だい》一日《にち》から熱《ねつ》が次第《しだい》に下《さが》つたばかりでなく、寢汗《ねあせ》は止《やや》み、便通《べんつう》も整《とゝの》つて來《き》たのであります。具體的《ぐたいてき》の成績《せいせき》を述《の》べると、實行後《じつかうご》五日目《かめ》にして體量《たいりやう》が二百匁十二日目《にちめ》には實《じつ》に四百五十匁增加《もんめぞうか》したのであります。

私《わたくし》は自彊術《じきやうじゆつ》の實行《じつかう》と同時《どうじ》に、醫藥《いやく》、注射等《ちうしやとう》凡《すべ》て廢止《はいし》したのですが、前述《ぜんじゆつ》の如《ごと》く凡《すべ》ての狀態《じやうたい》は良好《りやうかう》で、睡眠《すゐみん》の如《ごと》きも實行前《じつかうぜん》までは、寢付《ねつ》くまでに可《か》なりの時間《じかん》を要《えう》したものでありますが、今《いま》では至《いた》つて樂《らく》に寢付《ねつ》くことが出來《でき》るやうになりました。今一月《いまひとつき》も實行《じつかう》する中《うち》には全《まつた》く健全《けんぜん》になつて、同僚《どうれう》その他《た》の驚《おどろ》きの中《うち》に、再《ふたゝ》び職務《しよくむ》に従事《じうじ》し得《え》られることを確信《かくしん》し、甚《はなは》だ幸福《かうふく》に感《かん》じて居《を》ります。

それから今回《こんくわい》の發病《はつびやう》までは殆《ほとん》ど何等《なんら》の異狀《いじやう》もないと自分《じぶん》では思《おも》つて居《ゐ》たのでありますが、此《こ》の體操《たいさう》に依《よ》つて、胃腸《ゐちやう》にも故障《こしやう》があることを發見《はつけん》しましたが、それも併《あは》せて根治《こんぢ》されることになり、意外《いぐわい》の儲物《まうけもの》をしました。なほ病臥中《びやうぐわちう》カルシユームの注射《ちうしや》を受《う》けた事《こと》もありましたので、其《そ》の故《せい》かとも思《おも》つて居《ゐ》ましたが、胸部《きようぶ》にあつた發疹《はつしん》が體操《たいさう》を實行《じつかう》して二三日《にち》すると澤山《たくさん》に現《あらは》れ同時《どうじ》に爽快《さうくわい》になりましたが、これは籠《こも》つてゐた熱《ねつ》の發《はつ》した爲《ため》で當然《たうぜん》の結果《けつくわ》であるから少《すこ》しも憂《うれ》ふるには足《た》りないと後《あと》で十文字《もんじ》先生《せんせい》から聽《き》きました。兎《と》に角《かく》私《わたくし》は自彊術《じきやうじゆつ》で命拾《いのちびろ》ひをした感《かん》を抱《いだ》いて居《を》りますから廣《ひろ》く世間《せけん》の同病者《どうびやうしや》に此《こ》の福《ふく》音《いん》を傳《つた》へたいと思《おも》ひます。』

又《また》津市《つし》歩兵《ほへい》第《だい》五十一聯隊《れんたい》の後藤《ごとう》中尉《ちうゐ》も肺尖加答兒《はいせんかたる》で長《なが》らく休養《きうやう》して居《ゐ》たのであるが、實《じつ》行《こう》後《こ》八日《か》目《め》には全《まつた》く熱發《はつねつ》せぬやうになり、數十日《すうにち》にして全快《ぜんくわい》したのである。又某醫學士《またぼういがくし》じ肺尖加答兒《はいせんかたる》及《およ》び肋膜等《ろくまくとう》の全治《ぜんぢ》した人《びと》もあり、その他姓名《たせいめい》を公《おほやけ》にするのを憚《はゞか》るが、これに類《るゐ》した實例《じつれい》はいくらも有《あ》る。

余《よ》自身《じしん》も大學病院《だいがくびやうゐん》に入院《にふゐん》して居《ゐ》た當時《たうじ》、左《ひだり》の肺《はい》が大分《だいぶ》犯《をか》されて居《ゐ》た由《よし》で、或博士《あるはかせ》から妻《つま》が警告《けいこく》を受《う》けたことも有《あ》つたが、今日《いま》では二三時間《じかん》高聲《かうせい》で講演《かうえん》して、更《さら》に疲勞《ひらう》を感《かん》ぜぬのであるからその方《はう》の心配《しんぱい》は毫《がう》も致《いた》して居《ゐ》らぬのである。

家庭に於ける實驗

余《よ》の一家《か》は妻《つま》を始《はじ》め、皆自彊術《みなじきやうじゆつ》を實行《じつかう》して居《ゐ》るが、長女《ちやうぢよ》は當年《たうねん》二十二歳《さい》で女子《ぢよし》高等師範《かうとうしはん》學校理科《がくかうりくわ》三年生《ねんせい》であるが、實行前《じつかうぜん》は頸《くび》が目立《めだ》つて細長《ほそなが》く、肩《かた》も撫肩《なでがた》であつたが、今《いま》では胸《むね》も厚《あつ》くなり、肩幅《かたはゞ》も出來《でき》、頸《くび》も太《ふと》くなり、風邪《かぜ》にも罹《かゝ》らぬ程《ほど》の健康體《けんかうたい》になつた。次女《じぢよ》は當《たう》年《ねん》十九歳《さい》で女子《ぢよし》高等師範學校附屬高等女學校《かうとうしはんがくかうふぞくかうとうぢよがくかう》五年生《ねんせい》であるが、實行前《じつかうぜん》は一方《はう》の足《あし》が俗《ぞく》に云《い》ふ鳶足《とびあし》で正坐《せいざ》することが出來《でき》なかつた、又脊柱《またせきちう》も小學校時代《せうがくかうじだい》には體格試驗《たいかくしけん》の際《さい》、彎曲《わんきよく》して居《ゐ》ると云《い》ふ報告《はうこく》であつたが、これを始《はじ》めてからは脊柱《せきちう》は正《たゞし》くなり足《あし》も漸次《ぜんじ》癒《なほ》つたばかりでなく、その體格《たいかく》の發達《はつたつ》は同級中《どうきふちう》の最强者《さいきやうしや》と云《い》はれる程《ほど》の健康體《けんかうたい》となつたのである。第《だい》三女《ぢよ》は今年《こんねん》十一歳《さい》でこれは小學校《せうがくかう》での學前《がくぜん》、夜間睡眠中《やかんすゐみんちう》、齒切《はぎしり》をすると共《とも》に、顏《かほ》の一方《はう》に痙攣《けいれん》を起《おこ》す癖《くせ》があつたがこれも體操實行後《たいさうじつかうご》全治《ぜんち》し、最近《さいきん》の體格試驗《たいかくしけん》では强になつたと云《い》つて喜《よろこ》んで居《ゐ》る。長男《ちやうなん》は十七歳《さい》で、高等師範學校附屬中學校《かうとうしはんがくかうふぞくちうがくかう》へ通學《つうがく》して居《ゐ》るが、生來《しやうらい》の虚弱《きよじやく》で、附屬小學校《ふぞくせうがくかう》時代《じだい》には、卒業《そつけふ》が覺束《おぼつか》なからうと受持教師《うけもちけうし》から警告《けいこく》されて居《ゐ》たが、是亦實行後《これまたじつかうご》非常《ひじやう》に健康《けんかう》となり、無事《ぶじ》中學《ちうがく》へ編入《へんにふ》され、以後《いご》も相當《さうたう》な成績《せいせき》を擧《あ》げて居《を》り、山岳旅行《さんがくりよかう》、水《すゐ》泳《えい》、撃劍等學校《げつけんとうがくかう》で遣《や》るべきことは凡《すべ》て落伍《らくご》せずに遣《や》れるやうになつて居《ゐ》るのである。

斯《か》くの如《ごと》く、一家擧《かこぞ》つて無病息災《むびやうそくさい》で居《ゐ》るのは全《まつた》く自彊術《じきやうじゆつ》の賜《たまもの》で、その點《てん》からしても此《こ》の福音《ふくいん》を宣傳《せんでん》せずには居《を》られないのである。

胸圍の増大

その他自彊術《たじきやうじゆつ》の效果《かうくわ》を數《かぞ》へると、某醫學博士《ぼういがくはかせ》は、昨年《さくねん》四月以降《ぐわついかう》、尿毒病及《ねうどくびやうおよ》び中氣《ちうき》で腰《こし》を拔《ぬ》かして居《ゐ》たのであるが、全《まつた》く自由《じいう》に歩行《ほかう》が出來《でき》るやうになり、又婦人病等《またふじんびやうとう》で腹部《ふくぶ》の切開《せつかい》を要《えう》すると云《い》はれたんでも、譯《わけ》も無《な》く癒《なほ》つたやうな例《れい》は無數《むすう》である。十年《ねん》、二十年位《ねんぐらゐ》の腦神《なうしん》經衰弱《けいすゐじやく》、耳鼻咽喉加答兒《じびいんこうかたる》、胃腸病《ゐちやうびやう》、喘息《ぜんそく》、僂痲質斯《りやうまちす》、脚氣等《かつけとう》の快癒《くわいゆ》した例《れい》は實《じつ》に夥《おびたゞ》しいのである。

陸軍砲兵少佐阪部裕四郎氏《りくぐんほうへいせうささかべゆうらうし》は今年《ことし》四十二歳《さい》で、十數年來胃腸病《すうねんらいゐちやうびやう》に惱《なや》まされて居《ゐ》たのであるが、實行後《じつかうご》三日目《かめ》にして、慢性《まんせい》の下痢《げり》が癒《なほ》り、十八日目《にちめ》には二寸《すん》五分《ぶ》、三十日目《にちめ》には三寸《すん》四分《ぶ》程胸圍《ほどきやうゐ》が增《ま》したと云《い》つて驚《おどろ》いて居《ゐ》る。又綾川關《またあやがはぜき》は當年《たうねん》三十八歳《さい》で乳《ち》の間隔《かんかく》に於《お》いて一寸《すん》を增《ま》したと云《い》つたのは一昨年頃《さくねんごろ》の事《こと》である現《げん》に余《よ》の如《ごと》きも五分位《ぶぐらゐ》は增《ま》して居る。これに依《よ》つて見《み》ると胸圍《きやうゐ》の增大《ぞうだい》は殆《ほとん》ど年齢《ねんれい》に制限《せいげん》が無《な》いと見《み》ても善《よ》からうと思《おも》ふ。獨《ひと》り胸圍《きやうゐ》のみでなく、頸《くび》も太《ふと》くなるなから、誰《だれ》でも自彊術《じきやうじゆつ》を始《はじ》める前《まへ》には頸圍《けいゐ》、胸圍《きやうゐ》を計《はか》つて置《お》き、一週間目毎《しうかんめごと》に檢査《けんさ》して記錄《きろく》して置《お》くがよい。尤《もつと》も胸圍《きやうゐ》の取方《とりかた》は、乳《ち》の直《す》ぐ上《うへ》の所《ところ》を、(一)普通《ふつう》の狀態《じやうたい》の場合《ばあひ》(二)息《いき》を充分《じうぶん》に吸《す》ひ込《こ》んだ場合《ばあひ》(三)充分《じうぶん》に吐《は》き出《だ》した場合《ばあひ》と三段《だん》に分《わ》けて取《と》るのが最《もつと》もよい、盈虚《えいきよ》の差《さ》は健康體《けんかうたい》で二寸內外《すんないぐわい》で、最《もつと》も多《おほ》い人《ひと》は三寸以上《ずんいじやう》に達《たつ》することもあるのである。

骨格と性癖の矯正

體量《たいりやう》は最初《さいしよ》は概《がい》して幾分《いくぶん》か減《へ》るが、それは平常全身運動《へいじやうぜんしんうんどう》を行《おこな》はない爲《ため》で、脂肪《しばう》、水分等《すゐぶんとう》停滯《ていたい》してゐた餘計《よけい》なものが排除《はいぢよ》される結果《けつくわ》である。一旦減少《たんげんせう》した後《のち》、眞《しん》に肥《こ》えるので、それは二三日《にち》から二三週間《しうかん》を經《た》て現《あらは》れるので、その人《ひと》の骨格《こつかく》に適應《てきおう》した肥《ふと》り方《かた》になるものである。卽《すなは》ち脂肪肥《しばうぶとり》の人《ひと》は瘦《や》せ、瘦《や》せた人《ひと》は肥《ふと》ると云《い》ふ譯《わけ》で、骨格肉付《こつかくにくづき》が一變《ぺん》して來《く》るのである。今《いま》一つ實行中《じつかうちう》に起《おこ》る現象《げんしやう》は、嗜好物《しかうぶつ》が變化《へんくわ》することである。卽《すなは》ち從來好《じうらいすき》なものが嫌《きらひ》になり、嫌《きら》ひな物《もの》が好《す》きになると云《い》ふやうな譯《わけ》で、酒等《さけなど》は自然量《しぜんりやう》が減《げん》じ、遂《つひ》には全《まつた》く飲用《いんよう》する必要《ひつえう》を感《かん》ぜなくなるのである。それは云《い》ふまでもなく身體《しんたい》の組織《そしき》が變化《へんくわ》する爲《ため》に、飲食《いんしよく》物《ぶつ》の要求《えうきう》が變化《へんくわ》する結果《けつくわ》である。

それから疳癪持《かんしやくもち》の人《ひと》も自然《しぜん》に沈靜《ちんせい》して怒《おこ》らなくなるものである。

なほ目《め》に見《み》えて卽效《そくかう》のあるのは吃音《ごもり》の矯正《けうせい》である。吃音《ごもり》の人《ひと》は概《がい》して骨格《こつかく》が彎曲《わんきよく》してゐる。その爲《ため》に筋肉《きんにく》の或《あ》る部分《ぶぶん》が引吊《ひきつ》られ、從《したが》つて聲帶《せいたい》にも缺陷《けつかん》を生《しやう》じるので、骨格《こつかく》を矯生《けうせい》し、筋《すぢ》を伸《の》ばすと吃音《どもり》も自《みづか》ら治癒《ちゆ》するものである。恰《あたか》も笛《ふえ》の曲《まが》りが直《なほ》り、孔《あな》の位置《ゐち》が正《たゞ》しくなれば、正《たゞ》しき音《おん》が出《で》るやうなものである。感情《かんじやう》を抑制《よくせい》することの出來《でき》ぬのも、これに等《ひと》しい生理的《せいりてき》の缺陷《けつかん》がある爲《ため》で、それが矯正《けうせい》されゝば性癖《せいへき》が一變《ぺん》することになるのである。

難症に對する効驗

世間《せけん》で難病《なんびやう》と稱《しよう》してゐるものゝ中《なか》に、僂麻質斯《りうまちす》がある。中井先生《なかゐせんせい》の說《せつ》に依《よ》ると、此《こ》の病《びやう》氣《き》に罹《かゝ》る人《ひと》は、概《がい》して以前《いぜん》は至《いた》つて强壯《きやうさう》な人《ひと》である。それが急《きふ》に胃腸《ゐちやう》を損《そん》じた場合《ばあひ》には、血液《けつえき》が急《きふ》に不足《ふそく》を來《き》たし、循環《じゆんくわん》を停滯《ていたい》することになるので、丁度煙管《ちやうどきせる》に脂《やに》が溜《たま》るやうに先《ま》づ節々《ふしぐ》のやうな所《ところ》で澁滯《じふたい》し、血液《けつえき》の疏通《そつう》を缺《か》き、痛《いたみ》を發《はつ》することになるのである。故《ゆゑ》に先《ま》づ胃腸《ゐちやう》を囘復《くわいふく》し、血液《けつえき》を增加《ぞうか》し、循環《じゆんくわん》を盛《さかん》にすれば、容易《ようい》に治癒《ちゆ》し得《う》るので、決《けつ》して難治《なんぢ》の病《やまひ》とは云《い》へないと云《い》ふことである。

それから眼病《がんびやう》の中《なか》でも、俗《ぞく》に云《い》ふ底翳《そこひ》の如《ごと》きは、癒《なほ》るものでないと云《い》ふことを云《い》はれて居《ゐ》るが、これも多《おほ》くは内臓《ないざう》の故障《こしやう》から起《おこ》るもので、その病根《びやうこん》を治療《ちれう》すれば自然《しぜん》に癒《なほ》るものである。全《まつた》く失明《しつめい》した場合《ばあひ》には不能《ふのう》な場合《ばあひ》が多《おほ》いが、なり懸《か》けた場合《ばあひ》には病勢《びやうせい》の進行《しんかう》を止《と》めることが出來《でき》、止《と》めることが出來《でき》れば癒《なほ》すことも出來《でき》るのである。トラホームの如《ごと》き眼《がん》病《びやう》でも矢張《やは》り内臓《ないざう》の故障《こしやう》から起《おこ》るのであつて、眼《め》が悪《わる》いからと云《い》つてその部《ぶ》分《ぶん》丈《だ》けを、いぢくつても癒《なほ》らぬ場合《ばあひ》が多《おほ》いやうである。過般《くわはん》も余《よ》の友人《いうじん》加藤《かとう》工學士《こうがくし》が、左《ひだり》の眼球《がんきう》の血管《けつくわん》が破《やぶ》れて、失明《しつめい》したのに驚《おどろ》き、河本博士《かうもとはかせ》等《ら》一二の專門家《せんもんか》に診療《しんれう》を受《う》けたが、何《いづ》れも同意見《どういけん》で、囘復《くわいふく》の見込《みこみ》なしと云《い》ふことであつた。ところが中井《なかゐ》先生《せんせい》の許《もと》に走《はし》ると、その診斷《しんだん》は前《ぜん》同樣《どうやう》であつたが、囘復《くわいふく》の見込《みこみ》があると云《い》ふので、直《たゞち》に試《こゝろ》みたところが、果《はた》して數日《すうじつ》にして自分《じぶん》の手指《てゆび》を見分《みわ》けることが出來《でき》、數《すう》十日《にち》にして殆《ほとん》ど全快《ぜんくわい》し、現在《げんざい》では眼《め》のみならず全身《ぜんしん》健康《けんかう》になつたと非常《ひじやう》に喜《よろこ》んで居《ゐ》るやうな次第《しだい》である。

治癒されぬ病症

心臓《しんざう》の惡《わる》い者《もの》が實行《じつかう》して如何《どう》かと云《い》ふ質問《しつもん》に屢々《しば〳〵》接《せつ》するが、さう云《い》ふ人々《ひと〴〵》は先《ま》づ遣《や》れる丈《だ》け遣《や》るがよい。例《たと》へば二十回《くわい》行《おこな》ふべき運動《うんどう》を五回《くわい》でも十回《くわい》でも行《おこな》ひ、苦痛《くつう》を感《かん》ずると共《とも》に、それを廢《よ》して次《つぎ》に移《うつ》るとよい。普通《ふつう》に心臓《しんざう》が惡《わる》いと云《い》つても、多《おほ》くはその實質《じつしつ》が惡《わる》いのでなく、他《た》の部分《ぶぶん》から筋《すぢ》の引吊《ひきつ》られる爲《ため》に、動悸《どうき》を打《う》つたり、苦痛《くつう》を感《かん》ずる場合《ばあひ》が多《おほ》いので、その筋《すぢ》が伸《の》びて來《き》たれば、心臓《しんざう》も緩《ゆるやか》に働《はたら》けるやうになるから、自然《しぜん》故障《こしやう》を除《のぞ》くことが出來《でき》るやうになるものである。只《たゞ》心臓《しんざう》の瓣《べん》の破損《はそん》した場合《ばあひ》、醫師《いし》の方《はう》で所謂《いはゆる》不全《ふぜん》閉塞《へいそく》と云《い》ふ程度《ていど》になつては、自彊術《じきやうじゆつ》を行《おこな》へもせぬし、又《また》效果《かうくわ》もないのである。手遲《ておく》れになつた重病者《ちうびやうしや》で、一般的《はんてき》に云《い》うと、兩肩《りやうかた》を上下《じやうげ》することの出來《でき》ぬ者《もの》は、運動《うんどう》も遣《や》ることは出來《でき》ず效果《かうくわ》もないと見《み》れば差支《さしつか》へがないのである。

冷水浴等の害

入浴《にふよく》に對《たい》する注意《ちうい》を述《の》べると、體操前《たいさうぜん》には差支《さしつか》へはないが、體操後《たいさうご》は一時《じ》間《かん》位《ぐらゐ》經過《けいくわ》し、血液《けつえき》の全《まつた》く鎭靜《ちんせい》した後《のち》でないと、それを混濁《こんだく》せしむる恐《おそ》れがある。又《また》その爲《ため》に皮膚病《ひふびやう》に罹《かゝ》る憂《うれひ》がある。若《も》し汗等《あせとう》を洗《あら》ふ必要《ひつえう》があれば湯壺《ゆつぼ》に入《はい》らずに懸湯《かゝりゆ》を以《もつ》て、行水《ぎやうずゐ》を行《おこな》ふがよい。但《たゞ》し冷水《れいすゐ》を以《もつ》てすると急激《きふげき》に筋肉《きんにく》を収縮《しうしゆく》せしめて害《がい》がある。凡《すべ》て冷熱共《れいねつとも》に急激《きふげき》に體温《たいをん》に變《へん》化《くわ》を與《あた》へることは甚《はなは》だ有害《いうがい》で、冷水浴《れいすゐよく》、冷水摩擦《れいすゐまさつ》は自彊術《じきやうじゆつ》より見《み》て避《さ》けなければならぬのである。殊《こと》に後者《こうしや》の如《ごと》きは一部分《ぶぶん》を熱《ねつ》したり、冷《ひや》したりするので、全身《ぜんしん》の體温《たいをん》の調節《てうせつ》を破《やぶ》るのである。總《すべ》て皮膚《ひふ》でも、筋肉《きんにく》でも血液《けつえき》に依《よ》りて養《やしな》はれ、且《か》つ作《つく》られるものであるから、血液循環《けつえきじゆんくわん》を盛《さか》んにし、營養《えいやう》を全身《ぜんしん》に與《あた》へれば、皮膚《ひふ》は自《おのづか》ら丈夫《じやうぶ》になるのである。假《かり》に皮膚《ひふ》を摩擦《まさつ》することが有效《いうかう》であるとしても、それは外部《ぐわいぶ》に於《お》ける少量《せうりやう》の血液《けつえき》に及《およ》ぼす丈《だ》けであつて、肝要《かんえう》な内部《ないぶ》には及《およ》ぼさないから、效果《かうくわ》の少《すくな》いのは云《い》はずして明《あきらか》である。自彊《じきやう》術《じゆつ》は内臓《ないざう》から運動《うんどう》させ、多量《たりやう》の血液《けつえき》を動《うご》かすので、それらに比較《ひかく》して著《いちじる》しく有益《いうえき》である。

呼吸、食養等の注意

次《つぎ》に深呼吸《しんこきふ》に就《つ》いて述《の》べると、自彊術《じきやうじゆつ》ではそれを運動《うんどう》の緩急《くわんきふ》、強弱《きやうじやく》に伴《ともな》つて自然的《しぜんてき》に營《いとな》むをよしとして居《ゐ》るのであるが、身體《しんたい》は動《うご》かさず安靜《あんせい》にしてゐて、呼吸丈《こきふだ》け強《つよ》く行《おこな》ふことは矢張《やはり》部分的《ぶぶんてき》の勞働《らうどう》に等《ひと》しく、效果《かうくわ》が無《な》いばかりでなく、内臓《ないざう》に壓迫《あつぱく》を加《くわ》へることになるから、反《かへ》つて有害《いうがい》である。

食養法《しよくやうはふ》に就《つ》いては、自彊術《じきやうじゆつ》は肉食《にくしよく》を厭《いと》ひ、なるべく、自己《じこ》の組織《そしき》に遠《とほ》ざかつた物《もの》を良《よし》とし、出來得可《できうべ》くんは、その季節《きせつ》の物《もの》、即《すなは》ち新鮮《しんせん》の物《もの》を選《えら》び、なるべく品種《ひんしゆ》を換《か》へて食《しよく》するを可《か》とする。糖分《たうぶん》は餘《あま》り攝《と》らず、寧《むし》ろ鹽氣《しほけ》が勝《か》つた方《はう》がよい。自彊術《じきやうじゆつ》を遣《や》れば食物《しよくもつ》を攝取《せつしゆ》する分量《ぶんりやう》が自《みづか》ら定《さだ》まるものであるが、それは胃《ゐ》の位置《ゐち》が整《とゝの》ひ大《おほき》さが適當《てきたう》に定《さだ》まる結果《けつくわ》である。故《ゆゑ》に中井《なかゐ》先生《せんせい》は一週間《しうかん》に一度位《どぐらゐ》は、柔《やはらか》い雜炊《ざふすゐ》の如《ごと》き物《もの》を多量《たりやう》に食《しよく》し、胃袋《ゐぶくろ》を膨《ふく》らすことが必要《ひつえう》であるが、平常《へいじやう》は腹《はら》八分目《ぶんめ》に食《しよく》するのが善《よ》いと云《い》はれて居《ゐ》る。又湯茶《またゆちや》を濫《みだ》りに攝《と》らぬやうにせねばならぬ。それを多《おほ》く飲《の》めば血液《けつえき》を稀薄《きはく》にし、殊《こと》に水《みづ》を飲《の》むと、折角運動《せつかくうんどう》で暖《あたゝ》めた體内《たいない》を冷却《れいきやく》する恐《おそ》れがある。

服装、排尿、機勢、反應

衣服《いふく》はなるべく薄着《うすぎ》を可《よし》とする。尤《もつと》も乳《ちゝ》から膝《ひざ》までは、夏《なつ》でも冷《ひや》さぬやう特《とく》に腹卷樣《はらまきやう》の物《もの》を以《もつ》て蔽《おほ》うて置《お》くがよい。なほ體操《たいさう》を行《おこな》ふ際《さい》にはなる可《べ》く裸體《らたい》がよい。それは衣服《きもの》を纏《まと》ふと發散《はつさん》す可《べ》き熱《ねつ》を包《つゝ》むことになるからである。それで男子《だんし》は寒中《かんちう》でもなるべく猿股《さるまた》一つ若《も》しくは六尺褌《しやくふんどし》一本《ほん》で行《おこな》ふがよい。婦人《ふじん》は襦袢《じゆばん》一枚位《まいぐらゐ》、學生《がくせい》ならば袴《はかま》を穿《うが》つもよし、又《また》は猿股《さるまた》を穿《は》いた上《うへ》に浴衣《ゆかた》を着《き》た位《ぐらゐ》の輕裝《けいさう》で行《おこな》ふがよい。

それから運動《うんどう》の前後《ぜんご》に必《かなら》ず排尿《はいねう》することを忘《わす》れてはならぬ。それは尿中《ねうちう》の毒素《どくそ》を再《ふたゝ》び筋肉中《きんにくちう》へ吸收《きふしう》させぬ爲《ため》である。

又運動《またうんどう》を行《おこな》ふに當《あた》つて、その詳細《しやうさい》のことは各動《かくどう》の說明中《せつめいちう》へ示《しめ》して置《お》いたが、大體《だいたい》の心得《こゝろえ》を述《の》べると自彊術《じきやうじゆつ》では器械《きかい》を使用《しよう》せぬ代《かは》りに、身體《しんたい》の一部《ぶ》を利用《りよう》する。例《たと》へば或《あ》る運動《うんどう》では頭《あたま》や腕《うで》や手《て》を錘《おもり》の代《かは》りに利用《りよう》する。又機勢《またはづみ》(反動《はんどう》又《また》は反射運動《はんしやうんどう》)を利用《りよう》することを忘《わす》れてはならぬ。機勢《はずみ》を使《つか》はぬと壓迫《あつぱく》を加《くは》へることになり血液《けつえき》を停滯《ていたい》させ、從《したが》つて疲勞《ひらう》を生《しやう》ずると云《い》ふことになる。

自彊術《じきやうじゆつ》をやり始《はじ》めて後數日間《のちすうじつかん》は誰《たれ》でも、身體《しんたい》が殊《こと》に肩《かた》、股等《またとう》が痛《いた》いものであるが、これは運動《うんどう》を平常《へいじやう》せず、それ故萎縮硬直《ゆゑゐしゆくかうちよく》して居《ゐ》る筋肉《きんにく》が伸《の》ばされる爲《ため》で、一週間位《しうかんぐらゐ》で癒《なほ》るものであるから、その苦痛《くつう》の爲《ため》に中止《ちうし》してはならぬ。それから自彊術《じきやうじゆつ》を始《はじ》めた爲《ため》に、久《ひさ》しく忘《わす》れてゐる病氣《びやうき》が或《あ》る部分《ぶぶん》に起《おこ》り、或《あるひ》は下痢《げり》、發熱《はつねつ》することもあるが、此《こ》の場合《ばあひ》には槪《がい》して氣分《きぶん》は爽快《さうくわい》なものである。殊《こと》に以前《いぜん》に腸等《ちやうなど》の病氣《びやうき》に罹《かゝ》つた人《ひと》は、必《かなら》ず下痢《げり》を起《おこ》すものであるが、これは腸《ちやう》が萎縮《ゐしゆく》して癒着《ゆちやく》してゐた爲《ため》であるから、決《けつ》して驚《おどろ》くことはない、寧《むし》ろ反應《はんのう》のあることを喜《よろこ》ぶべきである。

廣く勵行を望む

自彊術《じきやうじゆつ》の效果《かうくわ》の顯著《けんちよ》な實例《じつれい》は前述《ぜんじゆつ》の如《ごと》くであるが、然《しか》し此《こ》の三十一動《どう》の動作《どうさ》は全然新《ぜんぜんあたら》しい發明《はつめい》であつて、悉《ことごと》く從來《じうらい》の體操《たいさう》に行《おこな》はれて無《な》い法式《はふしき》であるから、未《いま》だ之《これ》を實驗《じつけん》せぬ人《ひと》は或《あるひ》は疑《うたが》ふかも知《し》れぬけれども、古來幾多《こらいいくた》の健康法《けんかうはふ》、運動法《うんどうはふ》、體操法《たいさうはふ》の世《よ》に行《おこな》はれてゐるにも係《かゝは》らず、世界《せかい》の健康狀態《けんかうじやうたい》は現在《げんざい》の如《ごと》く缺陷《けつかん》だらけであるから、今《いま》にして之《これ》を改《あらた》めぬ限《かぎ》りは到底現狀《たうていげんじやう》を打破《だは》して眞《しん》に人類《じんるゐ》の幸福《かうふく》を增進《ぞうしん》することは覺束《おぼつか》ないと思《おも》ふ。

我國《わがくに》は古來天裕《こらいてんゆう》に富《と》んだ國《くに》であるが、大自然《だいしぜん》は中井先生《なかゐせんせい》を通《つう》じて、我國《わがくに》に對《たい》して、今《いま》や此《こ》の恩寵《おんちよう》を與《あた》へたものと思《おも》はれる。

今日《いま》に於《お》いて最《もつと》も進歩《しんぽ》して居《ゐ》ると云《い》はれて居《ゐ》る瑞典式體操《スエデンしきたいさう》の如《ごと》きはその創案者以來數代《さうあんしやいらいすうだい》の學者《がくしや》が百有餘年《いうよねん》の星霜《せいさう》を經《へ》て作《つく》つたと云《い》はれて居《ゐ》るが、その多《おほ》くの年代《ねんだい》を閲《けみ》し、多《おほ》くの智識《ちしき》を積《つ》んだゝけ、その實《じつ》は却《かへ》つて統一《とう》を缺《か》いて居《ゐ》ることは有《あ》りはしなからうか、即《すなは》ち區《まち》區《まち》の意見《いけん》を綜合《そうがふ》して出來《でき》たもので、後藤男爵《ごとうだんしやく》の所謂寄木細工的《いはゆるよせぎざいくてき》のものではあるまいか、亓《そ》は兎《と》も角《かく》も瑞典式體操《スエデンしきたいさう》の缺點《けつてん》は矢張《やは》り、其《そ》の運動《うんどう》の方法《はうはふ》に於《お》いて自彊術《じきやうじゆつ》の如《ごと》く、反動《はんどう》や反《はん》射作用《しやさよう》を用《もち》ゐる事《こと》なく、惰性《だせい》の急止《きふし》や壓迫《あつぱく》を加《くは》へて血行《けつかう》を阻止《そし》する樣《やう》の事《こと》を敢《あへ》てし、その結果疲勞《けつくわひらう》を感《かん》ぜしむる等《とう》の點《てん》にあると思《おも》ふ。又《また》その動作《どうさ》に於《お》いても人體《じんたい》に必要《ひつえう》の運動《うんどう》を缺《か》き、その順序《じゆんじよ》の排列《はいれつ》の如《ごと》きも不自然《ふしぜん》の點《てん》が多《おほ》い樣《やう》に見受《みう》ける。自彊術《じきやうじゆつ》は中井先生《なかゐせんせい》の直覺《ちよくかく》に依《よ》つて立所《たちどころ》に案出《あんしゆつ》された合理的全身運動法《がふりてきぜんしんうんどうはふ》であるから、世人《せじん》は虚心坦懐此《きよしんたんくわいこ》の天與《てんよ》の恩惠《おんけい》を空《むな》しくせず、大《おほい》に研鑽《けんさん》し大《おほい》に勵行《れいかう》してその效果《かうくわ》を收《をさ》められんことを希望《きばう》する次第《しだい》である。

運動法の說明

第一動（下腹を引上げる呼吸運動、回數約二十回）

準備姿勢　顏面《がんめん》を正面《しやうめん》に向《む》け、姿勢《しせい》を正《たゞ》して端坐《たんざ》し、兩膝《りやうひざ》を接《せつ》し、兩足《りやうあし》の親指《おやゆび》を並《なら》べ、兩手《りやうて》の指《ゆび》は同《おな》じく交互《かうご》に組《く》み合《あは》せ、これを臍《へそ》の下《した》、股《もゝ》の附根《つけね》のところに當《あ》て、兩肘《りやうひぢ》で堅《かた》く胴《どう》を締《し》める如《ごと》くし、組《く》み合《あは》せた手《て》で抱《かゝ》へるやうにする。

運動方法　口《くち》を閉《と》ぢ鼻息《はないき》を吸《す》ひ込《こ》むと同時《どうじ》に、機勢《はずみ》を以《もつ》て、兩肩《りやうかた》を出來《でき》る丈《だ》け急激《きふげき》に突《つ》き上《あ》げ、口《くち》から息《いき》を吐《は》き出《だ》すと共《とも》に、靜《しづか》に舊《もと》の位置《ゐち》に復《ふく》する。この肩《かた》を上下《じやうげ》するを以《もつ》て一回《くわい》とし、これを約《やく》二十回《くわい》繰《く》り返《かへ》すのであるが、所要時間《しよえうじかん》約《やく》二三十秒《べう》、此《こ》の運動《うんどう》は呼吸《こきふ》が伴《ともな》ふから掛《か》け聲《こゑ》は發《はつ》しない。

說明　機勢《はずみ》の必要《ひつえう》なことは前述《ぜんじゆつ》の如《ごと》くであるが、此《こ》の第《だい》一動《どう》に對《たい》する機勢《はずみ》の速度《そくど》は呼吸《こきふ》に伴《ともな》ふので、約《やく》一秒間位《べうかんぐらゐ》に急激《きふげき》にグンと出來《でき》るだけ高《たか》く引上《ひきあ》げては又下《またおろ》すのであつて、これが極《きは》めて大切《たいせつ》のことである、深呼吸《しんこきふ》を行《おこな》ふのは血液《けつえき》の洗滌《せんでう》をする目的《もくてき》である。又兩肘《またりやうひぢ》で胸を締《し》めるのは、姿勢《しせい》をして中心《ちゆうしん》を失《うしな》はしめざる爲《ため》と、手掌《しゆしやう》の下端《かたん》を下腹《したはら》の下方《かはう》に確《しか》と押し當《あ》てる爲《ため》である。此《こ》の運動《うんどう》の目的《もくてき》は下腹全體《したはらぜんたい》の機關《きくわん》に運動《うんどう》を與《あた》へてその機能《きのう》を盛《さかん》にする爲《ため》、又內臟《またないざう》の位置《ゐち》を正しくする爲《ため》でこれに依《よ》つて醫學上《いがくじやう》で現在治療《げんざいちれう》が不可能《ふかのう》とされて居《ゐ》る腸胃《ちやうゐ》の下垂症《かすゐしやう》も充分矯正《じうぶんけうせい》することが出來《でき》るのである。しかも普通健康體《ふつうけんこうたい》の人《ひと》でも、重荷《おもに》を荷つたり、駈足《かけあし》をしたりその他種々《たしゆぐ》の動作《どうさ》をしたりすると、內臟《ないざう》は自然壓迫《しぜんあつぱく》されて、下垂《かすゐ》するを免《まぬが》れず、その結果疲勞《けつくわひらう》を覺《おぼ》え、各機能《かくきのう》の障害《しやうがい》となるものであるから、それを矯正《けうせい》することは極《きは》めて必要《ひつえう》なことであるのだ。又胃腸《またゐちやう》を下垂《かすゐ》すると、膀胱《ばうくわう》その他《た》も壓迫《あつぱく》され、糞《ふん》尿《ねう》の排泄《はいせつ》が妨《さまた》げられるやうになり、壓迫《あつぱく》を受《う》けた部分《ぶぶん》は熱《ねつ》を發《はつ》し、或《あるひ》は反對《はんたい》に冷《ひ》える。便《べん》祕《ぴ》したり、下痢《げり》したりするのはその爲《ため》である。排泄機能《はいせつきのう》が衰《おとろ》へると、食慾《しよくよく》は少《すく》なくなり、從《した》つて貧血《ひんけつ》に陷《おちい》る。

さう云《い》ふ意味《いみ》から云《い》つて、從來世《じうらいよ》に行《おこな》はれた深呼吸《しんこきふ》を始《はじ》め、諸種《しよしゆ》の健康法《けんかうはふ》は內臟《ないざう》に壓迫《あつぱく》を加《くは》へ、腸胃《ちやうゐ》の下垂《かすゐ》する恐《おそ》れがある爲《ため》に我々《われく》は有害《いうがい》であると認《みと》める。その證據《しようこ》には深呼吸《しんこきふ》をやつた人《ひと》は下腹《したはら》が硬直《かうちよく》し、臍《へそ》の上部《じやうぶ》が陷沒《かんぼつ》し、その大多數《だいたすう》は胃擴張《ゐくわくちやう》になつてゐるのである。又股《またもゝ》の方《はう》に通《つう》ずる動脈《どうみやく》が壓迫《あつはく》される結果《けつくわ》、斷足《かけあし》の出來《でき》ない人《ひと》が多《おほ》い。或《あるひ》は少《すこ》しは出來《でき》ても直《す》ぐ息《いき》が切《き》れると云《い》ふ風《ふう》で、甚《はなは》だしいのは神經衰弱《しんけいすゐじやく》、僂麻質斯《りうまちす》、座骨神經痛《ざこつしんけいつう》、腦溢血《なういつけつ》等《とう》に惱《なや》まされ、痔疾等《ぢしつとう》に罹《かゝ》る。

自彊術《じきやうじゆつ》では充分《じうぶん》に伸縮《しんしゆく》の出來《でき》る腹《はら》をよいとして居《ゐ》るので、張《は》り出《だ》すことが出來《でき》ても、十分《ぶん》に引《ひ》き込《こ》ますことが出來《でき》なければ完全《くわんぜん》な腹《はら》とは云《い》はないのである。平常《へいぜい》は綿《わた》のやうに柔《じう》軟《なん》であり一旦力《たんちから》を入《い》れると石《いし》のやうに固《かた》くなるのが理想的《りさうてき》である。臍《へそ》の上《うへ》が引込《ひきこ》んで横筋《よこすぢ》が出來《でき》、又《また》その兩側《りやうがは》に深《ふか》い縦《たて》の溝《みぞ》が出來《でき》るのは、胃腸《ゐちやう》が下垂《かすゐ》した場合《ばあひ》に起《おこ》る現象《げんしやう》で、要《えう》するに吾人《ごじん》の腹部《ふくぶ》は臍《へそ》が正面《しやうめん》を向《む》いて、全體《ぜんたい》が蒲鉾形《かまぼこがた》になつてゐなければならぬ。下腹《したはら》を充《じう》分《ぶん》に引込《ひきこ》む力《ちから》の強《つよ》い腹《はら》を持《も》つて居《ゐ》る人《ひと》は實驗上《じつけんじやう》、物《もの》を受《う》け容《い》れる力《ちから》、即《すなは》ち理解《りかい》、記憶等《きおくとう》の力《ちから》の強《つよ》い、そして度量《どりやう》の大《だい》なる餘裕《よゆう》のある人《ひと》である。

この第《だい》一動《どう》は以上《いじやう》の外《ほか》に兩肩《りやうかた》を上下《じやうげ》することによつて僧帽筋《そうぼうきん》の運動《うんどう》ともなり、一方肺尖《はうはいせん》を引延《ひきの》ばすとにもなり、且《か》つ肩胛骨《けんかふこつ》の周圍《しうゐ》に欝積《うつせき》して居《ゐ》る老廢物《らうはいぶつ》を發散《はつさん》させる作用《さよう》をもする上體運動《じやうたいうんどう》の主要《しゆえう》なもので基礎運動《きそうんどう》となつて居《ゐ》るのである。胃腸《ゐちやう》が下垂《かすゐ》すれば他《た》の臟器《ざうき》も共《とも》に下《した》に引付《ひきつ》けられて、胸廓《きようくわく》も肋骨《ろくこつ》の下方《かはう》も狹《せま》く且《か》つ細《ほそ》くなる。隨《したが》つて肺尖《はいせん》も狹少《けふせう》になるから自然呼吸器《しぜんこきふき》、心臟等《しんざうとう》が寛《ゆるやか》に働《はたら》けぬ事《こと》になる。故《ゆゑ》に下腹《したはら》を引上《ひきあ》げて、筋《すぢ》を緩《ゆる》めてやつて、先《ま》づ内臟《ないざう》なる容器《ようき》を作《つく》つて置《お》いて、その働《はたら》きを營《いとな》ませるやうにするのである。肺尖《はいせん》の狹《せま》いのをそのまゝにして、強《つよ》い深呼吸《しんこきふ》を行《おこな》ふのは、恰《あたか》も容器《ようき》の小《ちひさ》いのに、澤山《たくさん》の物《もの》を詰込《つめこ》むと等《ひと》しい譯《わけ》で、反《かへ》つて有害《いうがい》の結果《けつくわ》を來《き》たすことになるから、自彊術《じきやうじゆつ》に於《お》いては、容器《ようき》を作《つく》つて置《お》いて、物《もの》を入《い》れるやうに組立《くみた》てられて居《ゐ》るのである。

第二動

（兩手を以て浮肋骨を抱へ、深呼吸と共に兩肩を上下する運動回數約二十回）

準備姿勢　第《だい》一動《どう》と同樣《どうやう》に坐《すわ》り、兩手《りやうて》の四本《ほん》の指《ゆび》を浮肋骨《ふろくこつ》の下端《かたん》の弓狀《きうじやう》をなして居《ゐ》るところの下《した》に挿入《さふにふ》するやうにして抱《かゝ》へ、指《ゆび》の位置《ゐち》は中指《なかゆび》が乳《ちゝ》の眞下《ました》にあるやうにし、兩肱《りやうひぢ》を開《ら》いたまゝで居《ゐ》る、若《も》し筋《すぢ》が硬直《かうちよく》して指《ゆび》を挿込《さしこ》むことが出來《でき》なければ指端《ゆびはし》を當《あ》てる丈《だけ》にし又脂肪肥《またしぼうぶと》りで肋骨《ろくこつ》が抱《かゝ》へられぬやうな人《ひと》はその邊《へん》の肉《にく》を摑《つか》んだまゝでもよい。

運動方法　第《だい》一動《どう》と同《おな》じやうに息《いき》を吸《す》ひ込《こ》むと同時《どうじ》に機勢《はずみ》を以《もつ》て、兩肩《りやうかた》を一齊《せい》に出來《でき》る丈《だ》け高《たか》くグンと上《あ》げてから、直《す》ぐ靜《しづか》に下《おろ》して舊《もと》の位置《ゐち》につく、それを一回《くわい》とし、引續《ひきつゞ》き約《やく》二十回《くわい》繰《く》り返《かへ》すので、速度《そくど》は第《だい》一動《どう》と同樣《どうやう》で呼吸運動《こきふうんどう》であるから掛聲《かけごゑ》はない。第《だい》一動《どう》を終《をは》ると、直《たゞ》ちにそれを行《おこな》ひ、續《つゞ》いて直《す》ぐ第《だい》三動《どう》を行《おこな》ふのである。

説明　此《こ》の運動《うんどう》は第《だい》一動《どう》の如《ごと》く僧帽筋《さうぼうきん》の運動《うんどう》となり、一方《ぱう》には肺尖《はいせん》を引延《ひきの》ばす作用《さよう》をなし胸廓《きようくわく》を廣《ひろ》くし、これを肩幅《かたはゞ》と比例《ひれい》した相當《さうたう》の幅《はゞ》にする效《かう》がある。即《すなは》ち肩《かた》の上《あが》るだけを標《へう》準《じゆん》としこれに伴《ともな》うて肋骨《ろくこつ》を引上《ひきあ》げる時《とき》に息《いき》を吸《す》ひ込《こ》むから、その機勢《はづみ》で胸廓《きようくわく》が廣《ひろ》くなり、細《ほそ》い胴《どう》でも太《ふと》くすることが出來《でき》る。隨《したが》つて心臟《しんざう》、肺臟等《はいざうとう》が胸腔內《きようくうない》で、ゆるやかに働《はたら》くことが出來《でき》るのである。又指先《またゆびさき》のあたるところには脾臟《ひざう》、肝臟等《かんざうとう》があり、前者《ぜんしや》は血液《けつえき》を製造《せいざう》し後者《こうしや》はこれを選別《せんべつ》する機能《きのう》を有《いう》するが、その邊《へん》が硬《かた》くなると、その爲《ため》にそれらの機關《きくわん》の機《き》能《のう》が鈍《にぶ》ることにもなる又心臓《またしんざう》、肺臓《はいざう》が下方《かはう》に引《ひ》かれることになる結果多《けつくわおほ》くは心臓《しんざう》、肺《はい》、肋膜《ろくまく》、胃腸等《ゐちやうとう》が虚弱《きよじやく》であり、或《あるひ》は脚氣《かつけ》、中風等《ちうぶとう》に罹《かゝ》り易《やす》いと云《い》ふ傾向《けいかう》があるが、此《こ》の運動《うんどう》が完全《くわんぜん》に遣《や》れるやうであれば、以上《いじやう》の障碍疾患《しやうがいしつくわん》を豫防《よばう》することも出來《でき》る。

胃腸等《ゐちやうとう》の下垂《かすゐ》して居《ゐ》る人《ひと》は指先《ゆびさき》の當《あた》る所《ところ》が緊張《きんちやう》して居《ゐ》るので指《ゆび》を挿込《さしこ》むことが出來《でき》ぬものであるか、練習《れんしふ》を經《へ》るに從《したが》ひ漸《やうや》く柔軟《じうなん》になつて來《く》るものである。

第三動（兩手を頸の後に組合せ兩肱を開閉する運動、回數約二十回）

準備姿勢　前《まへ》二動《にどう》と同樣《どうやう》に端坐《たんざ》し、兩手《りやうて》を頸《くび》の後《うしろ》で組《く》み合《あは》せ、兩肘《りやうひぢ》を顎《あご》のところで密接《みつせつ》する此際《このさい》兩腕《りやううで》の手頸《てくび》は兩耳《りやうみゝ》の下《した》に在《あ》る樣《やう》にし、上體《じやうたい》は直立《ちよくりつ》させ、反身《そりみ》にならぬやうに注意《ちうい》する。

運動方法　此《こ》の運動《うんどう》は一、二、三、から十までの掛《か》け聲《こえ》で、兩肘《りやうひぢ》を急激《きふげき》に左《さ》右《いう》に開《ひら》けるだけ開《ひら》き、機勢《はずみ》を以《もつ》て約《やく》二十回《くわい》行《おこな》ふので、卽《すなは》ち肱《ひぢ》が一直線《ちよくせん》になつて兩肩胛骨《りやうけんかふこつ》が相接觸《あひせつしよく》するところまで開《ひら》くのである。但《たゞ》し掛《か》け聲《こゑ》は肱《ひぢ》を開《ひら》く時《とき》ばかり用《もち》ゐ、出來《でき》るだけ大《おほき》い聲《こゑ》を發《はつ》するのである。準備姿勢《じゆんびしせい》で肱《ひぢ》の密接《みつせつ》の不可能《ふかのう》な人《ひと》もあるが、追々《おひ〱》に出來《でき》て來《く》るから、それよりも組《く》んだ指《ゆび》を離《はな》れないやうに確《しつか》り組《く》み合《あ》はせるやうに注意《ちうい》しなければならぬ。掛《か》け聲《こゑ》は十に至《いた》つて又《また》一に返《かへ》り三十位《ぐらゐ》繰《く》り返《かへ》しても差支《さしつか》へない。

說明　此《こ》の運動《うんどう》は胸廓《きようくわく》を左右《さいう》に平均《へいきん》に擴大《くわくだい》させ、同時《どうじ》に肺尖《はいせん》を横《よこ》に擴《ひろ》げ、且《かつ》胸部全部《きようぶぜんぶ》の筋肉《きんにく》を柔軟《じうなん》にして彈力性《だんりよくせい》を有《いう》せしむる效《かう》を有《いう》するのである。すべて筋肉勞働《きんにくらうどう》に從事《じうじ》する者は、胸廓《きようくわく》を包《つゝ》む筋肉《きんにく》が硬化《かうくわ》し、彈力性《だんりよくせい》を失《うしな》ひ、又普通《またふつう》の人《ひと》でも、老年《らうねん》になるに從《したが》ひ、自然《しぜん》その邊《へん》が硬化《かうくわ》する傾《かたむき》があり、從來《じうらい》の所謂體操家《いはゆるたいさうか》でも、其邊《そのへん》が硬《かた》くなつてゐる人《ひと》が多《おほ》い。胸《むね》の筋肉《きんにく》が硬《かた》くなると、丁度蓋《ちやうどふた》を施《ほどこ》したやうになり、肺《はい》の伸縮《しんしゆく》を妨害《ばうがい》し、發散機能《はつさんきのう》にも障碍《しやうがい》を來《き》たすことになり、老人《らうじん》に多《おほ》く見受《みう》けるやうに、痰《たん》が絡《から》んで切《き》れないやうなことにもなる。又手《またて》を頸《くび》の後《うしろ》で組合《くみあは》せることは矢張《やは》り身體《しんたい》の中心《ちうしん》を正《たゞ》しくし、左右《さいう》の權衡《けんかう》を失《うしな》はしめない爲《ため》である。

第四動　（兩手を腰の中央に組み、深呼吸と共に肩を上下する運動回數約廿回）

準備姿勢　此《こ》の運動《うんどう》も一、二、三動《どう》と同型《どうけい》に端坐《たんざ》し、兩手《りやうて》を背後《はいご》に廻《まは》し、腰《こし》の所《ところ》で手指《てゆび》を堅《かた》く組《く》み、腕《うで》には力《ちから》を入《い》れずゆるく垂《た》れて置《お》く。

運動方法　息《いき》を吸《す》ひ込《こ》むと同時《どうじ》に、腕《うで》を垂下《すゐか》したまゝ、肩《かた》をグンと上《うへ》に突《つ》き上《あ》げた後《のち》、靜《しづか》に下《おろ》すのである。速度《そくど》は一、二動《どう》と同樣《どうやう》、これは約《やく》二十回《くわい》ぐらゐ繰《く》り返《かへ》すこれも呼吸運《こきふうん》動《どう》であるから掛《か》け聲《ごゑ》はない。

説明　此《こ》の運動《うんどう》は兩手《りやうて》を後《うしろ》で組《く》み合《あは》せることに依《よ》つて、姿勢《しせい》を垂直《すゐちよく》にすることになり、それと共《とも》に、肺尖《はいせん》を縦《たて》に伸縮《しんしゆく》する役目《やくめ》をする。

一體吾人《たいごじん》の日常生活《にちじやうせいくわつ》に於《お》いて、後手《うしろで》の運動《うんどう》は極《きは》めて稀《まれ》であるから、此《こ》の運動《うんどう》をなすに當《あた》つて、筋肉《きんにく》の緊縮《きんしゆく》して居《ゐ》る爲《ため》に、第《だい》一、第《だい》二動《どう》の場合《はあひ》の如《ごと》く、又《また》は手《て》を兩側《りやうがわ》にブラ下《さ》げて置《お》いた場合《はあひ》の如《ごと》く、よく肩《かた》を上《あ》げ得《え》ぬ人《ひと》が多《おほ》いものであるが、これも練習《れんしふ》に從《したが》つて自由《じいう》に上下《じやうげ》することが出來《でき》るやうになるものである。

第五動（胸廓を擴げる運動左右各約十回）

準備姿勢　圖《づ》に示《しめ》した如《ごと》く、前動《ぜんどう》と同型《どうけい》に端坐《たんざ》し、先《ま》づ左《ひだり》の腕《うで》を屈《くつ》して、その手首《てくび》の邊《へん》を右《みぎ》の肩《かた》の上《うへ》に、頸《くび》に接《せつ》して乘《の》せ、左《ひだり》の肱《ひぢ》が顎《あご》の前《まへ》に在《あ》つて、腕《うで》が水平《すゐへい》になるやうにし、次《つぎ》に右手《みぎて》の掌《てのひら》の眞中《まんなか》を、曲《ま》げた左腕《ひだりうで》の肱《ひぢ》の眞中《まんなか》に當《あ》て右腕《みぎうで》も矢張《やは》り水平《すゐへい》の高《たか》さに置《お》く。

運動方法　右手《みぎて》を以《もつ》て左肱《ひだりひぢ》を右《みぎ》の方《はう》に上膊《じやうはく》が顎《あご》の下《した》に來《く》るまで充分引込《じうぶんひきこ》み、直《たゞ》ちにその反動《はんどう》を利用《りよう》して「一」の懸聲《かけごゑ》と共《とも》に、機勢《はずみ》を以《もつ》て左《ひだり》の腕《うで》と肱《ひぢ》を曲《ま》げたまゝ左方《さはう》に強《つよ》く押《お》し遣《や》るのである。どう押《お》し遣《や》るかと云《い》ふに、左腕《ひだりうで》を左方《さはう》に平《たひら》に、肱《ひぢ》を曲《ま》げたまゝ、引返《ひきかへ》すに當《あた》つて、左手《さしゆ》が頸《くび》のところに來《き》た時《とき》に、右手《みぎて》を以《もつ》て左手《ひだりて》の小端《こは》の小指《こゆび》の附根《つけね》のところに右《みぎ》の手《て》の示指《ひとさしゆび》と中指《なかゆび》の股《また》の所《ところ》が當《あた》るやうに挾《はさ》み、左手《さしゆ》の手頸《てくび》を曲《ま》げることなく、左手《さしゆ》の肱《ひぢ》の中央《ちうあう》と、左《ひだり》の中指《なかゆび》とが一直線《ちよくせん》を保《たも》つやうにし、左手《さしゆ》は顎《あご》の下《した》、頸《あご》に接《せつ》して、殆《ほとん》ど水平《すゐへい》の位置《ゐち》を保《たも》つやうにし強《つよ》く押《お》し遣《や》るのである。斯《か》くして左《ひだり》の肱《ひぢ》を十二分《ぶん》に後方《こうはう》に突《つ》き出《だ》して、胸《きよう》廓《くわく》を十二分《ふん》に擴《ひろ》がらせるのであるが此《こ》の時《とき》左《ひだり》の肱《ひぢ》をば水平《すゐへい》より稍上《やゝうへ》に上《あ》げるやうにし、下《さ》げてはならぬ。そこで今度《こんど》はこれを元《もと》の準備姿勢《じゆんびしせい》の位置《ゐち》に歸《かへ》すと同時《どうじ》に、前《まへ》の如《ごと》く右手《みぎて》を以《もつ》て左肱《ひだりひぢ》を右方《うはう》に強《つよ》く引込《ひきこ》み、「二」の懸聲《かけごゑ》と共《とも》に、同上《どうじやう》の運動《うんどう》を機敏《きびん》に繰《く》り返《かへ》し、引續《ひきつゞ》き二、三、四・・・と十迄《まで》行《おこな》つて止《や》む。次《つぎ》に右腕《みぎうで》の運動《うんどう》を前《まへ》と同樣《どうやう》にして、矢張《やはり》十回《くわい》繰返《くりかへ》すのである。此《こ》の運動《うんどう》に於《お》いて顔《かほ》は常《つね》に正面《しやうめん》に向《む》けて置《お》くことに注意《ちうい》すべきである。

說明　此《こ》の運動《うんどう》の目的《もくてき》は、左右《さいう》の肩胛骨《けんかふこつ》の開閉《かいへい》を十二分《ふん》にし、以《もつ》て胸廓《きようくわく》を擴大《くわくだい》せしむるにある。前《まへ》に述《の》べた第《だい》三動《どう》の場合《ばあひ》に於《お》いても、胸廓《きようくわく》を平均《へいきん》に擴《ひろ》げることにはなるが、此《こ》の場《ば》合《あひ》に於《お》ては、左右《さいう》の肩胛骨《けんかふこつ》が背部《はいぶ》に於《お》いて密着《みつちやく》する故《ゆゑ》に、兩方《りやうはう》の肱《ひぢ》が一文字《もんじ》となる迄《まで》しか開《ひら》けない。然《しか》るに此《こ》の第《だい》五動《どう》に在《あ》つては、それ以上《いじやう》十二分《ふん》若《も》しくは十五分《ふん》に開閉《かいへい》の度《ど》を強《つよ》めることが出來《でき》る。又肱《またひぢ》を極度《きよくど》までに、後方《こうはう》に突《つ》き付《つ》ける場合《ばあひ》には、肺《はい》の前面《ぜんめん》が充分《じうぶん》に延《のば》されその背面《はいめん》は反對《はんたい》に強《つよ》く縮《ちゞ》められることになる。而《しか》して此《こ》の肱《ひぢ》を反對《はんたい》に強《つよ》く引込《ひきこ》む場合《ばあひ》には肺《はい》の背面《はいめん》は反對《はんたい》に延《の》ばされて、前面《ぜんめん》が縮《ちゞ》められることになる。從《したが》つて此《こ》の運動《うんどう》は兩肺《りやうはい》の伸縮《しんしゆく》胸廓《きようくわく》の擴大《くわくだい》が十二分《ぶん》に行《おこな》はれ、同時《どうじ》にその邊《へん》の筋肉《きんにく》も十二分《ぶん》に伸縮《しんしゆく》して彈力《だんりよく》を增進《ぞうしん》するのである。勿論《もちろん》上體《じやうたい》をも半《なか》ば捻《ひね》る運動《うんどう》であるから、脊髓《せきずゐ》その他《た》の運動《うんどう》となつてゐる。第《だい》一動《どう》から第《だい》五動《どう》までは、上體運動《じやうたいうんどう》の重要《ぢゆうえう》なるものであつて、これらに依《よ》つて、血液《けつえき》は平《へい》均《きん》にその循環《じゆんくわん》を促進《そくしん》され、爲《ため》に身體《しんたい》は內部《ないぶ》から、溫味《あたゝかみ》を感《かん》ずるやうになつて頸筋《くびすぢ》の方《はう》まで柔軟《じうなん》になつて來る。

此《こ》の運動《うんどう》は上體《じやうたい》を捻轉《ねんてん》することに依《よ》つて內臟《ないぞう》に於《お》ける血行《けつかう》を促進《そくしん》する運動《うんどう》ともなり、又《また》下肢《かし》の諸關節《しよくわんせつ》にも間接《かんせつ》に運動《うんどう》を與《あた》へることになつてゐる。

第六動（頭を左右に振る運動回數左右合計約十二回）

準備姿勢　前動《ぜんどう》の如《ごと》く正面《しやうめん》に向《む》つて端坐《たんざ》し、兩手《りやうて》は正《たゞ》しく左右《さいう》に垂《た》れて疊《たゝみ》につけ、頭《あたま》は左方《さはう》に傾《かたむ》けて置《お》く。

運動方法　先《ま》づ「一」の掛聲《かけごゑ》と共《とも》に、頭《あたま》を右《みぎ》の肩《かた》の眞中《まんなか》に向《むか》つて振《ふ》る。卽《すなは》ち顎《あご》を引《ひ》いて耳朶《み、たぶ》が肩《かた》の眞中《まんなか》に着《つ》くまで、機勢《はずみ》を以《もつ》て、急激《きふげき》にグンと振《ふ》りつけ、次《つぎ》に「二」の掛聲《かけごゑ》を以《もつ》て、直《たゞち》にその反射作用《はんしやさよう》を利用《りよう》し、それを左《ひだり》の肩《かた》の眞中《まんなか》に向《むか》つて、前《まへ》と同《おな》じやうに、眞中《まんなか》に耳朶《み、たぶ》が肩《かた》に着《つ》くまでグンと振《ふ》り付《つ》ける。かくて、三、四、五、六、七、八、九、十、一、二と十二回《くわい》凡《すべ》て反動《はんどう》を以《もつ》て機敏《きびん》に繰《く》り返《かへ》す。呼稱《こしよう》は低聲《ていせい》に輕《かる》く行《おこな》ふがよい。

注意　此《こ》の運動《うんどう》は頭《あたま》の重《おも》さを利用《りよう》するものであるから、決《けつ》して頭《あたま》や頸《くび》に力《ちから》を入《い》れてはならぬ、(第《だい》七、八の二動《どう》もそれと同樣《どうやう》である。)而《しか》して初《はじ》めは耳朶《み、たぶ》が肩《かた》に着《つ》かぬ人《ひと》もあるが、これは頸筋等《くびすぢとう》に故障《こしやう》がある爲《ため》である。怠《おこた》らず練習《れんしふ》すると自然《しぜん》に着《つ》く樣《やう》になる。

說明　從來《じうらい》の運動法《うんどうはふ》に於《おい》て、頭《あたま》を振《ふ》る場合《ばあひ》、これを急激《きふげき》に行《おこな》ふのは害《がい》があるやうに思《おも》ひ上下左右《じやうげさいう》とも、一旦《たん》中途《ちうと》で止《や》めて、之《これ》を三段《だん》に動《うご》かしたのである。我《わ》が自彊術《じきやうじゆつ》は苟《いやしく》も關《くわん》節運動《せつうんどう》の許《ゆる》す限《かぎ》り極端《きよくたん》から極端《きよくたん》まで頭《あたま》を錘《おもり》とし、機勢《はずみ》を以《もつ》て出來《でき》る丈《た》け強《つよ》く振《ふ》り付《つ》けるのであるから、これに依《よ》つて頸筋《くびすぢ》を充分《じうぶん》に延《の》ばすことが出來《でき》る。若《も》し反動《はんどう》を利用《りよう》せずに、靜《しづか》に三段《だん》に動《うご》かす丈《だけ》では頸筋《くびすぢ》は決《けつ》して充分《じうぶん》に延《の》ばし得《え》られぬから、醫療的効果《いれうてきかうくわ》を奏《そう》し得《え》られぬのみならず、反射作用《はんしやさよう》を以《もつ》てするに非《あらず》んば反《かへ》つて血管《けつくわん》に壓迫《あつぱく》を加《くは》へて循環《じゆんくわん》を阻止《そし》する恐《おそれ》がある。

第七動（頭を上下に振る運動合計約十二回）

準備姿勢　前動《ぜんどう》と同《おな》じく端坐《たんざ》し、顔《かほ》を仰向《あふむ》け、兩手《りやうて》をば膝頭《ひざがしら》に置《お》く。

運動方法　先《ま》づ「一」の掛聲《かけごゑ》で頸《くび》を胸板《むないた》に着《つ》くまで機勢《はずみ》を以《もつ》て、グンと振《ふ》り下《さ》げ、次《つぎ》に「二」の掛聲《かけごゑ》を以《もつ》て、その反動《はんどう》を利用《りよう》し、直《たゞち》に之《これ》を後方《こうはう》に振《ふ》り付《つ》け、後頭部《こうとうぶ》が背《せ》に着《つ》く如《ごと》くする此《こ》の場合《はあひ》顔《かほ》は殆《ほとん》ど天井《てんじやう》と並行線《へいかうせん》を畫《ゑが》くやうになる。かくて三、四、五、六、七、八、九、十、一、二の掛聲《かけごゑ》で十二回《くわい》繰返《くりかへ》す。兩手《りやうて》を膝頭《ひざがしら》に置《お》くのは運動《うんどう》の惰力《だりよく》に依《よ》つて脊骨《せきこつ》を彎曲《わんきよく》せしめぬ爲《ため》、卽《すなは》ち上體《じやうたい》を支《さゝ》へて、なるべく垂直《すゐちよく》を保《たも》たせる爲《ため》である。

説明　これは頸全體《くびぜんたい》の運動《うんどう》で、頸筋《くびすぢ》を柔軟《じうなん》ならしめ、且之《かつこれ》を太《ふと》くし、叉僧帽筋甲狀腺《またそうぼうきんかふじやうせん》その他《た》頸《くび》の諸筋《しよすぢ》の伸縮《しんしゆく》を自在《じざい》にさせる。又此《またこ》の運動《うんどう》は突然若《とつぜんもし》くは長時間仰向《ちやうじかんあふむ》いた爲《ため》に眩暈《めまひ》を催《もよほ》し又《また》は卒倒《そつたう》するが如《ごと》き憂《うれひ》を除《のぞ》き音聲《おんせい》を强大《きやうだい》ならしめる效《かう》がある。

第八動

（頭を左右に廻す運動
同數合計約十二回）

準備姿勢　前動《ぜんどう》と同《おな》じ、但《たゞ》し顏《かほ》を眞直《まつすぐ》にして左肩《さけん》の上《うへ》に向《む》けて置《お》く。

運動方法　「一」の掛聲《かけごゑ》で顎《あご》が右《みぎ》の肩《かた》の上《うへ》に達《たつ》するまで機勢《はずみ》を以《もつ》て急激《きふげき》に振《ふ》り向《む》け、「二」の掛聲《かけごゑ》を以《もつ》て、直《たゞち》に顎《あご》を左肩《さけん》の上《うへ》に達《たつ》するまで振《ふ》り向《む》ける。かくして、前動《ぜんどう》と同《おな》じく反射《はんしや》作用《さよう》を利用《りよう》して三、四、五、六、七、八、九、十、一、二と十二回《くわい》繰《く》り返《かへ》す。

説明　此《こ》の運動《うんどう》は、前《まへ》の二動《どう》と相俟《あひま》つて頸筋全部《くびすぢぜんぶ》を强《つよ》くし、頸《くび》の關節《くわんせつ》を自在《じざい》にし、又首《またくび》の位置《ゐち》を正《たゞ》しくする、隨《したが》つて腦《なう》の血液循環《けつえきじゆんくわん》をよくし、その疲勞《ひらう》を除《のぞ》き、且《か》つ姿勢《しせい》を正《たゞ》しくする。特《とく》に又耳《またみゝ》を健全《けんぜん》にする效《かう》もあるから、耳《みゝ》だれ等《とう》の疾患《しつくわん》のある人《ひと》で、此《こ》の運動《うんどう》が完全《くわんぜん》に出來《でき》るやうになれば自《おのづか》ら全治《ぜんぢ》する。瘰癧等《るゐれきとう》も容易《ようい》に治癒《ちゆ》するものである。

注意　第《だい》一動《どう》から第《だい》五動《どう》までの準備運動《じゆんびうんどう》をせずに、突然上述《とつぜんじやうじゆつ》の三動《どう》を行《おこな》ふと、その運《うん》動《どう》が機勢《はづみ》を以《もつ》て急激《きふげき》に行《おこな》ふものである爲《ため》、虚弱《きよじやく》な人《ひと》などは時《とき》とすると眩暈《めまひ》を催《もよほ》すこともある。然《しか》しこれは次《つぎ》の第《だい》九、十、十一の運動《うんどう》を行《おこな》へば、直《たゞ》ちに癒《なほ》るのである。

第九動

（頸を叩く運動 回數各約六回）

準備姿勢　前動《ぜんどう》と同《おな》じく端坐《たんざ》し、頭《あたま》を右方《うはう》に充分《じうぶん》に、且眞横《かつまよこ》に傾《かたむ》ける。此《こ》の場合《ばあひ》、耳《みゝ》が肩《かた》に接觸《せつしよく》する位《くらゐ》にする。又右手《またみぎて》を延《の》ばして親指《おやゆび》を曲《ま》げ、四本指《ほんゆび》を密着《みつちやく》せず人差指《ひときしゆび》の小端《こは》を傾《かたむ》けて頸《くび》に當《あ》てる。

運動方法　「一」の掛聲《かけごゑ》で頸《くび》に當《あ》て、置《お》いた手《て》の小端《こは》で、左耳《ひだりみゝ》の下《した》、淋巴腺《りんはせん》のところを叩《たゝ》き、引《ひ》き續《つゞ》き二、三、四、五、六と六囘叩《くわいたゝ》き、次《つぎ》に頸《くび》を上《うへ》に且《か》つ斜《なゝめ》に傾《かたむ》けて顎《あご》の下部《かぶ》卽《すなは》ち咽《の》喉佛《どほとけ》と淋巴腺《りんはせん》の間《あひだ》なる頸動脈《くびどうみやく》の上《うへ》を六囘叩《くわいたゝ》き、更《さら》に額《かほ》を正面《しやうめん》にして仰《あふ》むき、矢張示指《やはりひときしゆび》の小端《こは》を以《もつ》て顎《あご》の眞下《ました》（咽喉佛《のどほとけ》の上《うへ》）を六囘叩《くわいたゝ》く。以上右手《いじやうみぎて》で叩《たゝ》く運動《うんどう》が終《をは》つたならば、今度《こんど》は頭《あたま》を左方《さはう》に充分《じうぶん》傾《かたむ》け、左手《ひだりて》の小端《こは》を以《もつ》て叩《たゝ》くのである。叩《たゝ》く強度《きやうど》は何《いづ》れも頭《あたま》に震動《しんどう》を與《あた》へる程度《ていど》にする。

說明　始《はじ》めて耳《みゝ》の直下《ちよくか》の淋巴腺《りんぱせん》を叩《たゝ》き次《つぎ》に斜《ななめ》に顎《あご》の下《した》を叩《たゝ》くのは共《とも》に震動《しんどう》を頭腦《づなう》に與《あた》へてその血液循環《けつえきじゆんくわん》を助《たす》けるのであるが、同時《どうじ》に、耳疾《じしつ》、齲齒《むしは》等《とう》の豫防《よぼう》及《およ》び治療《ちれう》にもなる。又《また》第《だい》三の咽《の》喉佛《どぼとけ》の上《うへ》を叩《たゝ》くのは、甲狀腺《かふじやうせん》及《およ》び齒齦《しぎん》等《とう》を強壯《きやうさう》にする爲《ため》である。

第十動（後頭部を叩く運動回數約六囘）

準備姿勢　前動《ぜんどう》の如《ごと》く端坐《たんざ》し、頭《あたま》を前方《ぜんぱう》に充分《じうぶん》垂《た》れ、左手《ひだりて》の小指《こゆび》の小端《こは》を鉈打《なたうち》をする時《とき》のやうに後頭《うしろくび》に當《あ》てゝ置《お》く。

運動方法　「一」の掛聲《かけごゑ》で、後頭《うしろくび》に當《あ》てゝ置《お》いた手《て》の小指《こゆび》の小端《こは》で、後頭《うしろくび》の俗《ぞく》に盆窪《ぼんのくぼ》と稱《しよう》するところを六囘《くわい》叩《たゝ》く。此《こ》の場合《ばあひ》肱《ひぢ》を高《たか》く上《あ》げて後頭《うしろくび》と水平《すゐへい》になるやうにする。次《つぎ》に右手《みぎて》を以《もつ》て同《おな》じ場所《ばしよ》を同《おな》じやうな方法《はうはふ》で六囘《くわい》叩《たゝ》く。叩《たゝ》く強度《きやうど》は顏面《がんめん》にピン〳〵響《ひゞ》く位《くらゐ》にする。

說明　此《こ》の運動《うんどう》は顏面神經《がんめんしんけい》の痲痺《まひ》若《も》しくは痙攣等《けいれんとう》の豫防《よばう》となり、又《また》はそれらの疾患《しつくわん》を治《ち》癒《ゆ》することになる。

第十一動（額を叩く運動 回數約六回）

準備姿勢　端坐《たんざ》して上向《うはむ》きとなり、頭《あたま》を充分《じうぶん》に後《うしろ》に垂《た》れ先《ま》づ左手《ひだりて》を握《にぎ》り、拳《こぶし》を額《ひたひ》に當《あ》てて置《お》く。

運動方法　「一」の掛聲《かけごゑ》で運動《うんどう》を起《おこ》し六回《くわい》叩《た》き、次《つ》ぎに右手《みぎて》で六回《くわい》叩《た》く。強度《きやうど》は前同樣《ぜんどうやう》である。

說明　此《こ》の運動《うんどう》は鼻及《はなおよ》び眼《め》の神經《しんけい》に刺戟《しげき》を與《あた》へ、同時《どうじ》に頭腦全部《づなうぜんぶ》にも震動《しんどう》を與《あた》へるから頭蓋骨《づがいこつ》の內部《ないぶ》に鬱滯《うつたい》して居《ゐ》る血液《けつえき》の循環《じゆんくわん》と、瓦斯《がす》の發散《はつさん》を促進《そくしん》する作用《さよう》をする。又此《またこ》の運《うん》動《どう》を行《おこな》へば鼻加答兒《ひかたる》、蓄膿症《ちくのうしやう》、肥厚性鼻炎等《ひこうせいびえんとう》などに罹《かゝ》る虞《おそれ》がなく、鼻茸《ひじ》などは絕對《ぜつたい》に出《で》ぬ。

若《も》し出《で》て居《ゐ》る人《ひと》でも絶《た》えず此《こ》の自彊術《じきやうじゆつ》を實習《じつしふ》すると、敢《あへ》て外科的施術《げくわてきしじゆつ》を受《う》けずとも、自然《しぜん》に治療《ちれう》されるのである。

注意　以上第九《じやうだい》、十、十一動《どう》の三種《しゆ》は實習《じつしふ》の際《さい》は、一氣《き》になるべくドン〳〵つゞけて行《おこな》ふことになつて居《ゐ》る。なほ此等《これら》各動《かくどう》の醫療的效果《いれうてきかうくわ》は單《たん》に、これら一二種《しゆ》の運動《うんどう》によつてのみ完全《くわんぜん》には得《え》られるものでない、既《すで》に屢々《しば〳〵》述《の》べたやうに、全部《ぜんぶ》三十一動《どう》を通《つう》じて行《や》つた結果《けつくわ》が、かゝる效力《かうりよく》を齎《もたら》すものであるから、實習者《じつしふしや》はくれ〳〵も此《こ》のことを忘《わす》れてはならぬ。

第十二動（眼球を移動する運動回數約二回）

準備姿勢　前動《ぜんどう》と同《おな》じく端坐《たんざ》し、兩手《りやうて》の人差指《ひとさしゆび》と中指《なかゆび》とを密着《みつちやく》させて、各之《おの〳〵これ》を眼球《がんきう》の上部《じやうぶ》と骨《ほね》との間《あひだ》に當《あ》てゝ置《お》く。

運動方法　先《ま》づ「一」の掛辭《かけごゑ》と共《とも》に、準備姿勢《じゆんびしせい》の時《とき》、當《あ》てゝ置《お》いたところを押《お》し、「二」で眼球《がんきう》の下《した》と骨《ほね》との間《あひだ》を押《お》し、「三」で中指《なかゆび》の指頭《ゆびさき》のみで眼尻《めじり》を押《お》し、「四」で同《おな》じ指《ゆび》で眼頭《がんとう》を押《お》し、最後《さいご》に「五」で掌《てのひら》を頬《ほゝ》に平《たひら》に當《あ》て人差指《ひとさしゆび》と中指《なかゆび》とで眼球《がんきう》の中央《ちうあう》即《すなは》ち瞳孔《どうこう》を中心《ちうしん》に奥《おく》の方《はう》へ強《つよ》く押《お》すのである、此《こ》の運動《うんどう》は二回《くわい》繰《く》り返《かへ》す。第《だい》一から第《だい》二までは指先《ゆびさき》を立《た》て、眞直《まつすぐ》に押《お》す。

説明　此《こ》の運動《うんどう》は近視眼《きんしがん》の豫防《よばう》、又《また》はその治療法《ちれうはふ》となり、又眼球《またがんきう》の疲勞《ひらう》を救治《きうち》する效力《かうりよく》を有《いう》して居《ゐ》る。從來《じうらい》から眼《め》の疲勞《ひらう》した場合《ばあひ》には、これを摩擦《まさつ》するのが常《つね》であるが、これは充血《じうけつ》させるから寧《むし》ろ有害《いうがい》である。故《ゆゑ》に我《わ》が自彊術《じきやうじゆつ》では、眼球《がんきう》を四方《はう》から押《お》して、その筋《すぢ》を延《の》ばし、之《これ》に移動《いどう》を與《あた》へるのであるが、是《これ》も矢張《やは》り機勢《はずみ》を以《もつ》て押《お》すがよい。凡《およ》そ物《もの》を凝視《ぎようし》する時《とき》には、眼球《がんきう》が外部《ぐわいぶ》に飛《と》び出《だ》すやうになる。そこで之《これ》を押《お》し込《こ》めて、舊《もと》の位置《ゐち》に復《ふく》せしめることが必要《ひつえう》である。而《しか》して之《これ》を押《お》し込《こ》むと、眼脂《めやに》又《また》は眼底《がんてい》に鬱滯《うつたい》する惡水《あくすゐ》が排除《はいじよ》され、同時《どうじ》に血液《けつえき》が代謝《たいしや》して來《く》るから、眼《め》は爲《ため》に榮養《えいやう》を與《あた》へられたることになる。トラホーム等《とう》の如《ごと》きは難症《なんしやう》でも速《すみやか》に治癒《ちゆ》することが出來《でき》る。眼底《がんてい》の血管《けつくわん》の溢血《いつけつ》したのすらも癒《なほ》つた實例《じつれい》がある。

注意　以上《いじやう》第《だい》一動《どう》より第《だい》十二動《どう》まで全部《ぜんぶ》の實演時間《じつゑんじかん》は、熟練者《じゆくれんしや》は凡《すべ》てゞ約《やく》三分間《ぷんかん》で足《た》りるものである。

なほ此《こ》の場合《ばあひ》、一言《げん》したいことは、我自彊術《わがじきやうじゆつ》は、最初《さいしよ》の第《だい》一から第《だい》十二動《どう》までは、我日《わがに》本人獨特《ほんじんどくとく》の端坐姿勢《たんざしせい》を以《もつ》て行《おこな》ふことになつて居《ゐ》るが、是《これ》は上體運動《じやうたいうんどう》を完全《くわんぜん》に行《おこな》ふに都合《つがふ》がよいからである又間接《またかんせつ》には上體《じやうたい》の重量《ぢうりやう》を下肢《したもゝ》に負《お》はせて置《お》いて、運動《うんどう》するが爲《ため》に腰《こし》、膝《ひざ》、足首等《あしくびとう》の關節《くわんせつ》を十二分《ぶん》に強《つよ》めることが出來《でき》るのである。

一體日本人《たいにほんじん》の坐《すわ》ると云《い》ふ習慣《しふくわん》は自然《しぜん》にその腰《こし》の粘《ねば》りを強《つよ》くならしめ、且膝《かつひざ》、足首等《あしくびとう》の關節《くわんせつ》の働《はたらき》を自由《じいう》ならしめるものであるから、我國人《わがこくじん》は坐《すわ》ることの出來《でき》ぬ外國人《ぐわいこくじん》に比《ひ》して、より以上《いじやう》の敏活性《びんくわつせい》を有《いう》して居《ゐ》る。然《しか》るに吾人《ごじん》は從來坐《じうらいすわ》ることの出來《でき》ぬ外國人《ぐわいこくじん》から體操法等《たいさうはふとう》を教《をし》へられてゐたので、云《い》はゞ不具者《ふぐしや》から體操《たいさう》を學《まな》んで居《ゐ》たやうな感《かん》もあるのである。論《ろん》より證據《しようこ》、兵隊上《へいたいあが》りの人《ひと》は大抵下肢《たいていかし》の屈伸《くつしん》が自在《じざい》でない。これは西洋式體操《せいやうしきたいさう》に依《よ》つてゐる弊《へい》ではあるまいか。坐《すわ》り方《かた》に就《つ》いて猶《なほ》一言《ごん》す可《べ》き事《こと》は我《わ》が自彊術《じきやうじゆつ》は飽《あ》くまで左右《さいう》の權衡《けんかう》を保《たも》ち且均等《かつきんとう》の發育《はついく》を期《き》するものであるから足《あし》を重《かさ》ねずに親指《おやゆび》と親指《おやゆび》とを並《なら》べ、膝頭《ひざがしら》を密接《みつせつ》して正《たゞ》しく坐《すわ》るやうにするのである。足《あし》を重《かさ》ねると身體《しんたい》が斜《なゝめ》に傾《かたむ》き易《やす》く、又《また》一方《はう》の足《あし》に偏《へん》した壓迫《あつぱく》を與《あた》へることになるからこれを避《さ》けるのである。

第十三動

（兩足を前方に投出し、兩手を揃へて前方に伸ばす運動回數約二十回）

準備姿勢　兩足《りやうあし》を揃《そろ》へて前方《ぜんぱう》へ投《な》げ出《だ》し、足尖《あしさき》を反《そ》らし、膝《ひざ》の下《した》はシカと疊《たゝみ》に着《つ》けて置《お》く、次《つぎ》に兩手《りやうて》の親指《おやゆび》を組《く》み合《あは》せて指尖《ゆびさき》を膝頭《ひざがしら》の眞中《まんなか》に置《お》き、上體《じやうたい》は頭《あたま》と共《とも》に腕《うで》の延《の》びきるまで反身《そりみ》になる。

運動方法　「一」の掛《か》け聲《こえ》と同時《どうじ》に組《く》み合《あは》せた兩手《りやうて》を、上體《じやうたい》と共《とも》に、足《あし》の爪先《つまさき》即《すなは》ち指《ゆび》を越《こ》え、前方《ぜんぱう》に急激《きふげき》に、突《つ》き出《だ》されるだけ突《つ》き出《だ》し、更《さら》にその反動《はんどう》を利用《りよう》し、直《すぐ》に舊《もと》の姿勢《しせい》に返《かへ》る。これを一回《くわい》とし、突出《つきだ》す時《とき》にのみ掛聲《かけごえ》を用《もち》ゐ、引込《ひきこ》む時《とき》は默《もく》して行《おこな》ふ。かくて二、

三、四、五、六、七、八、九、十に至《いた》つてやみ、それを二回《くわい》繰《く》り返《かへ》す。此《こ》の運動中兩手《うんどうちうりやうて》を前方《ぜんはう》へ突出《つきだ》す際《さい》には、額《ひたひ》を向脛《むかうずね》に打《う》ち付《つ》ける如《ごと》くし、兩手《りやうて》の指頭《ゆびさき》が爪先《つまさき》を越《こ》えて疊《たゝみ》に着《つ》く迄《まで》を程度《ていど》とする。又膝《またひざ》は往々《わうく》曲《まが》つて疊《たゝみ》から離《はな》れ勝《が》ちであるが、之《これ》を防《ふせ》ぐには踵《かゝと》を充分《じうぶん》に前方《ぜんはう》に突《つ》き付《つ》け、前《まへ》に述《の》べた通《とほ》り爪先《つまさき》を立《た》てゝ内方《うちかた》に屈《かゞ》めてやればよい。又此《またこ》の運動《うんどう》は兩足《りやうあし》を頭《あたま》の上《うへ》に擧《あ》げる運動《うんどう》とも見《み》られる。

說明　此《こ》の運動《うんどう》は上體《じやうたい》の錘《おもり》を借《か》りて、背面全部《はいめんぜんぶ》の筋《すぢ》・例《たと》へば腰《こし》、脊髓等《せきずゐとう》の筋《すぢ》を極度《きよくど》まで引《ひ》き伸《の》ばす役目《やくめ》を持《も》つて居《ゐ》る。隨《したが》つて股《また》の裏筋全部《うらすぢぜんぶ》も充分《じうぶん》に引《ひ》き伸《の》ばされるのである。又《また》腹部《ふくぶ》の運動《うんどう》ともなることは云《い》ふ迄《まで》もない。此《こ》の運動《うんどう》は脊中《せなか》の筋《すぢ》を引伸《ひきの》ばすから老年《らうねん》に及《およ》んでも俗《ぞく》に云《い》ふ海老腰《えびこし》になる憂《うれひ》がない。下腹《したはら》の下垂《かする》してゐる人《ひと》や脊髓《せきずゐ》の惡《わる》い人《ひと》は此《こ》の運動《うんどう》が充分《じうぶん》に出來《でき》ぬものであるが、練習《れんしふ》を積《つ》むに從《したが》つて漸次《ぜんじ》やれる樣《やう》になる。

第十四動

（四這になつて全身を上下に動かす運動回數約十回）

準備姿勢　先《ま》づ兩手《りやうて》を肩幅《かたはゞ》丈けの間隔《かんかく》に置《お》き、兩肱《りやうひぢ》をしつかり張《は》り延《の》ばして上體《じやうたい》を支《さゝ》へ手頭《てくび》は肩《かた》の眞下《ました》に、手《て》は眞直《まつすぐ》に前方《ぜんぽう》に向《む》け、八字《じ》形《けい》にならぬ様《やう》にする。又兩足《またりやうあし》は揃《そろ》へて密《みつ》接《せつ》せしめ、爪先《つまさき》を立《た》て、かくして全身《ぜんしん》を一直線《ちよくせん》に支《さゝ》へる。

運動方法　「一」の掛《か》け聲《ごえ》で肱《ひぢ》を胴《どう》に接《せつ》して曲《ま》げ、腹部《ふくぶ》が將《まさ》に疊《たゝみ》に着《つ》かんとするところまで下《さ》げ、更《さら》に機勢《はずみ》を以《もつ》て舊位置《きうゐち》に復《ふく》する、（前方《ぜんぽう》に泳《およ》ぐやうにやつてはならぬ）之《これ》を一囘《くわい》とし、十囘《くわい》繰《く》り返《かへ》す。此《こ》の運動《うんどう》は全身《ぜんしん》が一枚《まい》の板《いた》の如《ごと》く一直線形《ちよくせんけい》を保《たも》つを必要《ひつえう》とする。腰《こし》が上《あが》り過《す》ぎたり、下《さが》り過《す》ぎたりせぬやうに注意《ちうい》をせねばならぬ。

説明　此《こ》の運動《うんどう》は第《だい》十三動《どう》の極端運動《きよくたんうんどう》から、第《だい》十五動《どう》の極端運動《きよくたんうんどう》に至《いた》る中間《ちうかん》の準備運動《じゆんびうんどう》であつて、全身《ぜんしん》の平均《へいきん》と聯絡《れんらく》を得《え》さしめる爲《ため》にする調節運動《てうせつうんどう》である。同時《どうじ》に腹筋《はらすぢ》を強《つよ》め、肩及《かたおよ》び腕《うで》の力《ちから》をも強《つよ》くする。

第十五動　（腹面の筋を平均に伸し、骨格を正しくする運動回數約二十回）

準備姿勢　第《だい》十四動《どう》の姿勢《しせい》から直《たゞち》に兩足《りやうあし》を伸《の》ばし、その兩足《りやうあし》の甲《かふ》と膝頭《ひざがしら》とを疊《たゝみ》に着《つ》けて置《お》く。肱《ひぢ》は充分《じうぶん》に伸《の》ばし、兩手《りやうて》の位置《ゐち》方向《はうかう》は凡《すべ》て前動《ぜんどう》と同型《どうけい》にする。

運動方法　「一」の掛聲《かけごゑ》と共《とも》に頭《あたま》を充分《じうぶん》に上《うへ》に擧《あ》げ、同時《どうじ》に機勢《はずみ》を以《もつ》て上體《じやうたい》を極力《きよくりよく》反《そ》らせ、胸筋《きようきん》、腹筋《ふくきん》等《とう》を充分《じうぶん》に引延《ひきの》ばすやうにする。これを一囘《くわい》とし、一から十までを二度迅《じん》速《そく》に繰《く》り返《かへ》す。反《そ》る時《とき》に肱《ひぢ》を曲《ま》げたり、頭《あたま》を前方《ぜんはう》に下《さ》げてはならぬ。

説明　此《こ》の運動《うんどう》は第《だい》十三動《どう》の正反對《せいはんたい》であつて、特《とく》に胸腹《むねはら》の諸筋《しよすぢ》を伸《の》ばし、同時《どうじ》に猫脊《ねこぜ》を防《ふせ》ぐ方法《はうはふ》である。日本人《にほんじん》は古來《こらい》座業《ざげふ》を執《と》る習慣《しふくわん》から、自然《しぜん》身體《しんたい》が前方《ぜんはう》に屈《かゞ》み勝《が》ちで所謂《いはゆる》猫脊《ねこぜ》の人《ひと》が多《おほ》い。また胃腸《ゐちやう》等《とう》内臟《ないざう》の諸機關《しよきくわん》に故障《こしやう》のある人《ひと》も多《おほ》くは猫脊《ねこぜ》である。これは内臟《ないざう》を伸縮《しんしゆく》する筋《すぢ》が萎縮《ゐしゆく》し、從《したが》つて内臟《ないざう》が壓迫《あつぱく》されるからである。故《ゆゑ》にこれを充分《じうぶん》引《ひ》き伸《の》ばさぬ限《かぎ》りは、胸廓《きようくわく》の不正《ふせい》を改《あらた》めることも、内臟《ないざう》の位置《ゐち》をたゞしくすることも出來《でき》ないのである。

第十六動　（直立して、左右の上肢を一齊に上下する運動回數、上下各約二十回）

準備姿勢　正面《しやうめん》に向《む》いて直立《ちよくりつ》し、足《あし》は六十度《ど》の角度《かくど》に開《ひら》き、兩手《りやうて》は開《ひら》いて股《また》の外側《そとがは》に垂《する》下《か》して置《お》く。

運動方法　「一」の掛聲《かけごゑ》と共《とも》に兩腕《りやううで》を伸《の》ばしたまゝ、機勢《はずみ》を以《もつ》て一齊《さい》に上方《じやうはう》にグンと振《ふ》り上《あ》げ、上膊《じやうはく》は耳《みゝ》を磨《こす》つて通《とほ》り、肱《ひぢ》は曲《ま》げぬやうにする。（兩手《りやうて》を振上《ふりあ》げる場合《ばあひ》、上體《じやうたい》は隋《だ》力《りよく》に依《よ》つて、少《すこ》し反身《そりみ》になるほど強《つよ》く行《おこな》ふ）かく兩腕《りやううで》をグンと振《ふ》り上《あ》げたならば、今度《こんど》は「二」の掛聲《かけごゑ》と共《とも》に、その反動《はんどう》を以《もつ》て充分《じうぶん》これを下方《かはう》に一齊《せい》に振《ふ》り下《さ》げ、腕《うで》を股《また》のところで止《と》めずに、隋力《だりよく》を利用《りよう》して後方《こうはう》へやれるだけやる（此《こ》の場合《ばあひ》に上體《じやうたい》を前屈《ぜんくつ》せぬやうに注意《ちうい》する）これを一から十まで四度繰《たびく》り返《かへ》す。即《すなは》ち上下各《じやうげかく》二十回《くわい》づゝ行《おこな》ふことになるのである。

説明　此《こ》の運動《うんどう》は如何《いか》なる效果《かうくわ》があるかと云《い》ふと、既《すで》に前動《ぜんどう》に依《よ》り、胸廓《きようくわく》及《およ》び腹部《ふくぶ》の諸《しよ》筋《きん》が引《ひ》き伸《の》ばされ、心臓《しんざう》の邊《へん》もゆるやかにされてゐるところに、更《さら》に此《こ》の運動《うんどう》を行《おこな》ふのであるから、いよ〳〵心臓《しんざう》の活動《くわつどう》を促進《そくしん》して血液《けつえき》の循環《じゆんくわん》を助成《じよせい》し、同時《どうじ》に兩肩《りやうかた》の關節《くわんせつ》及《およ》び大《だい》胸筋《きようきん》、三角筋《かくきん》、僧帽筋《そうばうきん》、濶背筋等《くわつはいきんとう》に運動《うんどう》を與《あた》へるのである。従來此《じうらいこ》の種《しゆ》の類似《るゐじ》の運動法《うんどうはふ》に於《お》いては、一度《ど》上《あ》げた手《て》を下《さ》げる場合《ばあひ》、無理《むり》に股《また》のところで止め、その惰勢《だせい》を阻止《そし》するやうなやり方であつた。然《しか》るに我自彊術《わがじきやうじゆつ》に於《お》いては、此《こ》の惰勢《だせい》をそのまゝ利用《りよう》して、之《これ》を關《くわん》節《せつ》の働《はたら》き得《う》る極度《きよくど》まで後方《こうはう》に投《な》げ付《つ》けるやうに行《おこな》ふことになつてゐる。要《えう》するに惰力《だりよく》を中《ちう》止《し》することは、運動《うんどう》の目的《もくてき》に反《はん》し、且却《かつかへ》つて有害《いうがい》の結果《けつくわ》を齎《もたら》すものであると云ふのが、中《なか》井《ゐ》先生《せんせい》の主張《しゆちやう》であつて、先生《せんせい》は常《つね》に『凡《す》べて止《と》めると云《い》ふことは活《いか》すにあらずして殺《ころ》すなり』と云《い》はれて居《ゐ》るが、これは實《じつ》に千古《こ》の金言《きんげん》であると思《おも》ふ。

なほ此《こ》の運動《うんどう》に就《つ》いて一言《げん》したいことは、身體《からだ》に故障《こしやう》ある人《ひと》が此《こ》の運動《うんどう》を行《おこな》ふときは、腕《うで》を揃《そろ》へて上下《じやうげ》することが出來《でき》ず、兎角肱《とかくひぢ》が曲《まが》つたり、或《あるひ》は充分《じうぶん》に擧《あ》がるところまで上《あ》げられなかつたりする。特《とく》に妊娠《にんしん》の婦人《ふじん》などは兩腕《りやううで》が平生《へいぜい》のやうに上《あが》らぬものである。これは胎兒《たいじ》のために妨《さまた》げられて腹筋《ふくきん》の方《はう》に故障《こしやう》を生《しやう》じて居《ゐ》るからである。一寸考《ちよつとかんが》へると、腕《うで》の運動《うんどう》が完全《くわんぜん》にやれぬのは、腕《うで》それ自身《じしん》にのみ故障《こしやう》があるためのやうに思《おも》はれるが、その實《じつ》は内臓《ないざう》の或《あ》る部分《ぶぶん》、その他上體《たじやうたい》の筋肉等《きんにくとう》に不完全《ふくわんぜん》なところがあるため、これに關聯《くわんれん》して上《じやう》肢《し》の運動《うんどう》が束縛《そくばく》されることになる場合《ばあひ》が多《おほ》いからである。また極端《きよくたん》なる深呼吸《しんこきふ》などをやつて、胃腸《ゐちやう》の下垂《かする》して居《ゐ》る人《ひと》は、腕《うで》を眞直《まつすぐ》に伸《の》ばして、それを上下《じやうげ》することが、頗《すこぶ》る困難《こんなん》と云《い》ふよりは、寧《むし》ろこれをなし得《え》ざるものが多《おほ》い、しかし是《こ》れも胃腸《ゐちやう》の位置《ゐち》が正位《せいゐ》に復《ふく》するに從《したが》つて漸次《ぜんじ》容易《ようい》にやれるやうになるから、精々練習《せい〴〵れんしふ》するがよい。又第《まただい》一、第《だい》二、第《だい》三、第《だい》四、第《だい》五、第《だい》十三、第《だい》十四、第《だい》十五の各動《かくどう》、及《およ》び此《こ》の第《だい》十六動《どう》はすべて、直接又《ちよくせつまた》は間接《かんせつ》に各腹筋《かくふくきん》に運動《うんどう》を與《あた》へ且《か》つ内臓《ないざう》の位置《ゐち》を正《たゞ》しくすると同時《どうじ》に、その邊《へん》に鬱滯《うつたい》せる血液《けつえき》を散《ち》らし、又運動《またうんどう》に伴《ともな》ふ呼吸《こきふ》と相俟《あひま》つて血液《けつえき》の洗滌《せんでき》を行《おこな》ふといふ重大《ぢうだい》な役目《やくめ》を持《も》つて居《ゐ》るものである。

第十七動　（上肢を一方づゝ上下に囘轉する運動、囘數左右前後各約十囘）

準備姿勢　前動《ぜんどう》の如《ごと》く直立《ちよくりつ》し、先《ま》づ左腕《ひだりうで》を前方《ぜんぱう》に、肩《かた》と水平《すゐへい》に伸《の》ばす、此《こ》の場合《ばあひ》親指《おやゆび》を上《うへ》にし、小指《こゆび》を下《した》にする。

運動方法　先《ま》づ「一」の掛聲《かけごゑ》と共《とも》に迅速《じんそく》に下方《かはう》に向《む》けて圓形《ゑんけい》に振《ふ》り廻《まは》し、手《て》が準備姿勢《じゆんびしせい》の舊位《きうゐ》に來《き》た時《とき》「二」の掛聲《かけごゑ》をする、一から十に至《いた》る十囘《くわい》恰《あたか》もプロペラが囘轉《くわいてん》する如《ごと》く迅速《じんそく》に廻《まは》す。此《こ》の場合《ばあひ》腕《うで》には力《ちから》を入《い》れず、單《たん》に手《て》を錘《おもり》とするのである。そして廻《まは》す時《とき》は側面《そくめん》を正《たゞ》しく廻《まは》す樣《やう》にし、腕《うで》を斜《なゝめ》に振《ふ》らぬやうにする。今度《こんど》は反對《はんたい》の方向《はうかう》に、卽《すなは》ち元《もと》の準備姿勢《じゆんびしせい》の位置《ゐち》から上方《じやうはう》に向《む》け逆《ぎやく》に囘轉《くわいてん》すること十囘《くわい》（前後《ぜんご》共《とも》體《たい》を直立《ちよくりつ》する姿勢《しせい》を取《と》ることが肝要《かんえう》である。）以上《いじやう》左腕《ひだりうで》の運動《うんどう》が了《をは》つたならば、今度《こんど》は右腕《みぎうで》の運動《うんどう》に移《うつ》るのであるが、その方法《はうはふ》及《およ》び囘數《くわいすう》は左腕《ひだりうで》の場合《ばあひ》と同樣《どうやう》である。

說明　此《こ》の運動《うんどう》は手《て》を錘《おもり》とし、その惰力《だりよく》を利用《りよう》し、兩肩《りやうかた》の關節《くわんせつ》の囘轉《くわいてん》を滑《なめら》かにすると同《どう》時《じ》に、その周圍《しうゐ》の諸筋《しよすぢ》に及《およ》ぼす效果《かうくわ》は前動《ぜんどう》と略同樣《ほゞどうやう》である。又回轉《またくわいてん》する時《とき》、上方《じやうはう》から下方《かはう》へ、下方《かはう》から上方《じやうはう》へと二樣《やう》に行《おこな》ふのは、上方《じやうはう》からは完全《くわんぜん》に廻《ま》はすことが出來《でき》ても、下方《かはう》からは出來《でき》ぬ人《ひと》があり、又《また》これに反對《はんたい》の人《ひと》もあるから、斯《か》く別々《べつべつ》に行《おこな》つて、その故障《こしやう》を矯正《けうせい》し、且《か》つ此《こ》の兩樣《りやうやう》の運動《うんどう》を圓滑《ゑんくわつ》に出來《でき》るやうにする爲《ため》である。

第十八動

（兩腕を一齊に上下に回轉する運動、回數前後各約十回）

準備姿勢　前動《ぜんどう》の如《ごと》く直立《ちよくりつ》し、兩足《りやうあし》の爪先《つまさき》を揃《そろ》へて密着《みつちやく》し、兩腕《りやううで》は肩幅《かたはゞ》と均《ひと》しき間隔《かんかく》に肩《かた》と水平《すゐへい》にし、手《て》は開《ひら》いて前方《ぜんはう》に伸《の》ばして置《お》く。

運動方法　「一」の掛聲《かけごゑ》と共《とも》に、下方《かはう》に向《むか》つて振《ふ》り廻《ま》はし元《もと》の準備姿勢《じゆんびしせい》の位置《ゐち》に來《きた》ると同《どう》時《じ》に「二」と掛聲《かけごゑ》を發《はつ》して回轉《くわいてん》を續《つゞ》け、十回繰《くわいく》り返《かへ》した後《のち》、更《さら》にこれと反對《はんたい》の方向《はうかう》に同《おな》じ掛聲《かけごゑ》で十回回轉《くわいくわいてん》する。回轉《くわいてん》は出來《でき》る丈迅速《だけじんそく》にする。

説明　前動《ぜんどう》は一方《はう》づゝ回轉《くわいてん》したのであるが、これは兩腕《りやううで》を同時《どうじ》に均齊的《きんせいてき》に行《おこな》つて、專《もつぱ》ら統《とう》一を圖《はか》るので爪先《つまさき》を揃《そろ》へるのも其爲《そのため》である。なほ此運動《このうんどう》は彎曲《わんきよく》した背柱《せきちう》を矯正《けつせい》する效果《かうくわ》もある。

第十九動

(腰を捻ろ機みに片手を振り廻して背部の上下を叩く運動、回數左右上下合せて約二十回)

準備姿勢　前動《ぜんどう》の如《ごと》く直立《ちよくりつ》し、足《あし》は六十度《ど》に閉《ひら》き、兩腕《りやううで》は垂下《すゐか》して置《お》く。

運動方法　先《ま》づ左《ひだり》の腕《うで》から始《はじ》める。「一」の掛聲《かけごゑ》を以《もつ》て、腰《こし》を充分右方《じうぶんうはう》に捻《ひね》ると同時《どうじ》に左手《ひだりて》の平《ひら》を以《もつ》て、右肩《みぎかた》を越《こ》え、頭《あたま》の背面《はいめん》なる兩肩胛骨《りやうけんかふこつ》の間《あひだ》を叩《たゝ》き、直《たゞ》ちにその反動《はんどう》を以《もつ》て手《て》を振《ふ》り戻《もど》すと同時《どうじ》に腰《こし》を反對《はんたい》の方向《はうかう》に捻《ひね》り返《かへ》し、二の掛聲《かけごゑ》でその振《ふ》り戻《もど》した手《て》の甲《かふ》で、背中《せなか》の出來《でき》る丈《だ》け上部《じやうぶ》を叩《たゝ》く、かくして一から十まで十回宛《くわいづゝ》二度《ど》繰《く》り返《かへ》すのであるが、背中《せなか》の上部《じやうぶ》を叩《たゝ》く時《とき》は、腕《うで》を充分伸《じうぶんの》ばし、頸《くび》に接近《せつきん》したところを經《へ》て脊骨《せぼね》の上《うへ》を、又背中《またせなか》の下部《かぶ》を叩《たゝ》く時《とき》は乳《ちゝ》の裏《うら》の邊《あたり》を叩《たゝ》く。共《とも》に機勢《はずみ》を以《もつ》て反動《はんどう》を利用《りよう》することはいふ迄《まで》もない。次《つぎ》に右《みぎ》の手《て》を以《もつ》て前《まへ》と同《おな》じやうに廿回繰《くわいく》り返《かへ》すのである。

説明　腰《こし》を捻《ひね》ると、その機勢《はずみ》に依《よ》り肩胛骨《けんかふこつ》と肩胛骨《けんかふこつ》との間《あひだ》の筋《すぢ》までが引《ひ》き伸《の》ばされる。そしてその引《ひ》き伸《のば》されたところを幾回《いくくわい》も叩《たゝ》くのであるから、即《すなは》ち伸《の》ばしては叩《たゝ》き、叩《たゝ》いては伸《の》ばすと云《い》ふことになる。従《したが》つて腰《こし》を捻《ひね》ると云《い》ふことが、最《もつと》も大切《たいせつ》な點《てん》であるから十二分《ぶん》に捻《ひね》ることが必要《ひつえう》である。此《こ》の敲打《かうだ》の刺戟《しげき》によつて、上體《じやうたい》の内部《ないぶ》に鬱滯《うつたい》する熱氣《ねつき》を發《はつ》散《さん》せしめることにもなる。又乳《またちゝ》の裏《うら》は心臓《しんざう》及《およ》び肺臓《はいざう》の裏面《りめん》に當《あた》り、熱《ねつ》の籠《こも》り勝《が》ちなところである。従《したが》つて此《こ》の邊《へん》の筋肉《きんにく》が、やゝもすると硬化《かうくわ》して、血液《けつえき》の循環《じゆんくわん》を妨《さまた》げる虞《おそれ》がある。故《ゆゑ》に此《こ》の運動《うんどう》は是等障害《これらしやうがい》を除《のぞ》くに最《もつと》も大切《たいせつ》な獨按摩法《ひとりあんまはふ》である。又捻轉《またねんてん》に依《よ》つて腹部《ふくぶ》の諸筋《しよきん》を伸《の》ばし、胃腸等《ゐちやうとう》に運動《うんどう》を與《あた》へることにもなる。

第二十動（兩腕を振つて背部を叩く運動、回數約三十回）

準備姿勢　前動《ぜんどう》と同《おな》じ。

運動方法　「一」の掛聲《かけごゑ》で兩腕《りやうで》の運動《うんどう》を同時《どうじ》に起《おこ》し、交互《かうご》に背部《はいぶ》の上下《じやうげ》を前動《ぜんどう》の如《ごと》き仕方《しかた》で叩《たた》き、これを二十回《くわい》繰《く》り返《かへ》す。更《さら》に又《また》十回《くわい》極《きは》めて迅速《じんそく》に繰《く》り返《かへ》す。掛聲《かけごゑ》と腰《こし》を捻《ひね》つて反《はん》動《どう》を利用《りよう》することは前動《ぜんどう》に同《おな》じ。

説明　前動《ぜんどう》に於《お》ける片腕《かたうで》づゝの場合《ばあひ》は　その運動《うんどう》が往々《わう〳〵》左右《さいう》の平均《へいきん》を失《うしな》ふ憂《うれひ》がある。そこで此第《このだい》二十動《どう》は此弊《このへい》を除《のぞ》く爲《ため》左右同時《さいうどうじ》に行《おこな》ひ調節《てうせつ》を計《はか》るのである。此《こ》の運動《うんどう》は殆《ほとん》ど全身《ぜんしん》運動《うんどう》ともなるのであるから仕事《しごと》に倦怠《けんたい》を覺《おぼ》えた時《とき》などに時々《とき〴〵》それを行《おこな》つて筋肉《きんにく》を柔軟《じうなん》にするがよい。

第二十一動　（兩手を以て兩足の爪尖を摑み、腰を上下する運動、回數約十回）

準備姿勢　先《ま》づ兩足《りやうあし》を揃《そろ》へて前《まへ》に屈《かゞ》み、兩手《りやうて》の指《ゆび》四本《ほん》を以《もつ》て兩足《りやうあし》の爪尖《つまさき》を摑《つか》み、膝《ひざ》を約《やく》六十度《ど》の角度《かくど》に曲《ま》げる。此《こ》の場合《ばあひ》足《あし》の爪尖《つまさき》では、摑《つか》んだ手尖《てさき》を踏《ふ》み付《つ》け、手尖《てさき》では足尖《あしさき》を引《ひ》き上《あ》げるやうにする。また頸《くび》に力《ちから》を入《い》れずして充分下《じうぶんした》に垂《た》れ、肱《ひぢ》は曲《ま》げぬことを要《えう》する。

運動方法 「一」の掛聲《かけごゑ》と共《とも》に、機勢《はずみ》を以《もつ》て膝《ひざ》が伸《の》びきるまで腰《こし》をグンと上《あ》げ、直《たゞち》に腰《こし》を下《さ》げ舊《もと》の姿勢《しせい》に返《かへ》す。これを一回《くわい》とし、十回《くわい》繰《く》り返《かへ》す。掛聲《かけごゑ》は腰《こし》を上《あ》げるときにのみ掛《か》ける。

注意 足尖《あしさき》で手尖《てさき》を踏《ふ》み付《つ》け、手尖《てさき》で足尖《あしさき》を引《ひ》き上《あ》げるやうにするのは、體《からだ》の位置《ゐち》の移《い》動《どう》を防《ふせ》ぎ、完全《くわんぜん》に此《こ》の運動《うんどう》を行《おこな》はんが爲《ため》である。又此《またこ》の運動《うんどう》に於《お》いて、腰《こし》を上《あ》げる毎《ごと》にあとざりする人《ひと》があるが、これは腰《こし》の諸筋《しよきん》に萎縮《ゐしゆく》したところがある爲《ため》である。故《ゆゑ》にその筋《すぢ》が伸《の》びると、自然《しぜん》にその居《ゐ》る位置《ゐち》を保《たも》つて行《おこな》ふことが出來《でき》る樣《やう》になる。又腰《またこし》や脊髓《せきずゐ》に故障《こしやう》のある人《ひと》は、膝《ひざ》を眞直《まつす》ぐに伸《の》ばすことも、その動作《どうさ》を敏活《びんくわつ》に行《おこな》ふことも出來《でき》ぬものであるが練習《れんしふ》を積《つ》むに從《したが》つて巧《うま》くやれるやうになる。

説明 此《こ》の運動《うんどう》は主《しゆ》として腰部《えうぶ》の諸筋《しよきん》を平均《へいきん》に伸《の》ばし、同時《どうじ》に二頭股筋等《とうこきんとう》、股《もゝ》の裏筋《うらすぢ》をも伸《の》ばす、又手尖《またてさき》から足《あし》の爪尖《つまさき》までの諸筋《しよきん》を均等《きんとう》に活動《くわつどう》せしめて全身《ぜんしん》の脈絡《みやくらく》を通《つう》ずることともなる。

又頭《またあたま》を下《さ》げるが爲《ため》に頭部《とうぶ》に血液《けつえき》が充滿《じゆうまん》し、爲《ため》に面部《めんぶ》が眞赤《まつか》になるが、しかし直立《ちよくりつ》の姿勢《しせい》に返《かへ》ると同時《どうじ》に、頭部《とうぶ》に鬱滯《うつたい》して居《を》つた舊《ふる》い血《ち》は、新《あたら》しい血《ち》と交換《かうくわん》される。換言《くわんげん》すれば舊《ふる》い惡《わる》い血《ち》は新《あたら》しい善《よ》い血《ち》で洗《あら》ひ除《のぞ》かれる事《こと》になるのである。故《ゆゑ》に此《こ》の運動《うんどう》では頸《くび》に力《ちから》を入《い》れてはならぬ。何《なん》となれば頸《くび》に力《ちから》を入《い》れると、其所《そこ》で血液《けつえき》の循環《じゆんくわん》が幾分《いくぶん》か阻止《そし》されるからである。

此《こ》の運動《うんどう》も疲勞《ひらう》を覺《おぼ》えた時《とき》などに時々《ときどき》行《おこな》へば、それを除《のぞ》く效果《かうくわ》のあるものである。

第二十二動

（足を一歩半踏み出して腰を捻り上體を後屈する運動、同數左右各六回）

準備姿勢　足尖《あしさき》を開《ひら》いて直立《ちよくりつ》した姿勢《しせい》から左足《ひだりあし》はその儘《まゝ》四十五度《ご》となし置《お》き、右足《みぎあし》の爪《つま》尖《さき》を正面《しやうめん》に向《む》け直《なほ》して、一步半《ほはん》の距離《きより》に踏《ふ》み出《だ》し上體《じやうたい》をば斜《なゝめ》に左足《さそく》と同《おな》じ方向《はうかう》に向《む》け、兩《りやう》手《て》は肱《ひぢ》を曲《ま》げて腰《こし》に當《あ》て、置《お》き、前後《ぜんご》の踵《かゝと》は一直線上《ちよくせんじやう》に在《あ》るを要《えう》する。

運動方法　先《ま》づ「一」の掛聲《かけごゑ》を以《も》つて上體《じやうたい》を右方《うはう》に捻《ひね》つて正面《しやうめん》に向《む》ける。次《つぎ》に、「二」の掛聲《かけごゑ》を以《もつ》て、上體《じやうたい》を頭《あたま》と共《とも》に反《そ》れる丈《だ》け後《うしろ》に反《そ》らす。反《そ》る時《とき》は後脚《こうきやく》の膝《ひざ》を曲《ま》げてはならぬ。次《つぎ》に「三」の掛聲《かけごゑ》で上體《じやうたい》を直《す》ぐ舊《もと》の斜《なゝめ》の準備《じゆんびし》姿勢《せい》の位置《ゐち》に返《かへ》す、以上《いじやう》の動作《どうさ》を以《もつ》て一回《くわい》としこれに次《つ》ぎ、二、二、三。三、二、三。四、二、三。五、二、三。六、二、三の掛聲《かけごゑ》を以《もつ》て都合《つがふ》六回《くわい》繰《く》り返《かへ》す。

次《つぎ》に足《あし》を變《か》へ、左足《ひだりあし》を前《まへ》の如《ごと》く一歩《ほ》半正面《はんしやうめん》に眞直《まつすぐ》に踏《ふ》み出《だ》し、右足《みぎあし》を後《うしろ》に引《ひ》き、前同樣《まへどうやう》の動作《どうさ》と掛聲《かけごゑ》を以《もつ》て同《おな》じく六回《くわい》繰《く》り返《かへ》す。

說明　此《こ》の運動《うんどう》で腰《こし》を捻《ひね》るのは、其筋《そのすぢ》を伸《の》ばす爲《ため》、出來《でき》る丈《だ》け後屈《こうくつ》するのは、後脚《あとあし》に屬《ぞく》する半身《はんしん》の諸筋《しよきん》を上體《じやうたい》の重《おも》さを借《か》りて伸《の》ばす爲《ため》である。又其後屈《またそのこうくつ》と捻轉《ねんてん》とに依《よ》つて內臟《ないざう》の鬱血《うつけつ》を去《き》るは勿論《もちろん》、胸廓《きようくわく》を擴大《くわうだい》し、腹筋《ふくきん》、脊髓《せきずゐ》等《とう》にも運動《うんどう》を與《あた》へるのである。

此《こ》の場合《ばあひ》附言《ふげん》したいことは、此《こ》の左右《さいう》の捻轉《ねんてん》の度合《どあひ》が前《まへ》に述《の》べた如《ごと》く、兩足《りやうあし》の位置《ゐち》及《およ》び上體《じやうたい》の方向等《はうかうとう》を一定《てい》して嚴格《げんかく》にその程度《ていど》を規定《きてい》してゐることである。中井先生《なかゐせんせい》は常《つね》に「程《てい》度《ど》の無《な》い運動《うんどう》は寧《むし》ろ無效《むかう》有害《いうがい》なる虞《おそ》れがある」と言《い》はれて居《ゐ》る。

第二十三動（直立して上體を左右に曲げる運動、同數左右各約十回）

準備姿勢　先《ま》づ足《あし》を六十度《ど》に開《ひら》き、踵《かゝと》をつけて直立《ちよくりつ》し、兩手《りやうて》を兩股《りやうもゝ》の外側《そとがは》に着《つ》けて垂下《すゐか》し置《お》く。

運動方法　「一」の掛聲《かけごゑ》を以《もつ》て、上體《じやうたい》を頭《あたま》と共《とも》に右方《うはう》に手尖《てさき》が膝《ひざ》の下《した》に届《とゞ》くまで曲《ま》げ、直《たゞち》に其《そ》の反動《はんどう》を利用《りよう》し、「二」の掛聲《かけごゑ》と共《とも》に之《これ》を左方《さはう》に同樣《どうやう》に曲《ま》げ、之《これ》を二十回《くわい》繰《く》り返《かへ》す。而《そ》して機勢《はづみ》を以《もつ》て敏活《びんくわつ》に行《おこな》ふことは他《た》の運動《うんどう》に均《ひと》し、なほ此《こ》の場合注意《ばあひちうい》すべきことは、兩手《りやうて》は股《もゝ》の兩外側《りやうそとがは》に着《つ》けたまゝにして離《はな》れぬ樣《やう》、肱《ひぢ》と膝《ひざ》とは曲《ま》げぬ樣《やう》、頭《あたま》も前後《ぜんご》に曲《ま》げぬ樣《やう》にすることである。

説明　此《こ》の運動《うんどう》は頭及《あたまおよ》び上體全部《じやうたいぜんぶ》の重量《ぢうりやう》を利用《りよう》し、左右側方《さいうそくはう》の筋《すぢ》の伸縮《しんしゆく》を圖《はか》るのである。此《こ》の運動《うんどう》は吾人《ごじん》の日常生活《にちじやうせいくわつ》に於《お》て殆《ほとん》ど稀《まれ》なるのみならず、しかも之《これ》をその極度迄《きよくどまで》伸《の》ばすが如《ごと》きは絶無《ぜつむ》であると云《い》つて宜《よ》い故《ゆゑ》に此《こ》の運動《うんどう》に依《よ》つて側方《そくはう》を充分《じうぶん》に引《ひ》き伸《の》ばすことは、他《た》の諸筋《しよきん》に於《お》けるが如《ごと》く極《きは》めて必要《ひつえう》である。側面《そくめん》の筋《すぢ》が充分《じうぶん》に伸《の》びなくては胸廓《きようくわく》を擴大《くわくだい》することも出來《でき》ぬ。又此《またこ》の側屈《そつくつ》は、前《まへ》の捻轉運動等《ねんてんうんどうとう》と相俟《あひま》つて消化機關《せうくわきくわん》に運動《うんどう》を與《あた》へて、其《そ》の機能《きのう》を旺盛《わうせい》ならしめ、且肝臟《かつかんざう》、腎臟《じんざう》、心臟《しんざう》、胃腸等内臟《ゐちやうとうないざう》の諸病《しよびやう》を癒《なほ》すに有效《いうかう》で、その他脊髓《たせきずゐ》にも必要《ひつえう》なる運動《うんどう》を與《あた》へるものである。

第二十四動 （兩足を揃へて直立し、踵を疊に着け、極度に屈む運動、回數約二十回）

準備姿勢　兩脚《りやうあし》を揃《そろ》へ、正面《しやうめん》に向《むか》つて直立《ちよくりつ》し、兩脚《りやうで》は緩《ゆる》く垂《た》れ、掌《てのひら》は開《ひら》いて置《お》く。

運動方法　「二」の掛聲《かけごゑ》と共《とも》に、機勢《はずみ》を以《もつ》て、臀部《でんぶ》が踵《かゝと》に着《つ》くまで屈《かゞ》むと同時《どうじ》に、兩腕《りやううで》を肩幅《かたはゞ》の間隔《かんかく》で前方《ぜんぱう》に突《つ》き出《だ》した時拳《ときこぶし》を握《にぎ》り、又直《またたゞち》にその反動《はんどう》を以《もつ》て舊《もと》の直立《ちよくりつ》の姿勢《しせい》に復《ふく》して掌《てのひら》を開《ひら》く、之《これ》を一囘《くわい》とし、續《つゞ》いて二三十囘《くわい》繰《く》り返《かへ》す。屈《かゞ》む時《とき》は踵《かゝと》は必《かなら》ず疊《たゝみ》へ着《つ》け置《お》き、決《けつ》して離《はな》してはならぬ。又屈《またかゞ》んだ場合《ばあひ》には、頭《あたま》と踵《かゝと》が垂直《すゐちよく》をなし、上體《じやうたい》を前屈《ぜんくつ》せぬやうにし、起《た》つて舊《もと》の直立姿勢《ちよくりつしせい》に復《ふく》する時《とき》は膝《ひざ》を伸《の》ばし切《き》ることを要《えう》する。又掛聲《またかけごゑ》は屈《かゞ》む時《とき》にのみ用《もち》ゐるがよい。

注意　此《こ》の運動《うんどう》を行《おこな》ふに當《あた》つて、臀部《でんぶ》が踵《かゝと》に密着《みつちやく》する迄屈《までかゞ》むことの出來《でき》ぬ人《ひと》は柱《はしら》に取《と》り縋《すが》つてやつてもよい。此《こ》の場合《ばあひ》の姿勢《しせい》は、柱《はしら》から五六寸離《すんはな》れて立《た》ち、臍《へそ》の前位《まへぐらゐ》の所《ところ》で兩手《りやうて》で輕《かる》く柱《はしら》に取附《とりつ》き、上體《じやうたい》をドンと踵《かゝと》に打着《うちつ》ける樣《やう》に落《おと》し、之《これ》を繰返《くりかへ》すのである。手《て》は腰《こし》の屈伸《くつしん》に伴《ともな》つて上下《じやうげ》し、恰《あたか》も猿《さる》の彈《はじ》き玩具《ぐわんぐ》のやうにするのである。

說明　此《こ》の運動《うんどう》は腰部《えうぶ》から背部《はいぶ》に掛《か》けての諸筋《しよきん》を伸《の》ばし且《か》つ腰《こし》・膝及《ひざおよ》び足頸《あしくび》の各關節《かくくわんせつ》に運動《うんどう》を行《おこな》ふと俗《ぞく》に云《い》ふ狼腹《おほかみはら》の人《ひと》も自然《しぜん》に膨軟《ほうなん》なる太鼓腹《たいこはら》の所有者《しよいうしや》となる。

從來《じゆうらい》の運動《うんどう》に於《おい》ても、これに類似《るゐじ》のものが無《な》いでもないが、しかもそれが悉《ことごと》く踵《かゝと》を上《あ》げて屈《かゞ》む、卽《すなは》ち爪尖《つまさき》を立《た》て、屈《かゞ》むことは啻《たゞ》に筋《すぢ》が伸《の》びぬばかりで無《な》く、足《あし》の一部分《ぶぶん》で全體《ぜんたい》を支《さゝ》へることになるから、力《ちから》は爪尖《つまさき》にのみ入《い》り從《したが》つて血液《けつえき》はそこに凝滯《ぎようたい》することになる。これは中井《なかゐ》先生《せんせい》の言《ことば》を借《か》りて云《い》ふと一の勞働《らうどう》に過《す》ぎぬのである。此《こ》の運動《うんどう》の如《ごと》く足《あし》の平《ひら》の全部《ぜんぶ》を地《ち》に着《つ》けて遣《や》つてこそ、始《はじ》めて自然《しぜん》であつて、毫《すこし》も無理《むり》が無《な》いのである。

次《つぎ》に屈《かゞ》んだ時《とき》、前《まへ》に突《つ》き出《だ》した手掌《てのひら》を握《にぎ》るのは、そこに力《ちから》を集《あつ》めて身體《しんたい》の權衡《けんかう》を保《たも》つやうにするのであるが、しかもそれを握《にぎ》り詰《つ》めずに、起《た》つて同時《どうじ》に開《ひら》くのは、血液循環上《けつえきじゆんくわんじやう》極《きは》めて重要《ちうえう》な條件《でうけん》である。若《も》しこれを握《にぎ》り詰《つ》めてすると手《て》が疲勞《ひらう》するから、所謂勞働《いはゆるらうどう》と擇《えら》ぶところは無《な》い、要《えう》するに斯《か》く手《て》を握《にぎ》つたり開《ひら》いたりすることの嚴格《げんかく》に規定《きてい》されたところ卽《すなは》ち長時間《ちやうじかん》一部分《ぶぶん》に壓迫《あつぱく》を加《くは》へることなくして、直《たゞち》に變化《へんくわ》を與《あた》へるところに我自彊術《わがじきやうじゆつ》の特《とく》長妙味《ちやうみやうみ》があるのである。

第二十五動（兩脚を開き、中腰に屈む運動、回數約二十回）

準備姿勢　直立《ちよくりつ》の姿勢《しせい》より兩脚《りやうあし》を外側《ぐわいそく》に向《む》けて（約《やく》八十度）疊《たゝみ》半疊位《はんでふぐらゐ》に開《ひら》き、兩手《りやうて》は垂《すゐ》下《か》して置《お》く。

運動方法　「一」の掛聲《かけごゑ》を以《もつ》て中腰《ちうごし》に屈《かゞ》み、同時《どうじ》に兩手《りやうて》を肩《かた》の間隔《かんかく》にして前方《ぜんぱう》に突出《つきだ》して握《にぎ》り、默《もく》して舊姿勢《きうしせい》に復《ふく》すると同時《どうじ》に開《ひら》く。これを一囘《くわい》として、二三十囘《くわい》繰《く》り返《かへ》す。屈《かゞ》む時《とき》には前方《ぜんぽう》に上體《じやうたい》を傾《かたむ》けて及腰《およびごし》になつてはならぬ。叉屈《またかゞ》んだ時《とき》は膝《ひざ》の下《した》が直角《ちよくかく》になる樣《やう》にし、上體《じやうたい》は必《かなら》ず直立《ちよくりつ》させて行《おこな》ふことを要《えう》する。

説明　前動《ぜんどう》で極度《きよくど》に腰背《こしせ》等《とう》の筋《すぢ》を伸《の》ばして置《お》き、今度《こんど》は此《こ》の部《ぶ》分運動《ぶんうんどう》に移《うつ》つたのであるが、是《こ》の運動《うんどう》は主《しゆ》として、腰《こし》、膝《ひざ》、足頸《あしくび》の彈力《だんりよく》を強《つよ》める運動《うんどう》になつて居《ゐ》る、故《ゆゑ》に此《こ》の運動《うんどう》を練習《れんしふ》すると、脚腰《あしこし》が達者《たつしや》になるから、此《こ》の運動《うんどう》は恰《あたか》も疊《たゝみ》の上《うへ》で山登《やまのぼ》りやマラソンの練習《れんしふ》をして居《ゐ》ると同《おな》じである。實際自彊術《じつさいじきやうじゆつ》を行《おこな》へば脚《あし》が輕《かる》くなつて、徒歩能力《とほのうりよく》が非常《ひじやう》に增進《ぞうしん》する。

第二十六動（兩脚を左右に、極度に開く運動、回數二回）

準備姿勢　直立《ちよくりつ》して兩手《りやうて》を曲《ま》げて腰《こし》に當《あ》てゝ置《お》く。

運動方法　足《あし》を外側《そとがは》に向《む》け、指《ゆび》を疊《たゝみ》に着《つ》けたまゝ、左右《さいう》に開《ひら》き得《う》るだけ開《ひら》き、その極度《きよくど》に達《たつ》した時《とき》「一」の掛聲《かけごゑ》をなし、直《たゞち》に舊《もと》の位地《ゐち》に復《ふく》す。此《こ》の場合上體《ばあひじやうたい》を直立《ちよくりつ》して前方《ぜんぽう》に屈《かゞ》まぬこと、頭を前《まへ》に垂《た》れぬこと。膝《ひざ》を曲《ま》げぬこと、爪先《つまさき》を疊《たゝみ》から離《はな》さぬことが何《いづ》れも必要《ひつえう》な條件《でうけん》である。かくして之《これ》を二回繰《くわいく》り返《かへ》す。

注意　此《こ》の運動《うんどう》は兎角《とかく》上體《じやうたい》を前屈《ぜんくつ》したり、爪先《つまさき》を疊《たゝみ》から離《はな》して反《そ》らせたがるものであるが、かくすると中心《ちうしん》を失《うしな》ひ、此《こ》の運動《うんどう》の目的《もくてき》を正確《せいかく》に達《たつ》することが出來《でき》ぬと云《い》ふことになる。

説明　此《こ》の運動《うんどう》は股《もゝ》の關節《くわんせつ》を充分《じうぶん》に開《ひら》き、出尻《でつちり》又《また》は鳩胸《はとむね》を矯正《けうせい》する役目《やくめ》を持《も》つて居《ゐ》る。又《また》爪先《つまさき》を疊《たゝみ》に着《つ》けて行《おこな》ふのであるから自然指《しぜんゆび》の運動《うんどう》にもなる。又《また》此《こ》の運動《うんどう》を行《おこな》ふと、前《まへ》の第《だい》二十三、第《だい》二十四動《どう》から起《おこ》る股關節《こくわんせつ》等《とう》の多少《たせう》の局部的疲勞《きよくぶてきひらう》も除《のぞ》くことが出來《でき》るのである。前動《ぜんどう》を疊《たゝみ》の上《うへ》のマラソン練習《れんしふ》と稱《しよう》したが、それに對《たい》して此《こ》の第《だい》二十六動《どう》は疊《たゝみ》の上《うへ》の馬術練《ばじゆつれん》習《しふ》と云《い》へる。

第二十七動

（角力の四股の如くにして脊柱を伸ばす運動、回數約二十回）

準備姿勢　兩足《りやうあし》を外方《ぐわいはう》に向《む》けて疊半疊位《たゝみはんでふぐらゐ》に開《ひら》いて中腰《ちうごし》になり、兩掌《りやうしやう》を膝頭《ひざがしら》に當《あ》て、兩肱《りやうひぢ》を充分《じうぶん》に伸《の》ばし、兩肩《りやうかた》を突《つ》き上《あ》げて首《くび》を其《そ》の間《あひだ》に落《お》し、反《そ》れる丈《だ》け後《うしろ》に反《そ》る。而《しか》して膝《ひざ》の下《した》は直角《ちよくかく》に、左右《さいう》の爪尖《つまさき》は外方《ぐわいはう》に向《む》けて一直線《ちよくせん》なるを可《か》とする。

運動方法　準備姿勢《じゆんびしせい》の儘《まゝ》、「ヘ」の掛聲《かけごゑ》と共《とも》に、上體全部《じやうたいぜんぶ》の重量《ぢうりやう》を以《もつ》て腰《こし》を下《した》に煽《あふ》り下《さ》げるや否《いな》や、直《たゞち》に其反動《そのはんどう》で舊《もと》の準備姿勢《じゆんびしせい》に返《かへ》る。これを一囘《くわい》とし、二十囘《くわい》機勢《はずみ》を利用《りよう》し迅速《じんそく》に繰《く》り返《かへ》す、掛聲《かけごゑ》は上體《じやうたい》を煽《あふ》り下《さ》げる時《とき》にのみ用《もち》ゐ、上體《じやうたい》は首《くび》を兩肩《りやうかた》の間《あひだ》に落《お》した儘上《まゝうへ》に浮《う》かさぬ様《やう》にする。

説明　此《こ》の運動《うんどう》は脊柱《せきちう》を引伸《ひきの》ばすことに依《よ》つて猫脊《ねこぜ》を癒《なほ》し、又《また》S字《じ》若《も》しくはC字形《じがた》の彎《わん》曲《きよく》を矯正《けうせい》すると同時《どうじ》に、飽《あ》く迄肩胛骨《までけんかふこつ》を突《つ》き上《あ》げ、胸廓《きようくわく》を擴大《くわくだい》する。

第二十八動（直立して兩腕を振り上體を左右に捻轉する運動、囘數二十囘）

準備姿勢　兩脚《りやうあし》の踵《かゝと》を約《やく》二三寸《ずん》の間隔《かんかく》として直立《ちよくりつ》し、先《ま》づ左右兩腕《さいうりやううで》を揃《そろ》へて顔《かほ》と共《とも》に、充分上體《じうぶんじやうたい》を捻《ひね》つて左側《さそく》に振《ふ》り向《む》け置《お》く。此《こ》の場合《ばあひ》、手《て》は何《いづ》れも甲《かふ》を上《うへ》にし、掌《てのひら》を下《した》に向《む》け力《ちから》を抜《ぬ》いて置《お》く。

運動方法　先《ま》づ「一」の掛聲《かけごゑ》を以《もつ》て、兩手《りやうて》を機勢《はずみ》を以《もつ》て反對《はんたい》の側《がは》、卽《すなは》ち右方《うはう》に上體《じやうたい》及《およ》び顔《かほ》と共《とも》に腰《こし》を捻《ひね》れるだけ強《つよ》く振《ふ》り付《つ》けるのである。これを一囘《くわい》とし、續《つゞ》いて「二」の掛聲《かけごゑ》を以《もつ》て極力其《きよくりよくそ》の反動《はんどう》を利用《りよう》し、之《これ》を舊《もと》の準備姿勢《じゆんびしせい》の方向《はうかう》に振《ふ》り返《かへ》し、合計約《がふけいやく》二十囘《くわい》繰《く》り返《かへ》す。振《ふ》り付《つ》ける時《とき》は兩腕《りやううで》は飽《あ》くまで平行《へいかう》せしめ、正面《しやうめん》に於《お》いてはなる可《べ》く高《たか》く擧《あ》げ、恰《あたか》も半圓《はんゑん》を描《えが》くやうにする。振《ふ》る時《とき》は反身《そりみ》の心持《こゝろもち》で眞後《まうしろ》を見《み》、倒《たふ》れるも厭《いと》はぬといふ意氣《いき》を要《えう》する。又《また》振《ふ》り終《をは》つた前《まへ》の手尖《てさき》は腰《こし》の方《はう》まで下《さ》げ過《す》ぎてはならぬ。

說明《せつめい》　此《こ》の運動《うんどう》は全身《ぜんしん》の筋《すぢ》、特《とく》に横腹《よこはら》の諸筋《しよきん》を伸《の》びる丈《だ》け伸《の》ばすのであつて、此《こ》の場合《ばあひ》兩腕《りやううで》は機械《きかい》の代用《だいよう》を爲《な》して居《ゐ》るのである。丁度相撲《ちやうどすまう》のウツチヤリの手《て》の樣《やう》な運動法《うんどうはふ》であるから、此《こ》の運動《うんどう》が機敏《きびん》に完全《くわんぜん》に行《おこな》はれる樣《やう》になれば、角力《すまう》、柔術《じうじゆつ》、擊劍《げつけん》、薙刀等《なぎなたとう》を爲《な》す場《ば》合《あひ》、身體《からだ》を變化自在《へんくわじざい》に使《つか》ふことが出來《でき》る。又咄嗟《またとつさ》の場合《ばあひ》に危險《きけん》を避《さ》けることも出來《でき》るやうになる。

第二十九動

（兩膝を折り、腰を踵の間に落して仰臥し兩膝頭を一齊に上下し、腹筋を伸ばす運動、回數五十回）

準備姿勢《じゆんびしせい》　端坐《たんざ》の姿勢《しせい》から兩踵《りやうかゝと》を開《ひら》き、腰《こし》を其《そ》の間《あひだ》に落《おと》して其儘後《そのまゝうしろ》に倒《たふ》れ、兩手《りやうて》を組《く》み上膊《じやうはく》が耳《みゝ》に着《つ》く迄肱《までひぢ》を延《の》ばして之《これ》を疊《たゝみ》に着《つ》け、兩膝頭《りやうひざがしら》を揃《そろ》へて置《お》く。

運動方法《うんどうはうはふ》　兩膝《りやうひざ》を一齊《せい》に出來《でき》るだけ高《たか》く上《あ》げるや否《いな》や、直《たゞち》に其《そ》の反動《はんどう》を以《もつ》て疊《たゝみ》を強《つよ》く擊《う》ち、これを約《やく》五十回《くわい》繰《く》り返《かへ》す。此《こ》の場合《ばあひ》「一」乃至《ないし》「十」の掛聲《かけごゑ》は膝《ひざ》で疊《たゝみ》を擊《う》つ時《とき》にのみ用《もち》ゐる。又兩膝《またりやうひざ》は密着《みつちやく》して離《はな》れぬやう、組《く》んだ手《て》も亦疊《またたゝみ》から離《はな》れぬやうにし、動作《どうさ》は反動《はんどう》を利《り》用《よう》し迅速《じんそく》に行《おこな》ふ。

注意《ちうい》　此《こ》の運動《うんどう》は大抵《たいてい》の人《ひと》には、最初《さいしよ》は甚《はなは》だ困難《こんなん》であると同時《どうじ》に、往々足《わうくあし》の甲《かふ》を擦剝《すりむ》く虞《おそれ》があるから、初《はじ》めは座蒲團《ざぶとん》、又《また》は蒲團《ふとん》の上《うへ》で行《おこな》ふか、若《も》しくは足袋《たび》を穿《は》いてやればよい。

又仰臥《またぎやうぐわ》した時《とき》に、胴中《どうなか》（臍《へそ》の眞後《まうしろ》）が疊《たゝみ》に接近《せつきん》して居《ゐ》る人程健康體《ひとほどけんかうたい》で、本來平手《ほんらいひらて》一枚《まい》入れる位《くらゐ》の間隔《かんかく》があるを健康體《けんかうたい》の標準《へうじゆん》とするのである。

説明《せつめい》　此《こ》の運動《うんどう》は兩膝《りやうひざ》の重量《ぢうりやう》を利用《りよう》し、主《しゆ》として腹筋《ふくきん》を平均《へいきん》に引《ひ》き延《の》ばすのであるが、又《また》全身《ぜんしん》の前部《ぜんぶ》に於《お》ける諸筋《しよきん》も悉《こと〴〵》く延《の》ばし得《う》ることは勿論《もちろん》、足頸《あしくび》、膝《ひざ》の如《ごと》きも體《からだ》の重量《ぢうりやう》を受《う》けて動《うご》かされることになる。仰臥《ぎやうぐわ》して甚《はなは》だしく太鼓橋《たいこはし》の如《ごと》く反身《そりみ》になる人《ひと》は槪《がい》して心臟《しんざう》が弱《よわ》く、胃腸《ゐちやう》までも餘《あま》り丈夫《ぢやうぶ》でない。又吃音《またどもり》の人《ひと》や、短氣《たんき》の人《ひと》や、脚氣《かつけ》、中氣《ちうき》等《とう》に罹《かゝ》る人《ひと》などども大抵《たいてい》は太鼓橋《たいこはし》になる。故《ゆゑ》にこれを矯正《けうせい》すれば自然《しぜん》それらの疾患《しつくわん》や故障《こしやう》を除《のぞ》く事《こと》が出來《でき》るものである。此《こ》の腹部《ふくぶ》を伸《の》ばすことは尤《もつと》も大切《たいせつ》なことであるから、此《こ》の運動《うんどう》は日《ひ》に何回《なんくわい》でも機會《きくわい》ある度《たび》に行《おこな》ふがよい。

第三十動

（全身を轉回して脊柱を伸ばし血行を促進する運動、回數約十回）

準備姿勢《じゆんびしせい》　兩脚《りやうあし》を揃《そろ》へて前方《ぜんはう》に投《な》げ出《だ》し、上體《じやうたい》を頭《あたま》と共《とも》に稍《やゝ》前屈《ぜんくつ》し、兩手《りやうて》を兩脚《りやうあし》に添《そ》うて甲《かふ》を上《うへ》にして疊《たゝみ》に着《つ》け、兩膝《りやうひざ》は充分《じうぶん》に伸《の》ばし、之《これ》を密着《みつちやく》して置《お》く。

運動方法　先《ま》づ兩脚《りやうあし》を擧《あ》げると同時《どうじ》に後轉《こうてん》し、爪先《つまさき》が頭《あたま》を超《こ》えて疊《たゝみ》に着《つ》くを機會《きくわい》に、直《たゞち》に其《そ》の反動《はんどう》を利用《りよう》して、舊《もと》の準備姿勢《じゆんびしせい》の方向《はうかう》に歸《かへ》り、兩手《りやうて》を前方《ぜんはう》に突《つ》き出《だ》した時《とき》「一」と掛《かけ》聲《こゑ》を發《はつ》する。これを一囘《くわい》として約《やく》十囘《くわい》繰《く》り返《かへ》す。後轉《こうてん》した時《とき》、兩手《りやうて》は疊《たゝみ》を離《はな》れぬ樣《やう》、兩脚《りやうあし》を密接《みつせつ》して開《ひら》かぬ樣《やう》、兩膝《りやうひざ》は曲《ま》げぬやうに心掛《こゝろが》け、又反動《またはんどう》を利用《りよう》して起《お》き返《かへ》る時《とき》は、兩手《りやうて》を充分《じうぶん》に前方《ぜんはう》に延《の》ばし額《ひたひ》を向脛《むかうずね》に打《う》ち付《つ》ける樣《やう》にすることが必要《ひつえう》である。手《て》を疊《たゝみ》から離《はな》すと横倒《よこたふ》れになる虞《おそれ》があるから、決《けつ》して手《て》を疊《たゝみ》から離《はな》してはならぬ。又轉囘《またてんくわい》した場合《ばあひ》、爪尖《つまさき》が疊《たゝみ》に着《つ》かぬ時《とき》、人手《ひとで》を借《か》り無理《むり》に押《お》し着《つ》けるのは宜《よろ》しくない。

說明　吾人《ごじん》の脊椎骨《せきずゐこつ》の間《あひだ》には蒟蒻狀《こんにやくじやう》の軟骨《なんこつ》がある。而《しか》して吾人《ごじん》が力業《ちからわざ》をしたり、或《あるひ》は激《はげ》しい勞働《らうどう》をした場合《ばあひ》は、此《こ》の軟骨《なんこつ》は壓迫《あつぱく》を受《う》けて押《お》しつけられる樣《やう》になる。そこで此《こ》の轉《てん》囘運動《くわいうんどう》を行《おこな》へば、それが一節《ふし》々々引《ひ》き伸《の》ばされることになるから、從《したが》つて身長《しんちやう》の發育《はついく》を正《たゞ》しく助成《じよせい》することになる。又此《またこ》の運動《うんどう》の反動《はんどう》を利用《りよう》して迅速《じんそく》に轉囘《てんくわい》するものであるから、心臓《しんざう》の鼓動《こどう》を昂《たか》めて血行《けつかう》を促進《そくしん》することにもなる。從《したが》つて發育盛《はついくざか》りの兒童《じどう》にも老人《らうじん》が若返《わかがへ》る爲《ため》にも重要《ぢうえう》なる運動《うんどう》である。

第三十動別法（回數約十回）

注意　婦人《ふじん》は月經時《げつけいじ》に際《さい》して、此《こ》の別法《べつはふ》に依《よ》つて行《おこな》ふが宜い。

運動姿勢　兩脚《りやうあし》を六十度《ど》に開《ひら》いて直立《ちよくりつ》し、兩腕《りやううで》を曲《ま》げて腰《こし》に當《あ》てゝ置《お》く。

運動方法　先《ま》づ「一」の掛聲《かけごえ》を以《もつ》て、額《ひたひ》が脛《すね》に着《つ》くまで、膝《ひざ》を伸《の》ばしたまゝ前屈《ぜんくつ》し、其《そ》の反動《はんどう》を以《もつ》て直《たゞち》に後方《こうはう》に反《そ》れる丈《だけ》反《そ》り、これを一回《くわい》とし、迅速《じんそく》に十回即《くわいすなは》ち前後《ぜんご》二十回《くわい》繰《く》り返《かへ》す。此《こ》の場合《ばあひ》膝《ひざ》は曲《ま》げず、頭《あたま》は前《まへ》にも後《うしろ》にも充分《じうぶん》に下《さ》げる。

第三十一動（爪先を揃へ直立して兩肩を上げ、兩膝を曲げずに跳躍する運動、回數約十回）

準備姿勢　兩脚《りやうあし》を正《たゞ》しく揃《そろ》へて直立《ちよくりつ》し、兩脚《りやうあし》を自然《しぜん》のまゝに垂《た》れて置《お》く。

運動方法　「一」の掛聲《かけごえ》と共《とも》に全身《ぜんしん》の力《ちから》を拔《ぬ》き、肩《かた》を上《あ》げると同時《どうじ》に爪立《つまだ》てする如《ごと》くして一寸位《すんぐらゐ》飛《と》び上《あが》り、踵《かゝと》を以《もつ》て下《おり》るのである。これを一回《くわい》とし、引《ひ》き續《つゞ》き反動《はんどう》を利用《りよう》しつゝ十回繰《くわいく》り返《かへ》す。膝《ひざ》は決《けつ》して曲《ま》げてはならぬ。

說明　此《こ》の運動《うんどう》は足《あし》の爪尖《つまさき》から頭《あたま》の腦天《なうてん》まで、即《すなは》ち全身《ぜんしん》の神經《しんけい》に、一齊《せい》に一貫《くわん》した衝擊《しようげき》を與《あた》へるのを目的《もくてき》とする。故《ゆゑ》に關節《くわんせつ》を曲《ま》げて跳躍《てうやく》しては、その曲《ま》げたところで衝擊作用《しようげきさよう》が阻碍《そがい》されることになるから、腰《こし》も膝《ひざ》も決《けつ》して曲《ま》げてはならぬ。從來《じうらい》の體操《たいさう》に於《お》いては、踵《かゝと》を以《もつ》て衝擊《しようげき》を加《くは》へることは、之《これ》を有害《いうがい》として禁《きん》じた傾《かたむき》がある。然《しか》しこれは斯《か》ゝる運動《うんどう》をなす事《こと》に對《たい》して適切《てきせつ》な準備運動《じゆんびうんどう》をせぬからである。我《わ》が自彊術《じきやうじゆつ》の如《ごと》きは、第《だい》一動《どう》から第《だい》三十動《どう》までは此《こ》の最後《さいご》の跳躍運動《てうやくうんどう》を爲《な》さんが爲《た》の準備運動《じゆんびうんどう》であるとも云《い》ひ得《え》られるのである。但《たゞ》し婦人《ふじん》の月經時《げつけいじ》に於《お》いては此《こ》の第《だい》三十一動《どう》だけを省略《しやうりやく》することにしてある。

此《こ》の運動《うんどう》の必要《ひつえう》なことを分《わか》り易《やす》く云《い》へば登山《とざん》の場合《ばあひ》である。吾人《ごじん》が山《やま》に登《のぼ》る時《とき》は爪尖《つまさき》のみでする場合《ばあひ》もあるが、下《くだ》る時《とき》には云《い》ふ迄《まで》もなく踵《かゝと》を使用《しよう》しなければ、一步《ぽ》も動《うご》くことは出來《でき》ぬ。特《とく》に速步《はやあし》を要《えう》する時等《ときなど》は、最《もつと》も衝擊《しようげき》を感《かん》ずるのである。然《しか》るに若《も》し此《こ》の衝擊《しようげき》を以《もつ》て身體《しんたい》に害《がい》がありとすれば、吾人《ごじん》は下山《げざん》が出來《でき》ぬと云《い》ふことになる。

以上《いじやう》で一通《とほ》り三十一動《どう》の大要《たいえう》を講《かう》じ了《をは》つたのであるが、これを實習《じつしふ》する場合《ばあひ》のことを申《まを》し添《そ》へると、此《こ》の三十一動全部《どうぜんぶ》を行《おこな》へばそれでよい筈《はず》であるが、しかし運動《うんどう》を調節《てうせつ》する爲《ため》には、重《かさ》ねて第《だい》一動《どう》を二十回程繰返《くわいほどくりかへ》して行《おこな》ふ方《はう》がよいのである。私《わたくし》の道場《だうぢやう》では第《だい》一動《どう》ばかりでなく、更《さら》に第《だい》十二動迄《どうまで》を繰《く》り返《かへ》し、なほ第《だい》十五動《どう》（第《だい》十三、第《だい》十四動《どう》を除《のぞ》く）を行《おこな》ふことにしてある。その理由《りいう》は、最初《さいしよ》に完全《くわんぜん》に行《おこな》ひ得《え》なかつたのを、更《さら》に充分《じうぶん》の機勢《はずみ》を以《もつ》て行《おこな》ひ、一層《そう》の效果《かうくわ》を收《をさ》める爲《ため》である。啻《たゞ》に此《こ》の理由《りいう》ばかりでなく、第《だい》二十九動《どう》、第《だい》三十動《どう》第《だい》三十一動《どう》の如《ごと》き比較的激《ひかくてきはげ》しい運動《うんどう》を行《おこな》つた後《のち》、比較的緩和《ひかくてきくわんわ》なる第《だい》一動乃至《どうないし》第《だい》十二動《どう》を行《おこな》へば、甚《はなは》だしく動搖《どうえう》された血行《けつかう》を調整《てうせい》し、科學的體育《くわがくてきたいいく》を論《ろん》ずる人《ひと》の學説《がくせつ》にも合致《がつち》するからである。なほ又最後《またさいご》に第《だい》十五動《どう》を行《おこな》ふのは前《まへ》にも云《い》つた通《とほ》り我々日本人《われ〳〵にほんじん》の日常生活《にちじやうせいくわつ》は、下《した》向《む》きになつて居《ゐ》る場合《ばあひ》が多《おほ》く、動《やゝ》もすれば脊柱《せきちう》を前屈《ぜんくつ》し、所謂猫脊《いはゆるねこぜ》に陷《おちい》り易《やす》いのであるから、以上《いじやう》三十一動《どう》の外《ほか》に、なほ第《だい》一動乃至《どうないし》第《だい》十二動《どう》を行《おこな》ひ、全身《ぜんしん》の溫度《をんど》が愈ゝ《いよ〳〵》高《たか》まり、筋肉《きんにく》が益《ますく》柔軟《じうなん》になつた時《とき》、極力《きよくりよく》反身《そりみ》になることは、その猫脊《ねこせ》を矯正《けうせい》するに於《お》いて最《もつと》も有效《いうかう》であるからである。

序《ついで》に一言《ごん》したいことは、從來科學的體操《じうらいくわがくてきたいさう》に於《お》ける運動《うんどう》には、その順序《じゆんじよ》を、一、準備運動《じゆんびうんどう》、二、主要運動《しゆえううんどう》、三、終末運動《しうまつうんどう》の三段《だん》に區別《くべつ》してある。その說《せつ》に依《よ》ると、最初《さいしよ》は準備運動《じゆんびうんどう》であるから稍《やゝ》穩《おだや》かに、中間《ちうかん》は主要運動《しゆえううんどう》であるから最《もつと》も激《はげ》しく、最後《さいご》はこれ等《ら》を整理《せいり》する運動《うんどう》であるから又穩《またおだや》かにするのであると稱《しよう》してゐる。然《しか》るに我自彊術《わがじきやうじゆつ》に於《お》いては、既《すで》に屢說述《しばしばせつじゆつ》した如《ごと》く、各動《かくどう》がそれからそれと順次《じゆんじ》に準備《じゆんび》となつて居《ゐ》るから、特《とく》に主要運動《しゆえううんどう》といふものはない。主要《しゆえう》と云《い》へば三十一動全部《どうぜんぶ》が主要《しゆえう》であつて、どれ一つとして省略《しやうりやく》することを得《え》ず、三十一動《どう》を以《もつ》て一個《こ》の體操《たいさう》と見做《みな》すべきものである。

自彊術《じきやうじゆつ》の特徵《とくちよう》として見《み》る可《べ》き事《こと》は此《こ》の體操《たいさう》を一通《とほ》り行《おこな》ひ終《をは》つた時《とき》にその脈搏《みやくはく》が直《すぐ》に舊《もと》の狀態《じやうたい》に復《ふく》して動悸《どうき》を打《う》たぬことである。故《ゆゑ》に直《すぐ》に細字《さいじ》を認《した》めることも出來《でき》、又聲《またこゑ》の震《ふる》へる樣《やう》な事《こと》も無《な》い。此《これ》に依《よ》りて如何《いか》に順序正《じゆんじよただ》しく組立《くみた》てられてあるかを窺知《きち》することが出來《でき》るのである。

自彊術の解説と實驗談 終

實驗報告

子爵　後藤新平氏
法學博士　横田秀雄氏
東京高等學校長　湯原元一氏
會計檢査院長　中隈敬藏氏
貴族院議員　小松謙次郎氏
芝浦製作所重役祕書　關口眞靜氏
伯爵夫人　小笠原貞子氏
共立女子職業學校長　宮川保全氏
早稻田大學敎授　永井一孝氏
深川小學校長　稻垣知剛氏

文明病の豫防法

子爵　後藤新平

多年の宿痾快癒す

私《わたくし》は如何《いか》なる因縁《いんねん》に依《よ》つて自彊術《じきやうじゆつ》と關係《くわんけい》がついたかと云《い》ふと、先年《せんねん》十文字《もんじ》君《くん》が屢《しば〳〵》私《わたくし》を訪《おとづ》れて、中井《なかゐ》先生《せんせい》の治療《ちれやう》を受《う》けることを勸《すゝ》められたのが始《はじ》まりである。

私《わたくし》は臺灣《たいわん》に在任《ざいにん》して居《ゐ》た當時《たうじ》、臺灣《たいわん》赤痢《せきり》に罹《かゝ》つたことがあるが、その後《のち》も腸胃《ゐちやう》を害《がい》して困難《こんなん》して居《ゐ》たので、十文字《もんじ》君《くん》はそれを救《すく》ふの道《みち》は自彊術《じきやうじゆつ》の外《ほか》にないと云《い》ふので、度々《たび〳〵》熱心《ねつしん》に勸告《くわんこく》されたのである。しかし初《はじ》めは時《とき》がないと云《い》ふ理由《りいう》で……不健康《ふけんかう》で時《とき》が無《な》いと云《い》ふ筈《はず》はないが……容易《ようい》に試《こゝろ》みなかつたものであるが、數年《すうねん》に互《わた》つて十文字《もんじ》君《くん》が、倦《う》まず、撓《たゆ》まず勸《すゝ》められた結果《けつくわ》、無理《むり》を云《い》つて自宅《じたく》に來診《らいしん》を受《う》けたのである。そしてその後《ご》先生《せんせい》の治《ち》療《れう》に依《よ》つて、多年《たねん》の宿痾《しゆくあ》が快癒《くわいゆ》したのであるが、その時《とき》段々《だんだん》と自彊術《じきやうじゆつ》の話《はなし》を聽《き》き、それが中井《なかゐ》先生《せんせい》の病《やまひ》に對《たい》する治療《ちれう》よりも更《さら》に偉大《ゐだい》なる效果《かうくわ》のあることを私《わたくし》は信《しん》じたのである。

さう云《い》ふと私《わたくし》は自彊術《じきうじゆつ》を大《おほい》に會得《ゑとく》してゐるかの如《ごと》く思《おも》はれるかも知《し》れぬが、なか〱さう云《い》ふ次第《しだい》ではない。しかし多少《たせう》なりそれを試《こゝろ》みれば、必《かなら》ずそれ丈《だ》けの效果《かうくわ》のあることに就《つ》いては少《すこ》しも疑《うたが》はないのである。

一方《はう》私《わたくし》が大《おほい》に感《かん》じたことは、中井《なかゐ》先生《せんせい》は此《こ》の自彊術《じきやうじゆつ》に就《つ》いて、或《あるひ》は山《やま》に入《はい》つてそれを仙人《せんにん》から敎《をし》へられたとも云《い》はなければ、又《また》如何《いか》なる研究《けんきう》をしたかと云《い》ふことも云《い》はないのである。唯《たゞ》自分《じぶん》の思《おも》ふことを、有《あり》のまゝに行《や》つて、さうして有《あり》のまゝの效果《かうくわ》を得《え》たと云《い》ふ話《はなし》だけである。思《おも》ふことを思《おも》ひのまゝに云《い》ひ出《い》でる子供《こども》の話《はなし》と同《おな》じやうに、何《なん》の飾氣《かざりけ》もなく話《はな》された所《ところ》のものが、斯《か》く效果《かうくわ》のあると云《い》ふことに就《つ》いて大《おほい》に感慨《かんがい》を深《ふか》くしたのである。

偉大なる効驗

然《しか》らば此《こ》の自彊術《じきやうじゆつ》と云《い》ふものは、一體《たい》どんなものであるかと云《い》ふと、是《これ》は私《わたくし》の考《かんが》へるところでは、文明病《ぶんめいびやう》の豫《よ》防法《はうはふ》と云《い》つても差支《さしつかへ》がないのである。啻《たゞ》に感冒等《かんぼうとう》の豫《よ》防法《はうはふ》のみではないのである。

此《この》文明病《ぶんめいびやう》と云《い》ふものが種々《いろ〳〵》に形《かたち》を變《か》へて人間社會《にんげんしやくわい》に蔓《はびこ》つて來《く》ると云《い》ふことに就《つ》いては、悧《り》巧《こう》な人《ひと》も思《おも》ひの外《ほか》、能《よ》く分《わか》つて居《を》らぬやうである。と云《い》ふと、私《わたくし》は大變《たいへん》によく分《わか》つて居《ゐ》るやうにも聞《きこ》えるけれども、私《わたくし》にも分《わか》らぬことはあるが、私《わたくし》のその分《わか》らぬ眼《め》から見《み》ても、世《よ》の中《なか》に此《こ》の文明病《ぶんめいびやう》と云《い》ふものが、種々《いろ〳〵》の階級《かいきふ》の人《ひと》、しかもどの人《ひと》にも、どの人《ひと》にも侵《をか》して行《ゆ》くことを知《し》らないで、却《かへ》つてお迎《むか》ひをして自分《じぶん》のところに連《つ》れて來《く》るやうにばかり傾《かたむ》いて居《ゐ》るやうに見《み》えるのである。

此《こ》の事《こと》は決《けつ》して獨《ひと》り日本《にほん》にばかりあるのではなく、世界中《せかいぢう》を支配《しはい》して居《ゐ》るのである。で或《あ》る宿命論《しゆくめいろん》を論《ろん》ずる人《ひと》から云《い》つたならば、必《かなら》ずや是《これ》は外道《げだう》が居《を》つて、さうして人間世界《にんげんせかい》を害《がい》するものである。それが文明病《ぶんめいびやう》であるのだと云《い》ふかも知《し》れない。或《あるひ》はさう云《い》つても宜《よ》いかのやうに思《おも》はれる。

そこで此《こ》の文明病《ぶんめいびやう》の豫防法《よはうはふ》としては自彊術《じきやうじゆつ》がある。勿論《もちろん》世《よ》の中《なか》には、他《た》にも種々《しゆくゞ》の體操《たいさう》があるが、總《すべ》てそれ等《ら》は必要《ひつえう》なもの、又效果《またかうくわ》のあるものとして行《おこな》はれて居《ゐ》るものである。然《しか》るに此《こ》の自彊術《じきやうじゆつ》はどうであるかと云《い》ふと、一見《けん》すると、その方法《はうはふ》は過激《くわげき》なやうであるが、それは各自《かくじ》の體力《たいりよく》に應《おう》じて行《おこな》ふものであるから、段々《だんく》やつて體《からだ》を馴《な》らして見《み》ると、決《けつ》して無理《むり》なことはないのであつて、段々《だんく》に進《すゝ》めば、その奧《おく》に達《たつ》することが出來《でき》るのである。初《はじ》めて之《これ》を習《なら》ふ時《とき》から熟練《じゆくれん》した人《ひと》に劣《おと》らずやらうと云《い》ふやうなことは無理《むり》であらうけれども、時《とき》を費《つひや》して段々《だんく》馴《な》れて來《く》ると、無理《む》なことはないのである。

賞讚すべき特色

從來《こうらい》、體操等《たいさうとう》を研究《けんきう》する者《もの》の中《なか》には、種々《いろくく》苦心《くしん》して、さうして其所《そのところ》に達《たつ》した者《もの》もあるが、中井氏《なかゐし》に就《つ》いて聽《き》いて見《み》ると、決《けつ》して世間《せけん》にあり觸《ふ》れた文字《もんじ》の間《あひだ》や、人《ひと》の說《せつ》から寄《よ》せ集《あつ》めて來《き》たものは一つもない。最初《さいしよ》には私《わたくし》はこれは瑞典式《スエデンしき》の體操《たいさう》から來《き》たものではなからうかと考《かんが》へたが、今《いま》から考《かんが》へれば甚《はなは》だ失禮《しつれい》な想像《さうざう》であつた。他《た》の體操《たいさう》は造物主《ざうぶつしゆ》に對《たい》して陪臣《ばいしん》のやうな位置《ゐち》にあるが、自彊術《じきやうじゆつ》は直參《ぢきさん》で神樣《かみさま》と直相談《ぢきさうだん》で出來《でき》たものであると云《い》へる。如何樣《いかやう》に聽《き》いて見《み》ても中井氏《なかゐし》は神《かみ》から授《さづ》かつたとは云《い》はないが、その云《い》はないところに神《かみ》から授《さづ》かつたところのものがある譯《わけ》であつて、自然《しぜん》にそれが出來《でき》たものである。

さうして自彊術《じきやうじゆつ》の中《なか》には、あらゆる運動《うんどう》が含《ふく》まれて居《ゐ》る上《うへ》に、それは人間《にんげん》の居《ゐ》る所何處《ところどこ》でも出來《でき》るのである。何等《なんら》の器械《きかい》も要《い》らない。又對手《またあひて》なしで短時間《たんじかん》でやれるのである。

人爲的ならず

成程《なるほど》これを西洋《せいやう》好きの人《ひと》か西洋《せいやう》の法《はふ》に比《くら》べて見《み》ると、瑞典式體操《スエデンしきたいさう》と似寄《によ》つた所《ところ》があるとか云《い》ふ。それはさうあるべきことで、人間《にんげん》のやることに就《つ》いては共通《きようつう》のことが多《おほ》くある。白人《はくじん》でも黑人《こくじん》でも皆共通《みなきようつう》の事《こと》がある。

それで瑞典體操《スエデンたいさう》がよいか、日耳曼體操《ゼルマンたいさう》がよいか、英吉利體操《イギリスたいさう》がよいが、亞米利加體操《アメリカたいさう》がよいかと云《い》ふと、それは學者《がくしや》が本《ほん》の中《なか》だの、文字《もじ》の間《あひだ》から探《さが》し出《だ》して、さうして種々《いろ〳〵》寄木《よせぎ》細工《さいく》をしたやうなもので、自然《しぜん》に生《うま》れたものではないのである。

ところが自彊術《じきやうじゆつ》は寄木細工《よせぎざいく》のやうなものとは全《まつた》く違《ちが》ふ。これが一番《ばん》の妙所《めうしよ》である。私《わたくし》は全體不自然《ぜんたいふしぜん》と云《い》ふことが嫌《きら》ひである。ところで自彊術《じきやうじゆつ》そのものは全《まつた》く自然《しぜん》である。前述《ぜんじゆつ》のやうに造物主《ざうぶつしゆ》の直參《ぢきさん》である。であるから是《これ》は今日《こんにち》の宗教家《しうけうか》とか、哲學者《てつがくしや》とか云《い》ふ人《ひと》に聽《き》いて見《み》たら、そこが則《すなは》ち神樣《かみさま》の働《はたら》きで、その人《ひと》の頭《あたま》の中《なか》に起《おこ》つたのであると云《い》ふかも知《し》れぬが、それでも宜《よろ》しい。

神經衰弱の好療法

自彊術《じきやうじゆつ》は必ずしも身體《からだ》を良《よ》くすると云《い》ふ計《ばか》りでなく、頭《あたま》も良《よ》くするのである。それは實驗《じつけん》に依《よ》つても明《あきらか》で、文明病《ぶんめいびやう》に罹《かゝ》つて頭《あたま》が歪《ゆが》んで行《ゆ》く奴《やつ》か、又眞直《またまつすぐ》になると云《い》ふ效果《かうくわ》がある。第一《だいいち》多《おほ》くの人間《にんげん》は骨《ほね》の折《を》れることを概《がい》して嫌《きら》ふもので、骨《ほね》の折《を》れないやうなことをして、報酬《はうしう》を澤山取《たくさんと》ることをやりたがる。これが文明病《ぶんめいびやう》の一つである。

ところが自分《じぶん》の身體《しんたい》が強《つよ》くなつて見《み》ると、さう云《い》ふ譯《わけ》のものではない。何《なん》でも雄大《ゆうだい》な考《かんが》へと、忍耐《にんたい》をする力《ちから》を以《もつ》て、十分《ぶん》、十二分《ふん》の働《はたら》きをして、七八分《ぶ》の報酬《ほうしう》を得《え》て、なほ且喜《かつよろこ》んでやると云《い》ふことになる。

歐米諸國《おうべいしよこく》に赴《おもむ》いて、公園等《こうゑんとう》を散歩《さんぽ》して歩《ある》き比《くら》べて見《み》ると、どの奴《やつ》にも、どの奴《やつ》にも敵《かな》はない。婦人《ふじん》にさへも敵《かな》はない、これは私等《わたくしら》の老人《らうじん》ばかりでなく、若《わか》い日本人《にほんじん》の學生《がくせい》でも敵《かな》はないのである。これは服裝等《ふくさうとう》から來《く》る相違《さうゐ》かと云《い》ふと、それ計《ばか》りではない。それは平生身體《へいぜいしんたい》を使《つか》つてないからで、例《たと》へば良《よ》い鋏《はさみ》でも拵《こしら》へたまゝで、使《つか》はずに捨《す》てゝ置《お》けば、自然銹付《しぜんさびつ》いて工合《ぐあひ》が惡《わる》くなると同《おな》じことである。その通《とほ》り日本人《にほんじん》は唯歩《たゞある》くことさへ駄目《だめ》である。それで自彊術《じきやうじゆつ》に依《よ》つて、此《こ》の鋏《はさみ》の蝶番《てふがひ》の所《ところ》に銹《さび》を出來《でか》さないやうに、腰《こし》や、足《あし》の關節《くわんせつ》を鍛《きた》へて置《お》きさへすれば譯《わけ》もなく外國人以上《ぐわいこくじんいじやう》に行《ゆ》けるのである。

世界《せかい》の今日《こんにち》の形勢《けいせい》と云《い》ふものは、人間《にんげん》を強《つよ》くすることゝ、人間《にんげん》を殖《ふ》やすことの外《ほか》に仕事《しごと》はない。それには種々《しゆぐ》の理窟《りくつ》を付《つ》けるが、結局人間《けつきよくにんげん》を強《つよ》くすればよいのである。

人間《にんげん》と云《い》ふ者《もの》は、思《おも》つたことを本統《ほんとう》に實行《じつかう》して行《ゆ》くことの出來《でき》ないのが、是《これ》が又病氣《またびやうき》である。殊《こと》に文明病《ぶんめいびやう》に襲《おそ》はれると云《い》ふとさうである。

近來《きんらい》世《よ》の中《なか》には神經衰弱《しんけいすゐじやく》が多《おほ》い。自分《じぶん》の思《おも》つたことをどうしても實行《じつかう》の出來《でき》ないやうな人《ひと》は神經衰弱《しんけいすゐじやく》に罹《かゝ》つた病人《びやうにん》である。又文明病《またぶんめいびやう》に襲《おそ》はれるやうな者《もの》は皆《みな》さうである。それらの者《もの》は皆《みな》此《こ》の自彊術《じきやうじゆつ》に依《よ》つて排除《はいぢよ》し、豫防《よばう》することが出來《でき》るのである。私《わたくし》は此《こ》の意味《いみ》に於《お》いて自彊術《じきやうじゆつ》の大《おほい》に普及《ふきふ》されんことを希望《きばう》して止《や》まないものである。

靈効ある自彊術

法學博士　横田秀雄

神經痛の全治

余《よ》は餘程以前《よほどいぜん》から、右《みぎ》の上膊部及《じやうはくぶおよ》び腰《こし》の邊《あたり》に疼痛《とうつう》を覺《おぼ》え、その中手《うちて》の方《はう》は漸次病勢《ぜんじびやうせい》が增《ま》して、使《つか》はずに居《を》れば何《なん》でも無《な》いが、戸《と》を開《ひら》いたり、帶《おび》を結《むす》んだりするにまで差支《さしつかへ》を生《しやう》ずるに至《いた》つたので、これは何《なん》とかせねばならぬと考《かんが》へて居《を》つたのである。

ところが丁度《ちやうど》その當時《たうじ》、妻《つま》が後藤男爵夫人《ごとうだんしやくふじん》の紹介《せうかい》で、中井先生《なかゐせんせい》の許《もと》に赴《おもむ》いて治療《ちれう》を受《う》けて居《ゐ》たのである。一體《たい》妻《つま》は身體《しんたい》が肥滿《ひまん》し過《す》ぎ、心臟《しんざう》の方《はう》にも故障《こしやう》があるやの懸念《けねん》から療治《れうぢ》を受《う》けて居《ゐ》たのであるが、一月《ひとつき》ばかりの間《あひだ》に、大分具合《だいぶぐあひ》がよいと云《い》ふので、實《じつ》は最初《さいしよ》には自分《じぶん》としては餘《あま》り問題《もんだい》にして居《ゐ》なかつたのであるが、遂《つひ》に決心《けつしん》して出掛《でか》けたのである。ところが、一度《ど》の治療《ちれう》を受《う》けた丈《だ》けで大分《だいぶ》心地《こゝち》よく、二月餘《つきあま》りも通《かよ》ふ中《うち》に、何時《いつ》とは無《な》しに多年《たねん》の宿痾《しゆくあ》が快癒《くわいゆ》したのである。それでそれ以後《いご》は、自分《じぶん》の身體《しんたい》には大《たい》して必要《ひつえう》はないが先生《せんせい》の施術《しじゆつ》に非常《ひじやう》に興味《きようみ》を覺《おぼ》え、時々《ときぐ》通《かよ》つては他人《たにん》の治療《ちれう》を觀察《くわんさつ》して居《ゐ》たのである。最初《さいしよ》は幸《さいは》ひ暑中休暇《しよちうきうか》でもあり、毎日通《まいにちかよ》つたが、後《のち》には隔日《かくじつ》又《また》は二日隔《かお》きに出掛《でか》けたものである。

醫術以上の効果

何《なん》に興味《きようみ》を感《かん》じたかと云《い》ふと、同氏《どうし》の治療《ちれう》を受《う》けると、今迄《いままで》の醫術《いじゆつ》では到底《たうてい》治療《ちれう》の出來《でき》ぬやうな種類《しゆるゐ》の病氣《びやうき》が不思議《ふしぎ》にも癒《なほ》るので、如何《いか》なる病氣《びやうき》は、如何《いか》なる經過《けいくわ》を取《と》り、如何《いか》にして癒《なほ》るかと云《い》ふことが余《よ》の興味《きようみ》を惹《ひ》いたので、自分《じぶん》が療治《れうぢ》して貰《もら》ふ傍《かたは》ら熱心《ねつしん》に注意《ちうい》したのである。

一體今迄《たいいいままで》の醫術《いじゆつ》では藥《くすり》を服用《ふくよう》させるか、切開《せつかい》するかしなければならぬのであるが、中井《なかゐ》先生《せんせい》の方法《はうはふ》では一切《きい》さう云《い》ふことをなさず、腸《ちやう》を整《とゝの》へ、筋肉《きんにく》、骨格《こつかく》の位置《ゐち》を正《たゞ》すので、從《じう》來醫藥《らいいやく》を浴《あ》びる程飲《ほどの》んでも癒《なほ》らぬと云《い》ふやうな病人《びやうにん》が、たつた一回《くわい》の治療《ちれう》で全癒《ぜんゆ》するやうな例《れい》も乏《とぼし》くないのである。余《よ》にはその方面《はうめん》の專門的智識《せんもんてきちしき》がないから、學理的《がくりてき》の說明《せつめい》は出來《でき》ないが、例《たと》へば筋《すぢ》の縮《ちゞ》んだり、位置《ゐち》が變《かは》つたりして居《ゐ》る病氣《びやうき》には非常《ひじやう》に有效《いうかう》である。一例《れい》を擧《あ》げれば、彼《か》の神經痛《しんけいつう》の初期《しよき》の如《ごと》き、西洋醫術《せいやういじゆつ》では注射《ちうしや》の外《ほか》に施《ほどこ》す策《さく》がないので、その注射《ちうしや》なるものも、或時間《あるじかん》を經過《けいくわ》すると效力《かうりよく》が無《な》くなり、又痛《またいた》くなるものであるが、中井先《なかゐせん》生《せい》は容易《ようい》にそれを全癒《ぜんゆ》せしむることが出來《でき》るのである。西洋醫術《せいやういじゆつ》はさう云《い》ふ方面《はうめん》が全《まつた》く不《ふ》完全《くわんぜん》であるが、しかしそれにも長《なが》い歷史《れきし》があり、尊重《そんちやう》すべき點《てん》が無《な》いでも無《な》いから、これは兩々相俟《りやう〳〵あひま》つべきものであらうと考《かんが》へたのである。

三年間實行す

自彊術《じきやうじゆつ》に就《つ》いては、余《よ》は中井先生《なかゐせんせい》の治療《ちれう》を受《う》ける中《うち》に習《なら》ひ覺《おぼ》え、爾後《じご》三年間實行《ねんかんじつかう》して居《ゐ》るのである。これは云《い》ふまでも無《な》く、中井氏《なかゐし》の療治《れうぢ》に手《て》を合《あは》せて作《つく》られたもので、それを行《こな》へば中井《なかゐ》先生《せんせい》の治療《ちれう》を受《う》けると略同様《ほゞどうやう》の效果《かうくわ》があるのであるが、余《よ》は止《や》むを得《え》ぬ故障《こしやう》の外《ほか》毎朝《まいあさ》一囘《くわい》は必《かなら》ず實行《じつかう》してゐる。今迄休《いままでやす》んだ日《ひ》を通計《つうけい》しても一週間位《しうかんぐらゐ》なものである。これは朝晩《あさばん》二囘《くわい》行《おこな》へば完全《くわんぜん》であるが夜《よる》は行《おこな》へぬ場合《あひ》もある爲《ため》、毎朝起床《まいあさきしやう》すると共《とも》に行《おこな》ふことにしてゐる。余《よ》は普通午前《ふつうごぜん》五時《じ》半乃至《はんないし》六時《じ》に起床《きしやう》するが、それと共《とも》に體操《たいさう》し、それから洗面《せんめん》し、卅分位經《ぷんぐらゐへ》て喫飯《きつはん》し、七時《じ》には家《いへ》を出《で》るやうにして居《ゐ》るのである。

實行後の効果

自彊術《じきやうじゆつ》を實行《じつかう》して、如何《いか》なる利益《りえき》があつたかと云《い》ふと、余《よ》は壯年時代《さうねんじだい》から身體《しんたい》を無理《むり》に使《つか》つた故《せい》か、從來《じうらい》は兎角腸胃《とかくちやうゐ》も餘《あま》り强壯《きやうさう》でなく、風邪《かぜ》には一年《ねん》に二度位毎年殆《どぐらゐまいねんほとん》ど一月《ぐわつ》と十二月《ぐわつ》に、インフルエンザ性のそれに罹《かゝ》つて、一週間位宛《しうかんぐらゐづゝ》は役所《やくしよ》を休《やす》み、學校《がくかう》も缺講《けつかう》してゐたものである。又《また》十數年前《すうねんぜん》、肺炎《はいえん》に罹《かゝ》つたことがあつて、それ以來《いらい》呼吸器《こきふき》が完全《くわんぜん》でなかつたのであるが、三年間《ねんかん》の經驗《けいけん》に徵《ちやう》すると、三囘《くわい》の冬《ふゆ》も無事《ぶじ》に過《すご》し、只《たゞ》一囘《くわい》の缺勤《けつきん》も病氣故《びやうきゆゑ》にはしなかつたのである。それに就《つ》いて恁《か》う云《い》ふ話《はなし》がある。余《よ》は某學校《ぼうがくかう》で、判檢事《はんけんじ》、辯護《べんご》士《し》試驗準備《しけんじゆんび》の爲《ため》に一週《しう》一囘《くわい》の講義《かうぎ》をして居《ゐ》るが、その夜學《やがく》の講義《かうぎ》も一囘《くわい》として缺《か》かしたことがないので、前記《ぜんき》の試驗《しけん》に首尾《しゆび》よく及第《きふだい》して、挨拶《あいさつ》をしに來《き》た一學生《がくせい》が、我々《われ〳〵》は自分《じぶん》のことでありながら、時《とき》には休《やす》み度《た》いと思《おも》ふのに、先生《せんせい》は一日《にち》の休講《きうかう》もされず指導《しだう》されて實《じつ》に感謝《かんしや》に耐《た》へぬと云《い》ふことを云《い》つて居《ゐ》た。余《よ》は平素《へいそ》人力車《じんりきしや》の如《ごと》きは一切《さい》避《さ》け、電車《でんしや》と徒歩《とほ》で往復《わうふく》し、時《とき》には濡《ぬ》れた靴《くつ》で泥濘中《でいねいちう》を歩《あゆ》み、自分《じぶん》ながら、窃《ひそか》に老人《としより》の冷水《ひやみづ》では無《な》いかと思《おも》はれることもあるが、今日《こんにち》まで、何《なん》のことなしに過《すご》して居《ゐ》るのである。

理想的健康法

尤《もつと》も稀《まれ》には腸胃《ちやうゐ》を害《がい》することも、無《な》い譯《わけ》では無《な》い。しかしそれも容易《ようい》に治癒《ちゆ》する。風邪《ふうじや》に罹《かゝ》ることも少《すこ》しはあるが、一日《にち》で癒《なほ》り發熱《はつねつ》したやうなことは更《さら》に無《な》いのである。

前述《ぜんじゆつ》の如《ごと》く余《よ》は呼吸器《こきふき》が完全《くわんぜん》でないので、醫師《いし》に相談《さうだん》すると、病氣《びやうき》になれば服藥《ふくやく》することが必要《ひつえう》で、平素《へいそ》は養生《やうじやう》をする外《ほか》は無《な》いと云《い》ふが、さてその養生《やうじやう》なるものに就《つ》いては、醫《い》師《し》は何等《なんら》明示《めいし》するところがないのである。運動《うんどう》をすればよいと云《い》ふことは分《わか》つて居《ゐ》るが、完全《くわんぜん》な運動《うんどう》と云《い》ふものは中々《なかなか》見付からぬ。

ところが自彊術《じきやうじゆつ》は將來《しやうらい》はいざ知《し》らず、現在《げんざい》でも最《もつと》も理想的《りさうてき》なもので、これでこそ健康《けんかう》が完全《くわんぜん》に維持《ゐぢ》されようと思《おも》はれるのである。その運動《うんどう》は全身的《ぜんしんてき》であつて、極《きは》めて輕便《けいべん》である。練習《れんしふ》を積《つ》まぬ中《うち》には一回《くわい》に卅分《ぷん》も要《えう》するが、熟達《じゆくたつ》すれば十五分《ふん》で充分《じうぶん》で、誰《だれ》でも自由《じいう》に行《おこな》へるから、家庭體操《かていたいさう》としては上乘《じやうじやう》のものである。

それに就《つ》いては又精神的《またせいしんてき》の利益《りえき》も見逭《みのが》すことが出來《でき》ぬ。即《すなは》ちそれを行《おこな》ふまでには、自分《じぶん》の健康《けんかう》に就《つ》いては、自然《しぜん》の運命《うんめい》に服從《ふくじう》する外《ほか》はないと諦《あきら》めて居《ゐ》たが、自彊術《じきやうじゆつ》を實行《じつかう》して以來《いらい》、或《あ》る信念《しんねん》を抱《いだ》くと共《とも》に、非常《ひじやう》に勇氣《ゆうき》が出《で》て、處世上大《しよせいじやうおほい》に利益《りえき》を得《え》たのである。

家族《かぞく》に就《つ》いて述《の》べると、妻《つま》は前述《ぜんじゆつ》の如《ごと》く中井先生《なかゐせんせい》の治療《ちれう》を受《う》けると共《とも》に、大《おほい》に筋肉《きんにく》も引締《ひきしま》つて、頭腦《あたま》も爽快《さうくわい》になつたと云《い》つて居《ゐ》る。又只今宅《またたゞいまたく》に居《ゐ》る當年《たうねん》十三歳《さい》の男兒《だんじ》は以前《いぜん》からよく風邪《ふうじや》に惱《なや》まされたものであるが現在《げんざい》では自分《じぶん》から進《すゝ》んで體操《たいさう》を實行《じつかう》し、今年《ことし》になつては無缺席《けつせき》で通學《つうがく》して居《ゐ》るのである。

民衆的體操としての自彊術

東京高等學校々長　湯原元一

最も簡易なる健康法

自彊術《じきやうじゆつ》に就《つ》いては十文字《もんじ》君《くん》の話《はなし》を聴《き》いた時《とき》から、これは實用的《じつようてき》の體操《たいさう》に相違《さうゐ》あるまいと考《かんが》へて居《ゐ》たが、實際研究《じつさいけんきう》するに及《およ》んで、果《はた》して甚《はなは》だ有益《いうえき》なことを認《みと》めたのである。

從來健康增進法《じうらいけんかうぞうしんはふ》としては、種々《しゆぐ》のものが考案《かうあん》されて居《ゐ》る。例《たと》へば彼《か》の鐵啞鈴《てつあれい》の如《ごと》きも、一時《じ》は中々《なか〳〵》流行《りうかう》を極《きは》めたものであつたが、それには可《か》なり無理《むり》があつて、有害《いうがい》な場合《ばあひ》も少《すく》からずあるやうである。無論遣《むろんや》り方《かた》にも依《よ》るかも知《し》れぬが、どうも一方《ぱう》に偏《へん》する弊《へい》があり、誰《たれ》でもそれを實行《じつかう》して善《よ》いと云《い》ふ譯《わけ》には行《ゆ》かないのである。

その他器械《たきかい》を要《えう》せない簡易《かんい》な體操《たいさう》が多《おほ》くあるが、歐米《おうべい》で案出《あんしゆつ》されたものは、多《おほ》くは椅子《いす》や腰掛《こしかけ》を利用《りよう》するので、その點《てん》から云《い》つても我々《われ〳〵》日《に》本人《ほんじん》には適《てき》せぬのである。彼《か》の瑞典式《スエデンしき》體操《たいさう》の如《ごと》きは多年科學的《たねんくわがくてき》に研究《けんきう》されてゐる丈《だ》けに、比較的《ひかくてき》よいものであるが、それは團體《だんたい》的運動《てきうんどう》に適《てき》し、家庭《かてい》で行《おこな》ふには好適《かうてき》でないのである。

ところが自彊術《じきやうじゆつ》は、余《よ》の實地《じつち》に研究《けんきう》するところでは、坐《すわ》る運動《うんどう》もあり、立《た》つ運動《うんどう》もあり極《きは》めて日本人的《にほんじんてき》であつて、あらゆる筋肉《きんにく》を動《うご》かせ、又《また》その疲勞《ひらう》を除《のぞ》く效《かう》があるのである。然《しか》し此《こ》れが果《はた》して極《きは》めて微細《びさい》の點《てん》まで研究《けんきう》された完全無缺《くわんぜんむけつ》のものとは或《あるひ》は云《い》はれないかも知《し》れぬが、婦人《ふじん》にも、老人《らうじん》にも行《おこな》はれ、或《あ》る場合《ばあひ》に於《お》いては、その一部《ぶ》を行《おこな》ふことも出來《でき》、道具《だうぐ》も要《い》らず、時間《じかん》も多《おほ》く要《えう》せず、且何所《かつどこ》でも自由《じいう》に行《おこな》へると云《い》ふ特色《とくしよく》がある。全《まつた》く一般《はん》に推奬《すゐしやう》す可《べ》き民衆的體操《みんしうてきたいさう》である。

私《わたくし》は從來種々《じゆうらいしゆ〴〵》の健康法《けんかうはふ》に手《て》を付《つ》けたが、殆《ほとん》どその大部分《だいぶぶん》は中途《ちゆうと》で廢《はい》して居《ゐ》る。しかし此《こ》の自彊術《じきやうじゆつ》のみは比較的《ひかくてき》永《なが》く續《つゞ》けて居《を》り、將來《しやうらい》も續《つゞ》いて實行《じつかう》する決心《けつしん》である。然《しか》らばその效《かう》果《くわ》は如何《どう》であるかと云《い》ふと、第《だい》一に血液《けつえき》の循環《じゆんくわん》がよくなるから全身《ぜんしん》の健康状態《けんかうじやうたい》がよくなり、頭腦《あたま》も爽快《さうくわい》になり、それを行《おこな》ふことに依《よ》つて疲勞《ひらう》を一掃《さう》し得《う》るので、現《げん》にそれを行《おこな》つた後《のち》は非常《ひじやう》に快感《くわいかん》を覺《おぼ》える。

その特色《とくしよく》に就《つ》いては專門家《せんもんか》も認《みと》めて居《を》り、自分《じぶん》の知《し》つて居《ゐ》る範圍《はんゐ》では、外山學校《とやまがくかう》の龜井《かめゐ》軍醫《ぐんい》の如《ごと》きは熱心《ねつしん》なる體操生理《たいさうせいり》の研究家《けんきうか》であるが、矢張《やは》り余《よ》と同意見《どういけん》である。余《よ》は自彊術《じきやうじゆつ》があれば他《た》には何《なに》も全部《ぜんぶ》要《い》らぬとは云《い》はぬが、家庭《かてい》に於《お》いて凡《すべ》ての人《ひと》が行《おこな》ふには、他《た》に類《るゐ》を見《み》ぬ頗《すこぶ》る有效《いうかう》なる體操法《たいさうはふ》であることを斷言《だんげん》するのである。

學校にて實行せしむ

余《よ》の學校《がくかう》では目下《もくか》その爲《ため》に二室《しつ》を道場《だうぢやう》とし、十文字《もんじ》君《くん》の令孃《れいぢやう》が指導《しだう》して、有志者《いうししや》に實行《じつかう》させて居《ゐ》る。一體近頃《たいちかごろ》の若《わか》い者《もの》、殊《こと》に婦人《ふじん》は運動不足《うんどうふそく》のところに勉强《べんきやう》が過度《くわど》で、それに兎《と》角刺戟的《かくしげきてき》な小說等《せうせつとう》を耽讀《たんどく》するので、陰鬱《いんうつ》になる傾向《けいかう》があるが、自彊術《じきやうじゆつ》は殊《こと》にさう云《い》ふ人々《ひとびと》に好適《かうてき》である。三十一動《どう》の運動《うんどう》には色々《いろいろ》の運動《うんどう》、例《たと》へば從來《じゆうらい》の體操或《たいさうあるひ》い相撲《すまう》の手《て》にある運《うん》動《どう》が取入《とりい》れられ、……考案者《かうあんしや》はさうは云《い》つて居《ゐ》ないが、私《わたくし》から云《い》へばそれらは巧《うま》く取入《とりい》れられ、調和《てうわ》されて居《ゐ》て、極《きは》めて完全《くわんぜん》に作《つく》られて居《ゐ》る。そして一見《けん》すると頗《すこぶ》る平凡《へいぼん》であるがそれが普遍的《ふへんてき》の性質《せいしつ》を持《も》つて居《ゐ》る所以《ゆゑん》である。いくら理論的《りろんてき》に勝《すぐ》れて居《ゐ》ても、容易《ようい》に實行《じつかう》されぬものは一向價値《かうかち》が無《な》いのである。今《いま》までの健康增進法中《けんかうぞうしんはふちゆう》には、一時一寸流行《じちよつとりうかう》しても直《す》ぐに熱《ねつ》の冷《さ》めるものが多《おほ》い、が、自彊術《じきやうじゆつ》はそれに反《はん》して益々盛《ますくさか》んになるので、要《えう》するにそれが價値《かち》のある證據《しようこ》である。例《たと》へ熱心《ねつしん》なる鼓吹者《こすゐしや》があり、宣傳者《せんでんしや》があつても、若《も》し眞《しん》につまらぬものなら斯《か》くまで廣《ひろ》まる理由《りいう》はないのである。

確實なる其効驗

その健康《けんかう》に有效《いうかう》なのは確實《かくじつ》で、金門商會《きんもんしやうくわい》の工場員中一人《こうぢやうゐんちゆうひとり》として流行性寒冒《りうかうせいかんばう》に罹《か》からなかつたと云《い》ふのも蓋《けだ》し偶然《ぐうぜん》ではないであらうと思《おも》ふ。自彊術《じきやうじゆつ》は物理的療法《ぶつりてきれうはふ》として種々《しゆぐ》の效力《かうりよく》を有《いう》して居《ゐ》るので、余《よ》の實驗《じつけん》したところでは、第《だい》四動《どう》は肥厚性鼻加答兒《ひかうせいびかたる》の如《ごと》き病氣《びやうき》に非常《ひじやう》に效果《かうくわ》があるのである。余《よ》は甞《かつ》て親友《しんいう》なる京都大學《きやうとだいがく》の和辻醫學博士《わつじいがくはかせ》にその說《せつ》を聽《き》いたことがあるが、同氏《どうし》の談《だん》に、前述《ぜんじゆつ》の病氣《びやうき》の如《こと》きは藥《くすり》を塗《ぬ》るよりも、或種《あるしゆ》の筋肉《きんにく》の運動《うんどう》を行《おこな》つた方《はう》が有效《いうかう》であるとのことであつたが、實際《じつさい》自彊術《じきやうじゆつ》の第《だい》四動《どう》、それから第《だい》十一動《どう》、その他《た》の頸《くび》及《およ》び頭《あたま》の運動《うんどう》の如《こと》き又《また》第《だい》二十七動等《どうとう》は皆《みな》鼻《はな》の爲《ため》によい體操《たいさう》であるからそれが期《き》せずして物理《ぶつり》的《てき》療法《れうはふ》と合致《がつち》するのである。和辻氏《わつじし》には自彊術《じきやうじゆつ》のことは話《はな》さなかつたが、それが語《かた》れば、必《かなら》ず首肯《しゆこう》されることゝ思《おも》ふのである。

數十年來の胃腸病を一掃す

會計檢査院長　中隈敬藏

或夜就褥中の出來ごと

私《わたくし》が自彊術《じきやうじゆつ》に近《ちか》づいたのは昨年《さくねん》の五月《ぐわつ》であつた。會計檢査院《くわいけいけんさゐん》の書記官《しよきくわん》武藤君《むとうくん》からその話《はなし》を聽《き》いて、それは大變面白《たいへんおもしろ》いと思《おも》つたので、十文字《もんじ》君《くん》を招《まね》いて、役所《やくしよ》でその講演《かうえん》をして貰《もら》つたのが始《はじ》まりである。それから二三度巣鴨《すがも》の道場《だうぢやう》へも通《かよ》つたが、當時《たうじ》同樣《どうやう》に話《はなし》も聽《き》き、方法《はうはふ》も敎《をし》へられた孫《まご》(十五歳男兒《さいだんじ》)は續《つゞ》けて居《を》つたに係《かゝ》はらず、實《じつ》を云《い》ふと私《わたくし》は怠《をこた》り勝《が》ちであつたのである。

ところが一昨年《さくねん》九月《ぐわつ》の廿四五日《にち》でもあつたらうか或夜《あるよ》就褥中《しうじよくちう》、頸部《けいぶ》に突然疼痛《とつぜんとうつう》を覺《おぼ》えて運動《うんどう》が自由《じいう》に出來《でき》ず、約《やく》十分《ぷん》ほども、睡眠《するみん》しようと試《こゝろ》みたが、どうも具合《ぐあひ》が惡《わる》いので、妻《さい》を起《おこ》して葡萄酒《ぶだうしゆ》を一杯所望《はいしよまう》した。ところが、どうしても洋盃《コツプ》を手《て》にすることが出來《でき》ず、忽《たちま》ちブチ返《かへ》して仕舞《しま》つたので大騷《おほさわ》ぎになつて仕舞《しま》つたのである。

醫師の診斷は腦貧血

そこで俄《にはか》に醫師《いし》の來診《らいしん》を求《もと》めたが、その診斷《しんだん》は腦貧血《なうひんけつ》と云《い》ふことであつた。兎《と》に角《かく》慄へが身體《からだ》全體《ぜんたい》に來《き》て、一寸足《ちよつとあし》の先《さき》に觸《ふ》れられても全身《ぜんしん》にズーンと響《ひゞ》き、實《じつ》に厭《いや》な心持《こゝろもち》がしたのである。

それ以來睡眠《いらいするみん》は困難《こんなん》になる、盜汗《いあせ》は甚《はなは》だしく出《で》ると云《い》ふ譯《わけ》で、約《やく》二十日間《かかんい》醫藥《やく》に親《した》しんだが、小栗盛太郎《をぐりもりたらう》(會計檢査院檢査官《くわいけいけんさゐんけんさくわん》)君《くん》の勸《すゝ》めに從《したが》ひ、中井《なかゐ》氏《し》の來診《らいしん》を乞《こ》うたのである。同氏《どうし》はこれは胃腸《ゐちやう》の故障《こしやう》が原因《げんいん》となつたものであるから、それを治療《ちれう》する必要《ひつえう》があると云《い》はれたが、私《わたくし》は殆《ほとん》ど二十年來《ねんらい》、胃腸《ゐちやう》の病弱《びやうじやく》に苦《くる》しめられ、數年來《すうねんらい》、醫師《いし》に胃《ゐ》が下垂《かする》して居《ゐ》ると云《い》ふことを宣言《せんげん》されて居《ゐ》たが、どうもそれでは困《こま》ると云《い》ひながら、何等《なんら》の治療法《ちれうはふ》のない爲《ため》にそのまゝになつてゐたのである。

中井氏に受けた治療法

その他腸《たちやう》にも諸所《しよ〳〵》に固結《かたまり》が出來《でき》、要《えう》するに內臟《ないざう》の位置《ゐち》が甚《はなは》だしく變《かは》つて居《ゐ》たのであつたが、中井氏《なかゐし》は先《ま》づ、腸《ちやう》の固結《かたまり》を揉《も》み解《ほぐ》しに急《いそ》がれたのであるが、三四回《くわい》も施術《しじゆつ》を受《う》ける中《うち》に非常《ひじやう》に眠《ねむ》り易《やす》くなつて、盜汗《ねあせ》も殆《ほとん》ど止《と》まつたのである。そして十二月《ぐわつ》の末《すゑ》まで引續《ひきつゞ》き治《ぢ》療《れう》を受《う》ける中《うち》に餘程《よほど》樂《らく》になり、規定《きてい》の時間《じかん》の半分位《はんぶんぐらゐ》は役所《やくしよ》に出勤《しゆつきん》が出來《でき》るやうになり、昨《さく》年《とし》になつてからも、矢張《やはり》毎日《まいにち》治療《れう》を受《う》けて居《ゐ》たが、正月《しやうぐわつ》の十日《か》頃《ごろ》から、よく歩《ある》けるやうになり、氣分《きぶん》も爽快《さうくわい》なので、態々《わざ〳〵》來診《らいしん》して貰《もら》ふ爲《ため》に時間《じかん》を費《つひや》し、他《た》の多數《たすう》の人々《ひと〴〵》の迷惑《めいわく》となるのを慮《おもんぱか》つて、自分《じぶん》の方《はう》から本所《ほんじよ》の中井氏方《なかゐしかた》へ通《かよ》ふことにした。

自彊術は毎日二回行ふ

今《いま》のところでは胃《ゐ》の下垂《かすゐ》したのがズッと上《あが》つた。心臟《しんざう》も幾分下《いくぶんさが》つて居《ゐ》たのが矢張殆《やはりほとん》ど普《ふ》通《つう》の位置《ゐち》に復《ふく》し、又腸《またちやう》の固結《かたまり》も殆《ほとん》ど解《と》けて居《ゐ》る。但《たゞ》しこれは未《いま》だ完全《くわんぜん》に治癒《ちゆ》したのでなく日《ひ》に依《よ》つて出來《でき》、不出來《ふでき》はあるが、兎《と》に角《かく》揉《も》んで貰《もら》へば直《す》ぐに柔《やはらか》くなることは事實《じじつ》である。尤《もつと》も自彊術《じきやうじゆつ》は中井氏《なかゐし》の來診《らいしん》を受《う》け始《はじ》めた四五日以來《にちいらい》から、自分《じぶん》も毎日《まいにち》二回位《くわいぐらゐ》行《おこな》ふことにして居《ゐ》る。現在《げんざい》では必《かなら》ずしも毎日中井氏《まいにちなかゐし》に揉《も》んで貰《もら》ふとは限《かぎ》らぬが、體操《たいさう》は自分《じぶん》では缺《か》かしたことはない。自分《じぶん》で行《おこな》ふのも、揉《も》んで貰《もら》ふのも、同一《どう》の效果《かうくわ》があるので、他力《たりよく》と自力《じりよく》との區別《くべつ》があるだけであるが無論《むろん》出來《でき》る限《かぎ》りは自力《じりよく》で行《おこな》ふ可《べ》きで、先生《せんせい》の手《て》を煩《わづら》はさねばならぬと云《い》ふのは即《すなは》ち病的《びやうてき》の狀態《じやうたい》なのである。

數十年來初ての好氣持

一方《はう》醫師《いし》の診斷《しんだん》は毎日或《まいにちあるひ》は隔日《かくじつ》に受《う》けて居《ゐ》るが、その診斷《しんだん》に依《よ》ると腸胃《ちやうゐ》の働《はたらき》が遲緩《ちくわん》した結果《けつくわ》、神經衰弱《しんけいすゐじやく》に陷《おちい》つたと云《い》ふことであるが、藥《くすり》と云《い》へば痲醉劑《ますゐざい》位《ぐらゐ》のもので、それも殆《ほとん》ど服用《ふくよう》せぬと云《い》つてよいのである。

又食事《またしよくじ》は揉《も》み始《はじ》めてから、病中《びやうちう》でも可《か》なり進《すゝ》んだ。その結果《けつくわ》、少《すこ》しも衰弱《すゐじやく》をしなかつたが、殊《こと》に此《こ》の二月頃《ぐわつころ》からは、日《ひ》に三度《ど》の食事《しよくじ》が非常《ひじやう》に美味《うま》く感《かん》ぜられ、かうも樂《たの》しいものかと染々《しみ〴〵》と感《かん》じてゐるその爲《ため》、朝《あさ》も待兼《まちか》ねて早起《はやおき》をするやうになり、毎日非常《まいにちひじやう》の期待《きたい》を以《もつ》て、愉快《ゆくわい》に離褥《りじよく》するが、此《こ》の氣持《きもち》は全《まつた》く數《すう》十年來《ねんらい》嘗《かつ》て味《あぢは》はなかつたものである。

それから、從來《じうらい》は胃腸《ゐちやう》が不健全《ふけんぜん》な爲《ため》に、胸《むね》や腹《はら》が外觀《ぐわいくわん》からでも不自然《ふしぜん》な状態《じやうたい》になり、徒《いたづ》らに或部分《あるぶぶん》が膨《ふく》れると云《い》ふ風《ふう》であつたが、今日《こんにち》はその筋肉《きんにく》の状態《じやうたい》が、何《なん》となく、彼《か》の仁《に》王《わう》の像《ざう》のそれの如《ごと》くになつて來《き》て、實際醫師《じつさいいし》もそれは、全《まつた》く健康體《けんかうたい》の證據《しようこ》だと斷言《だんげん》するほどになつた。

孫も娘も體質が一變

自分《じぶん》の實驗《じつけん》と云《い》へば先《ま》づそんなものであるが、私《わたくし》の家《うち》では、前《まへ》に述《の》べたやうに孫《まご》が實行《じつかう》して居《ゐ》るほか、娘《むすめ》も矢張《やは》り中井氏《なかゐし》の治療《ちれう》を受《う》けて居《ゐ》る。孫《まご》は自分《じぶん》で實行《じつかう》し、今《いま》でも時々《とき〴〵》道《だう》場《ぢやう》に通《かよ》つて居《ゐ》るほどであるが、これも元來病弱《ぐわんらいびやうじやく》で胃腸《ゐちやう》が弱《よわ》く從來屢々《じうらいしば〴〵》便祕《べんぴ》を訴《うつた》へ、醫藥《いやく》を用《もち》ゐたものであるが、近來《きんらい》は殆《ほとん》どさう云《い》ふことがなくなつたと共《とも》に、筋骨《きんこつ》の發達《はつたつ》が著《いちじる》しく、肩幅《かたはゞ》は廣《ひろ》くなり、胸《むね》は厚《あつ》くなり、一見《けん》して判然《はんぜん》するやうに、非常《ひじやう》に壯健《きやうけん》になつた。娘《むすめ》も矢張虚弱《やはりきよじやく》の方《はう》であつたが、私《わたくし》の爲《ため》に來診《らいしん》された序《ついで》に中井氏《なかゐし》の治療《ちれう》を受《う》け、その結果大分《けつくわだいぶ》よくなつてゐたところ、昨冬妻《さくとうつま》と共《とも》に流行性感冒《りうかうせいかんばう》に犯《をか》されたのであつた。

特に感じた此術の効能

しかし前以《まへもつ》て揉《も》んで貰《もら》つて居《ゐ》た結果《けつくわ》も多少《たせう》あらうが、その際《さい》の治療《ちれう》で大事《だいじ》にもならず、治癒《ちゆ》するを得《え》た、他《た》の實例《じつれい》を述《の》べると、實際枚擧《じつさいまいきよ》に遑《いとま》のないほど不思議《ふしぎ》な效能《かうのう》を持《も》つて居《ゐ》るが、その中《うち》で特《とく》に私《わたくし》が近頃感《ちかごろかん》じて居《ゐ》ることは、其《そ》の流行性感冒《りうかうせいかんばう》に對《たい》する效驗《かうけん》である。私《わたくし》の見聞《けんぶん》して居《ゐ》る範圍《はんゐ》でも中井氏《なかゐし》の爲《ため》に助《たす》けられた者《もの》は少《すく》ないので、既《すで》に肺炎《はいえん》に變症《へんしやう》した者《もの》でも、一と度揉《たびも》んで貰《もら》へば四十度《ど》以上《いじやう》の高熱《かうねつ》が、三十八度《ど》以下《いか》に下《さが》り容易《ようい》に治癒《ちゆ》した例《れい》は決《けつ》して少《すく》なかつたのである。それから推《お》しても平素充分《へいそじうぶん》に身體《からだ》を鍛《きた》へてゐる十文字君《もんじくん》經營《けいえい》の金門商會《きんもんしやうくわい》從業員《じうげふゐん》一同《どう》が流感《りうかん》の厄《やく》に罹《か》らなかつたのは事實《じじつ》だらうと思《おも》ふ。

話《はなし》は別《べつ》になるが、前記《ぜんき》の小栗君《をぐりくん》は、從前《じうせん》は非常《ひじやう》に肥滿《ひまん》して居《ゐ》て、誰《たれ》が見《み》ても中風《ちうふう》に罹《か》りはせまいかと云《い》ふ懸念《けねん》のある體質《たいしつ》であつた爲《ため》に、自分《じぶん》でも健康法《けんかうはふ》に留意《りうい》し、灸《きう》とか何《なん》とか種々《しゆ〲》苦心《くしん》してゐたが、餘《あま》りよい方法《はうはふ》もなく且《かつ》生來《せいらい》多《た》少飲酒《せういんしゆ》を嗜《たしな》むので、友人知己《いうじんちき》の中風《ちゆうふう》になつたと云《い》ふやうな實例《じつれい》を聽《き》く度《たび》には非常《ひじやう》に感動《かんどう》して愼《つゝ》しんで居《ゐ》たが、又《また》しても元《もと》に戻《もど》るので、私等《わたくしら》も時々《とき〲》忠告《ちうこく》をしたものであるが熱心《ねつしん》に自彊術《じきやうじゆつ》を實行《じつかう》するやうになつてからは體《たい》質《しつ》が全《まつた》く一變《ぺん》し、體量《たいりやう》が減少《げんせう》し、筋肉《きんにく》は引締《ひきしま》つて來《き》て、現在《げんざい》では少《すこ》しの危惧《きぐ》も要《えう》しないほどの健康《けんかう》な體格《たいかく》を有《いう》せらるゝやうになつた。

この自彊術の特色

十文字《もんじ》君《くん》も說《と》いて居《ゐ》るが、此《こ》の自彊術《じきやうじゆつ》は何等《なんら》の道具《だうぐ》も要《えう》せず、誰《たれ》にでも手輕《てがる》に行《おこな》へるところが非常《ひじやう》に面白《おもしろ》いと思《おも》ふ。道具《だうぐ》を使用《しよう》する運動《うんどう》であると、その爲《ため》に費用《ひよう》や手數《てすう》を要《えう》することは別問題《べつもんだい》として中々《なか〲》自分《じぶん》に適合《てきがふ》したものを選擇《せんたく》すると云《い》ふことは困難《こんなん》である。例《たと》へば鐵啞鈴《てつあれい》に就《つ》いて云《い》ふと、その重量《ぢうりやう》は使用者《しようしや》の身體《しんたい》、膂力《りよりよく》に應《おう》じたものを使用《しよう》しなければならぬ。それが重《おも》きに失《しつ》すれば無理《むり》をすることになり、輕《かる》きに失《しつ》しても充分《じうぶん》の結果《けつくわ》を擧《あ》げることが出來《でき》ぬ。壯年者《さうねんしや》と老年者《らうねんしや》では既《すで》に餘程《よほど》相違《さうゐ》しなければならぬのであるが、又年齢《またねんれい》だからと云つても、人《ひと》に依《よ》つて體力《たいりよく》に差《さ》があるので同一《どう》の品《しな》を使用《しよう》する譯《わけ》には行《ゆ》かず、一歩《ぽ》進《す》めて云《い》へば、同一《どう》人《にん》でも、その身體《からだ》の狀態《じやうたい》に依《よ》つて適合《てきがふ》する重量《ぢうりやう》が絕《た》えず異《こと》ならなければならぬので、これは嚴密《げんみつ》に云《い》へば不可能《ふかのう》のことである。然《しか》るに自彊術《じきやうじゆつ》は、それを行《おこな》ふに當《あた》つて何物《なにもの》をも必要《ひつえう》としない。その時《とき》に應《おう》じた自分《じぶん》の身體《からだ》で行《おこな》へるのであるから方法《はうはふ》さへ完《くわん》全《ぜん》ならば、最《もつと》も自身《じしん》の狀態《じやうたい》に應《おう》じ、最《もつと》も具合《ぐあひ》のよいやうに遣《や》れるのであるから理想的《りさうてき》である。殊《こと》に何等《なんら》の危險《きけん》を伴《ともな》はぬことが學校體操《がくかうたいさう》としても理想的《りさうてき》である。

一般人の實行を推奬す

そしてその運動法《うんどうはふ》は、中井氏《なかゐし》の說《せつ》に依《よ》ると、別《べつ》に種々《しゆぐ》研究《けんきう》して、第《だい》一動《どう》は如何《いかん》、第《だい》二動《どう》は如何《いかん》と考《かんが》へて作《つく》り出《だ》したものでなく、自然《しぜん》に第《だい》一動《どう》から第《だい》三十一動《どう》まで療治《れうぢ》の片手間《かたてま》に殆《ほとん》ど談笑《だんせう》の間《あひだ》に極《きは》めて無造作《むざうさ》に編《あ》み出《だ》されたものであるとの事《こと》であるが、それ全體《ぜんたい》を行《おこな》へば頭《あたま》から足《あし》の先《さき》まで、完全《くわんぜん》に運動《うんどう》が行《おこな》ひ得《え》られ、健康《けんかう》が支持《しぢ》され增進《ぞうしん》されるのである。元《ぐわん》來各人《らいかくじん》は、その職業《しよくげふ》に依《よ》つて、一部分《ぶぶん》に運動《うんどう》が偏《へん》する傾向《けいかう》がある。例《たと》へば或《あ》る人《ひと》は手《て》のみに運動《うんどう》が多《おほ》く行《おこな》はれ、足《あし》の方《はう》は閑却《かんきやく》され、平均《へいきん》を失《うしな》ひ、その爲《ため》に健康《けんかう》を害《がい》し、又或《またあ》る人《ひと》は、それと反對《はんたい》の現象《げんしやう》を呈《てい》すると云《い》ふやうなことがあるから、此《こ》の簡單《かんたん》な方法《はうはふ》を實行《じつかう》することに依《よ》つて、自然《しぜん》の狀態《じやうたい》に復《ふく》することは、恐《おそ》らく誰《だれ》にでも必要《ひつえう》であると考《かんが》へる。中井氏《なかゐし》は既《すで》に或《あ》る病氣《びやうき》に陷《おちい》つた人《ひと》も、驚《おどろ》く可《べ》き手腕《しゆわん》を以《もつ》て治療《ちれう》されるが、中井氏《なかゐし》の手《て》には限《かぎ》りがあり遠隔《ゑんかく》の地《ち》に在《あ》る者《もの》は、その恩惠《おんけい》に浴《よく》することは出來《でき》ぬのであるから、私《わたくし》は多《おほ》くの人々《ひと〴〵》が、さう云《い》ふ狀態《じやうたい》になる前《まへ》に自力《じりよく》を以《もつ》て健康體《けんかうたい》になるやう、努力實行《どりよくじつかう》されんことを切望《せつばう》するのである。

自彊術に依り卒中を免る

貴族院議員　小松謙二郎

今少しで卒中になる處

私《わたくし》は元來《ぐわんらい》外觀《ぐわいくわん》は非常《ひじやう》に健康《けんかう》さうに見《み》えて居《ゐ》て、その實《じつ》は甚《はなは》だ不健康《ふけんかう》な身體《からだ》を有《いう》して居《ゐ》た。殊《こと》に遞信省通信局長《ていしんしやうつうしんきよくちやう》を勤《つと》めて居《ゐ》た際《さい》の如《ごと》き、行政整理《ぎやうせいせいり》に沒頭《ぼつとう》し、早朝《きうてう》から深夜《しんや》まで事務《じむ》に當《あた》ると云《い》ふやうな狀態《じやうたい》で、又北淸事件《またほくしんじけん》や日露戰爭《にちろせんさう》にも際會《さいくわい》したので、常《つね》に繁忙《はんばう》な事務《じむ》に當《あた》り、過勞《くわらう》した爲《た》めに、一層病弱《そうびやうじやく》になつたと思《おも》ふが、膽石《たんせき》も二三度《ど》出《で》るし、多年《たねん》腸胃《ちやうゐ》の疾患《しつくわん》と神經衰弱《しんけいすゐじやく》に惱《なや》まされ、又甚《またはなは》だしく咽喉《のど》を害《がい》したやうなこともあり、役所《やくしよ》へも絕《た》えず藥瓶《やくびん》を携帶《けいたい》して出掛《でか》けるところから、藥博士《くすりはかせ》の異名《いめい》を頂戴《ちやうだい》したやうな譯《わけ》で、その爲《ため》マッサーヂとか何《なん》とか、いろ〳〵の健康法《けんかうはふ》を試《こゝろ》みたこともあつたが、どうも大《たい》した效驗《かうけん》がなかつた。殊《こと》に私《わたくし》の體質《たいしつ》は卒中《そつちう》に罹《かゝ》る憂《うれひ》があつて、それは自彊術《じきやうじゆつ》をやり出《だ》してから分《わか》つたことであるが、もう少《すこ》しそのまゝにして置《お》けば、既《すで》に危《あやふ》いと云《い》ふところ迄《まで》行《い》つて居《ゐ》たのである。ところが數年前《すうねんぜん》、後藤新平男《ごとうしんぺいだん》が中井氏《なかゐし》の治療《ちれう》を受《う》け肺炎《はいえん》を癒《なほ》され、大《おほい》にその效果《かうくわ》な認《みと》められた結果《けつくわ》、私《わたくし》にも自彊術《じきやうじゆつ》を勸《すゝ》められたので、それが動機《どうき》となつて、私《わたくし》も試《こゝろ》みることになり、今年《こんねん》の夏《なつ》で滿《まん》三年《ねん》になるが、今《いま》に至《いた》るまで、中井氏《なかゐし》の手術《しゆじゆつ》を受《う》けると共《とも》に、自分《じぶん》でも必《かなら》ず毎日行《まいにちおこな》ふことにしてゐるのである。

自彊術開始後の健康

當時《たうじ》は未《いま》だ十文字氏《もんじし》の巣鴨《すがも》の道場《だうぢやう》などはなく、又中井氏《またなかゐし》の宅《たく》にも、今日《こんにち》ほど多《おほ》くの患者《くわんじや》を扱《あつか》はなかつたので、手術《しゆじゆつ》の順番《じゆんばん》を待《ま》つ間《ま》に、例《れい》の綾川關《あやがはぜき》等が先達《せんだつ》となり老幼男女入交《らうえうだんぢよいりまじ》つて、狹《せま》い室《しつ》で、ドタンバタン運動《うんどう》を遣《や》つたものである。

さてやり始《はじ》めて見《み》ると、私《わたくし》は自分《じぶん》の五體《たい》の不完全《ふくわんぜん》なのには驚《おどろ》いて仕舞《しま》つた。それは三十一動《どう》の運動《うんどう》の殆《ほとん》ど全部《ぜんぶ》が完全《くわんぜん》に出來《でき》ないので、それを無理《むり》に遣《や》ると、汗《あせ》が無闇《むやみ》に出《で》る、眼《め》は見《み》えなくなると云《い》ふ風《ふう》で、第《だい》廿九動杯《どうはい》は、規定《きてい》の姿勢《しせい》をどうしても取《と》ることが出來《でき》ぬ爲《ため》に止《や》むを得《え》ず、座布團《ざぶとん》を多《おほ》く積《つ》み重《かさ》ね、それに凭《よ》り懸《か》かり、辛《から》うじてその姿勢《しせい》を保《たも》ち、一枚《まい》宛《づゝ》それを拔《ぬ》いて減《げん》じて行《ゆ》くと云《い》ふやうな窮策《きうさく》を取《と》つたほどである。兎《と》に角《かく》全身《ぜんしん》の筋肉《きんにく》が非《ひ》常《じやう》に硬《かた》くなり、極《きは》めて不健康《ふけんかう》な狀態《じやうたい》にあつたのである。

それから引續《ひきつゞ》いて實行《じつかう》して居《ゐ》るので、今《いま》では以前《いぜん》に比《くら》べれば、餘程《よほど》よく遣《や》れるやうにはなつたが、未《ま》だ完全《くわんぜん》に出來《でき》ぬのである。しかし健康狀態《けんかうじやうたい》がよくなり、自彊術開始以後《じきやうじゆつかいしいご》、藥《くすり》一服《ぷく》呑《の》むことなく、卒中等《そつちうとう》に罹《かゝ》る心配《しんぱい》はないやうになつたと云《い》はれて居《ゐ》る。

私の毎日の實行方法

自彊術《じきやうじゆつ》の體操《たいさう》は、如何《いか》にして行《おこな》ふかと云《い》ふと、私《わたくし》は寒中《かんちう》でも寢衣《ねまき》は單衣《ひとへ》一枚《まい》であるが、毎朝起床《まいあさきしやう》すると共《とも》に裸體《らたい》になつて行《おこな》ひ、濟《す》めば、又《また》その單衣《ひとへ》を着《き》て掃除《さうぢ》などをすることにして居《ゐ》る。普通《ふつう》は毎日《まいにち》一囘《くわい》で充分《じうぶん》なやうに思《おも》はれるが、但《たゞ》し寒中感冒《かんちうかんばう》の流行《りうかう》する際《さい》などはそれでは何《なん》だか隙《すき》が出《で》るやうな氣《き》がするので、起床時《きしやうじ》以外《いぐわい》に、就床時《しうしやうじ》にも行《おこな》ふことにしてゐる。さうすると非常《ひじやう》に具合《ぐあひ》がよくて、稀《たま》に鼻《はな》が詰《つま》つて、少《すこ》し風邪《かぜ》氣《け》か知《し》らんと思《おも》ふ時《とき》でも、一回體操《くわいたいさう》をすると鼻《はな》も通《とほ》り、發熱《はつねつ》する恐《おそれ》も無《な》く、直《ち》きに癒《なほ》つて仕舞《しま》ふのである。現《げん》に一昨年流行性感冒《さくねんりうかうせいかんばう》の流行《りうかう》した際《さい》、家内中《かないぢう》が、それに感染《かんせん》したので、人手《ひとで》は足《た》らず、自分《じぶん》で親《した》しく妻子《さいし》の看病《かんびやう》をしたが、自分獨《じぶんひと》り丈《だ》けは一向何《かうなん》のことも無《な》かつた。私《わたくし》は前《まへ》に云《い》つたやうに元來病弱《ぐわんらいびやうじやく》の身體《からだ》である。それに私《わたくし》は乗物《のりもの》としては電車以外《でんしやいぐわい》には何《なに》も用《もち》ゐぬことにして居《ゐ》るので、悪疫流行《あくえきりうかう》の際《さい》などには極《きは》めて感染《かんせん》の機會《きくわい》が多《おほ》いのであるが、それがマスクも懸《か》けず、大《だい》なる確信《かくしん》を以《もつ》て平氣《へいき》で居《を》られたのである。

妻も娘も女中も實行

私《わたくし》の家《うら》では今《いま》では、妻《つま》でも娘《むすめ》でも女中《ぢよちう》でも皆實行《みなじつかう》してゐる。それは各自《かくじ》別々《べつ〳〵》便利《べんり》な時《とき》に隨《したが》つて實行《じつかう》して居《ゐ》るので、女中《ぢよちう》は家内《かない》一同《どう》が就寝《しうしん》し、自分達《じぶんたち》が就褥《しうじよく》しようとする前《まへ》に遣《や》つて居《ゐ》るやうである。妻《つま》は元來病身《ぐわんらいびやうしん》で、現《げん》に子供《こども》も一人《ひとり》儲《まう》けた切《き》りで、肥滿《ひまん》し過《す》ぎて居《ゐ》たが、娘《むすめ》と同樣《どうやう》に、最初《さいしよ》に私《わたくし》が勸《すゝ》めた時《とき》には、餘《あま》り氣《き》が進《すゝ》まなかつたやうであるが、しかし前述《ぜんじゆつ》の如《ごと》く、此《こ》の前《まへ》の惡性感冒流行《あくせいかんばうりうかう》の際《さい》に感染《かんせん》し、三度《ど》ほど中井氏《なかゐし》の治療《ちれう》を受《う》け、肺炎《はいえん》にもならず濟《す》んだが、心臟《しんざう》が惡《わる》いので注意《ちうい》を要《えう》すると中井氏《なかゐし》に云《い》はれた。それは心臟《しんざう》そのものが惡《わる》いと云《い》ふ譯《わけ》でなく內臟《ないざう》の位置《ゐち》が不自然《ふしぜん》になつて居《ゐ》る結果《けつくわ》、心臟《しんざう》が壓迫《あくはく》を受《う》けて病的《びやうてき》現象《げんしやう》を呈《てい》するのであるさうだがさう云《い》ふことを指摘《してき》され、且流感《かつりうかん》に不思議《ふしぎ》な效驗《かうけん》を見《み》たので、それ以來《いらい》は時々《とき〴〵》、中井氏《なかゐし》にも揉《も》んで貰《もら》ふし、又自分《またじぶん》でも大分熱心《だいぶねつしん》に體操《たいさう》を行《おこな》ふやうになつた。それでメキ〳〵と健康《けんかう》になり、それ以來何所《いらいどこ》が惡《わる》いかと思《おも》はれるくらゐに丈夫《じやうぶ》さうになり、肉付《にくづき》も締《しま》つて來《き》たのである。

女中《ぢよちう》の一人《ひとり》は時々《とき〴〵》、發熱《はつねつ》するので、診察《しんさつ》を受《う》けると、腸《ちやう》に異狀《いじやう》があると云《い》ふので、それ以來《いらい》一生懸命《しやうけんめい》に體操《たいさう》をやるやうになつて、少《すこ》しも故障《こしやう》がなくなつたやうである。他《た》の一人《ひとり》は顏《かほ》に汗疹《あせも》の跡《あと》が殘《のこ》つて居《ゐ》るので、非常《ひじやう》に氣《き》にし、いろ〳〵藥《くすり》などを用《もち》ゐてゐたりしたがそれが自彊術《じきやうじゆつ》をやり出《だ》すやうになつてから、追々《おひ〳〵》と目《め》に立《た》たなくなつて、目下《もくか》では殆《ほとん》ど僅《わづか》に痕跡《こんせき》を止《と》めてゐる程度《ていど》になつた。そして不思議《ふしぎ》なことには、暫《しばら》く體操《たいさう》を怠《おこた》るとそれが、又現《またあらは》れるので、又遣《またや》つてゐないと、顔《かほ》を見《み》て他人《たにん》に云《い》はれる位《くらゐ》である。今少《いますこ》し繼續《けいぞく》すれば全快《ぜんくわい》すること丶思《おも》つてゐる。

嚴寒も袷一枚で通せる

私《わたくし》の實驗《じつけん》に依《よ》ると、自彊術《じきやうじゆつ》をやり出《だ》してから、薄着《うすぎ》を耐《こら》へられるやうになつた。一昨々《さくさく》年《ねん》は何日《いつ》であつたか暮《くれ》に降雪《かうせつ》があつて以來《いらい》、綿入《わたいれ》を着初《きはじ》めたが一昨年《さくねん》の暮《くれ》から今年《ことし》に懸《か》けては、ズッと袷《あはせ》の着物《きもの》、袷羽織《あはせはをり》各《かく》一枚《まい》、それに薄《うす》い襦袢《じゆはん》一枚《まい》で通《とほ》して來《き》た。妻《つま》は時々《ときぐ》綿入《わたいれ》を勸《す》めたが、どうも、それを着《き》る氣《き》がないので、議會《ぎくわい》へ出掛《でか》ける際《さい》の如《ごと》きも、やはりそれで通《とほ》したのである。私《わたくし》は元來和服《ぐわんらいわふく》を着用《ちやくよう》する際《さい》には一切《さい》シャツを着用《ちやくよう》せぬ主義《しゆぎ》であるが、從來《じうらい》は寒中《かんちう》なら、襦袢《じゆはん》、胴着《どうぎ》に、綿入《わたいれ》の衣類《いるゐ》二枚《まい》、それに袷《あはせ》か綿入《わたいれ》の羽織《はをり》を着用《ちやくよう》したのであるが、前述《ぜんじゆつ》の如《ごと》く薄着《うすぎ》で樂《らく》に通《とほ》せるやうになつたと云《い》ふのは習慣《しふくわん》にも依《よ》るが、體質《たいしつ》の改《かい》善《ぜん》され、健康體《けんかうたい》になつた證據《しようこ》である。但《たゞ》し此《こ》のことは私《わたくし》が薄着《うすぎ》の習慣《しふくわん》を養成《やうせい》する爲《ため》に試驗《しけん》的《てき》にやつて居《ゐ》るので、必《かなら》ずしも綿入《わたいれ》を排《はい》すると云《い》ふことに固執《こしふ》してゐる譯《わけ》では決《けつ》してなく若《も》し寒《さむ》くて着《き》たいと思《おも》へば、直《す》ぐにそれを着《き》るつもりであるが、昨年《さくねん》の冬《ふゆ》には必要《ひつえう》がなかつた。しかし綿入《わたいれ》を着用《ちやくよう》するにしても、從前《じゆぜん》の如《ごと》く二枚重《まいかさ》ねる如《ごと》き必要《ひつえう》は恐《おそ》らくあるまいと考《かんが》へてゐる。

軍隊學校にも勸めたい

自彊術《じきやうじゆつ》は、私《わたくし》の如《ごと》き、未《いま》だ曾《かつ》て體操《たいさう》と云《い》ふやうなことを行《や》つたことのない。それに不健康體《ふけんかうたい》の者《もの》がやつたからこそ、可《か》なり苦《くる》しかつたのであるが、若《も》し子供《こども》の時《とき》から續《つゞ》いて習慣的《しふくわんてき》に行《や》つてゐるとすれば、極《きは》めて容易《ようい》で、時間《じかん》も懸《かゝ》らず、體操《たいさう》など〻事々《ことごと》しく名《な》を付《つ》けるやうな大袈裟《おほげさ》なものではない。それを毎朝實行《まいあさじつかう》することは、簡便《かんべん》に身體《からだ》の檢査《けんさ》を行《おこな》ふやうなもので、保健上非常《ほけんじやうひじやう》に必要《ひつえう》なこと〻思《おも》ふ。機械《きかい》でも凡《すべ》て作業前《さげふまへ》に檢閲《けんえつ》を行《おこな》ふ要《えう》があり、突然馬力《とつぜんばりき》を掛《か》けて運轉《うんてん》することが出來《でき》ぬと同樣《どうやう》、各人《かくじん》も毎日《まいにち》仕事前《しごとまへ》に、此《こ》の方法《はうはふ》で身體各部《しんたいかくぶ》に故障《こしやう》がないか、どうかを檢閲《けんえつ》する必要《ひつえう》があらうと思《おも》ふ。

私《わたくし》は自彊術《じきやうじゆつ》を以《もつ》て、家庭《かてい》に於《お》いて必要《ひつえう》な運動法《うんどうはふ》であると共《とも》に、學校《がくかう》、軍隊等《ぐんたいとう》でも採用《さいよう》する價値《かち》のあるものだと信《しん》じてゐる。彼《か》の瑞典式體操《スエデンしきたいさう》の如《ごと》き、數十年《すうねん》、數百年《すうねん》の研究《けんきう》で作《つく》られたものであるが、それが必《かなら》ずしも完全《くわんぜん》なものとは云《い》へない。兎《と》に角《かく》、軍隊《ぐんたい》が流行性感冒《りうかうせいかんばう》の先驅《せんく》をし、不體裁《ふていさい》なマスクを着《つ》けなければならぬやうでは仕方《しかた》がない、鐵砲《てつはう》の稽古《けいこ》も必要《ひつえう》であらうが、それより、先《ま》づ屈伸自在《くつしんじざい》で、抵抗力《ていかうりよく》のある身體《からだ》を作《つく》るとが先決問題《せんけつもんだい》ではなからうか。

私《わたくし》は元來迷信《ぐわんらいめいしん》は持《も》たぬつもりである。現《げん》に此《こ》の自彊術《じきやうじゆつ》の如《ごと》き、自分《じぶん》の實驗《じつけん》や、實際見《じつさいけん》聞《ぶん》したところから云《い》ふのであるが、醫學社會《いがくしやくわい》、殊《こと》に病理《びやうり》の方《はう》で研究《けんきう》して見《み》る必要《ひつえう》はなからうか。現《げん》に醫者《いしや》の手《て》で、どうにもならぬものが癒《なほ》つた例《れい》が少《すく》からずあるのである。元來人間《ぐわんらいにんげん》は病人《びやうにん》として生《うま》れて來《き》たのではない。それが食物《しよくもつ》、呼吸《こきふ》、運動等《うんどうとう》の關係《くわんけい》で病氣《びやうき》になるのであるが、最《もつと》も注意《ちうい》せねばならぬのは内臓《ないざう》の位置《ゐち》である。不自然《ふしぜん》の狀態《じやうたい》になつた内臓《ないざう》の諸機《しよき》關《くわん》を矯正《けうせい》せずして、浴《あ》びるほど藥《くすり》を呑《の》んでも害《がい》はあつても益《えき》はない。一方國民《はうこくみん》の保健上《ほけんじやう》から見《み》ても文部省《もんぶしやう》あたりで委員《ゐゐん》を設《まう》けて研究《けんきう》する必要《ひつえう》があらうと思《おも》ふのである。

驚くべき効果

芝浦製作所重役秘書兼庶務係主任　關口眞靜

切開を要する妻の難症

私《わたくし》は元來理窟《ぐわんらいりくつ》に合《あ》はぬことは通《とほ》すことの出來《でき》ぬ性質《せいしつ》である。それで神秘《しんぴ》なことは餘《あま》り信《しん》じない主義《しゆぎ》なのであるが、或《あ》る事件《じけん》から自彊術《じきやうじゆつ》を知《し》るやうになり、それを信《しん》ずるやうになつたのである。

事件《じけん》と云《い》ふのは私《わたくし》の妻《つま》の病氣《びやうき》である。それは一寸御話《ちよつとおはな》しするのも妙《めう》であるが、婦人病《ふじんびやう》で病名《びやうめい》は何《なん》と云《い》つたか知《し》らぬが、腹部《ふくぶ》に痼《しこり》が出來《でき》たので、直接患所《ちよくせつくわんしよ》の苦痛《くつう》は別《べつ》として、氣《き》分《ぶん》が非常《ひじやう》に惡《わる》く、血色《けつしよく》も頗《すこぶ》るよくなかつた。それで婦人科《ふじんくわ》で令名《れいめい》のある某々醫學博士《ぼう〲いがくはかせ》兩氏《りやうし》の診察《しんさつ》を受《う》けたが、何《いづ》れも切開手術《せつかいしゆじゆつ》をしなければ治癒《ちゆ》しないと云《い》ふ診斷《しんだん》であつた。

私《わたくし》としては專門《せんもん》の國手《こくしゆ》にさう斷定《だんてい》されるからは速《すみやか》に手術《しゆじゆつ》を受《う》けさせなければならぬと覺悟《かくご》して居《ゐ》た。又妻《またつま》も矢張《やは》り同《おな》じ意見《いけん》で進《すゝ》んで切開《せつかい》される決心《けつしん》であつたが、そのことを話《はな》すと親戚中《しんせきぢう》で異議《いぎ》が百出《しゆつ》したのである。それは切開手術《せつかいしゆじゆつ》の如《ごと》きは容易《ようい》に行《おこな》ふ可《べ》きでないと云《い》ふのである。

實《じつ》は豫《かね》て自彊術《じきやうじゆつ》に熱心《ねつしん》な横田秀雄《よこたひでを》氏《し》や小松謙二郎《こまつけんらう》氏《し》は、私《わたくし》の母《はゝ》の従兄弟《いとこ》に當《あた》るのであるが、それらの人々《ひとぐ》は自彊術《じきやうじゆつ》の效果《かうくわ》を説《と》き、中井《なかゐ》氏《し》の治療《ちれう》を受《う》けることを衷心《ちうしん》から勸告《くわんこく》せられたのである。

しかし私共《わたくしども》は斯界《しかい》の權威《けんゐ》たる堂々《だうく》たる博士《はかせ》の診斷《しんだん》を無視《むし》して手術《しゆじゆつ》を要《えう》すべき難症《なんしやう》を揉《もみ》療治《れうぢ》如《ごと》きに委《ゆだ》ねる氣《き》にはどうしてもなれなかつた。そして實《じつ》は心中窃《しんちうひそ》かに一笑《せう》に付《ふ》して居《ゐ》たのである。ところが反對《はんたい》の面々《めんく》は中々《なかく》屈《くつ》せず、母《はゝ》をいろ〳〵に説《と》き初《はじ》めた。母《はゝ》も元來《ぐわんらい》はさう云《い》ふことには餘《あま》り耳《みゝ》を傾《かたむ》ける方《はう》では無《な》かつたが、餘《あま》り熱心《ねつしん》に搔《か》き口説《くぜ》かれるので、遂《つひ》にその氣《き》になり、若《も》し手術《しゆじゆつ》を受《う》けずに治療《ちれう》し得《え》られるものなら、それに越《こ》したことは無《な》いと云《い》ふ意見《いけん》になつて、今度《こんど》は達達《わたくしたち》に說《と》くことになつたのである。

無駄と思つて試みた結果

その時《とき》でも私《わたくし》は半信半疑《はんしんはんぎ》と云《い》ふどころではない。九分《ぶ》九厘《りん》まで無駄《むだ》だとは思《おも》つたのであるが、さればと云《い》つて無下《むげ》に母《はゝ》の言葉《ことば》を卻《しりぞ》けるのも本意《ほんい》でないので、老人《らうじん》の意《い》を安《やす》んずると云《い》ふ意味《いみ》で、實行《じつかう》させることになつた。

實《じつ》は三年《ねん》ばかり以前《いぜん》に、前記《ぜんき》の横田氏《よこたし》等《ら》から自彊術《じきやうじゆつ》に關《くわん》する印刷物《いんさつぶつ》を寄贈《きぞう》されてあつたのであるが、一讀《どく》もせず、空《むな》しく筐底《きやうてい》に藏《ぞう》してゐたのである。ところが前述《ぜんじゆつ》の次第《しだい》で、妻《つま》は一昨年《さくねん》の七月《ぐわつ》に至《いた》つて始《はじ》めて兩國《りやうこく》の中井氏《なかゐし》の許《もと》に赴《おもむ》いて治療《ちれう》を受《う》け第《だい》一回《くわい》から氣分《きぶん》が爽《さう》快《くわい》だと云《い》つて居《ゐ》たが、八月《ぐわつ》半《なかば》まで續《つゞ》ける中《うち》に餘程《よほど》輕快《けいくわい》になり、八月中旬《ぐわつちうじゆん》から同月末《げつすゑ》まで、伊豆《いづ》の修善寺《しうぜんじ》に赴《おもむ》いて居《ゐ》たが、歸京後《ききやうご》再《ふた》び引續《ひきつゞ》き治療《ちれう》を受《う》け、十二月《ぐわつ》まで約半年《やくはんとし》を經《けい》過《くわ》する中《うち》に、不思議《ふしぎ》なる哉《かな》、手術《しゆじゆつ》をせなければ癒《なほ》すべき方法《はうはふ》なしと斷言《だんげん》された痼《しこり》が次第《しだい》に小《ちひさ》くなり、遂《つひ》に全《まつた》く消失《せうしつ》し、苦痛《くつう》は薄紙《うすがみ》を剝《は》がすやうに次第《しだい》に無《な》くなつて行《ゆ》き、十一月頃《ぐわつごろ》から鐵劑《てつざい》は服用《ふくよう》したが、殆《ほとん》ど醫藥《いやく》を服《ふく》することなく、非常《ひじやう》に健康《けんかう》になり、十一月頃《ぐわつごろ》には只《たゞ》多《た》少貧血《せうひんけつ》して居《ゐ》ると云《い》ふ丈《だ》けで、何等《なんら》異常《いじやう》がなくなり、今日《こんにち》では全《まつた》く一昨年《さくねん》とは比較《ひかく》にならぬ程《ほど》の健康《けんかう》を保《たも》つてゐるのである。尤《もつと》も妻《つま》は體操《たいさう》はやらず、只先生《たゞせんせい》に揉《も》んで貰《もら》ふただけである。

自彊術實踐會の設立

一方私自身《ぱうわたくしじしん》は、九月頃《ぐわつごろ》になつて、これは馬鹿《ばか》にならぬと思《おも》ひ、筐底《きやうてい》に藏《ざう》してゐた册子《さつし》を取出《とりだ》して閱覽《えつらん》すると共《とも》に、時々兩國《ときどきりやうごく》に赴《おもむ》いて、自分《じぶん》も中井《なかゐ》氏《し》の治療《ちれう》を受《う》けると共《とも》に體操《たいさう》をも習《なら》ひ、約《やく》三月《つき》ばかりは人《ひと》にも語《かた》ることなくして實驗《じつけん》し、その效驗《かうけん》を認《みと》めると共《とも》に、妻《つま》の方《はう》の容體《ようだい》も益〻良好《ますますりやうかう》なので、初《はじ》めて岸常務取締役《きしじやうむとりしまりやく》に話《はな》し、次《つ》いで一般職員《ぱんしよくゐん》に紹介《せうかい》し、十一月末《ぐわつまつ》に至《いた》り、遂《つひ》に自彊術《じきやうじゆつ》實踐會《じつせんくわい》なるものを設置《せつち》し、十文字《もんじ》氏《し》に依賴《いらい》して講演《かうえん》と實演《じつえん》を願《ねが》ひ、その後《ご》數回池田尚哉氏《すうくわいいけだしやうさいし》の指導《しだう》を受《う》け、有志《いうし》者間《しやかん》に行《おこな》ふことになり、目下《もくか》三十名程《めいほど》の會員《くわいゐん》があり。會社附近《くわいしやふきん》の倶樂部《くらぶ》に於《お》いて、毎日午後《まいにちごご》五時《じ》から行《おこな》ふ規定《きてい》になつて居《ゐ》る。仕事《しごと》の都合《つがふ》で五時《じ》に退社《たいしや》することが出來《でき》ぬ人《ひと》もあり中々《なかなか》揃《そろ》つてやれぬ場合《ばあひ》もあるので、私《わたくし》も倶樂部《くらぶ》へ出席《しゆつせき》の出來《でき》ぬ時《とき》は、歸宅《きたく》してから一回行《くわいおこな》ひ、朝《あさ》は必《かなら》ず自宅《じたく》で一回行《くわいおこな》ふことにしてゐる。冬《ふゆ》は毎日《まいにち》二回《くわい》やる必要《ひつえう》があるが、夏《なつ》は普通《ふつう》一回《くわい》でも充分《じうぶん》のやうに思《おも》ふ。私《わたくし》は何《なに》もこれと云《い》つて病氣《びやうき》がないから、別《べつ》に著《いちじる》しい變化《へんくわ》を感《かん》ぜないが、兎《と》に角體操《かくたいさう》をやつてゐれば心持《こゝろもち》がよく、腹具合《はらぐあひ》もよいのは事實《じじつ》である。

實際目擊した驚くべき効能

その後《ご》自彊術《じきやうじゆつ》に就《つ》いて見聞《けんぶん》した不思議《ふしぎ》な事柄《ことがら》は可《か》なり澤山《たくさん》あるが、最後《さいご》に親《した》しく認《みと》めた一例《れい》を物語《ものがた》ると、當年《たうねん》五十八歳《さい》になる、私《わたくし》の妻《つま》の母《はゝ》が過般激烈《くわはんげきれつ》なる胃痙攣《ゐけいれん》に惱《なや》まされたことがある。早速醫師《さつそくいし》を迎《むか》へて診療《しんれう》を乞《こ》うたが、醫師《いし》は絶對安靜《ぜつたいあんせい》を命《めい》じ、應急手當《おうきふてあて》をするより外《ほか》はなかつた。しかし連日《れんじつ》、しかも一日《にち》に二三回《くわい》の發作《ほつさ》が起《おこ》り、爲《ため》に二三日《にち》も一粒《りふ》の食《しよく》も攝《と》ることが出來《でき》ず、患者《くわんじや》は非常《ひじやう》に苦痛《くつう》を感《かん》じ家族《かぞく》も其苦《そのく》を見《み》るに耐《た》へ兼《か》ねた。

それを聴《き》き付《つ》けたのは例《れい》の小松氏《こまつし》等《ら》で早速《さつそく》自動車《じどうしや》で中井氏《なかゐし》の許《もと》に連《つ》れて行《ゆ》き、治療《ちれう》を受けさせたが、驚《おどろ》く可《べ》し、三十分《ぷん》ばかり揉《も》んで貰《もら》ふ中《うち》に、全《まつた》く常態《じやうたい》に復《ふく》し、苦痛《くつう》は全然《ぜん〱》拭《ぬぐ》ひ去《さ》つた如《ごと》く去《さ》つて仕舞《しま》つたので、歸途《きと》には自動車《じどうしや》にも及《およ》ばぬと云《い》ふので、電車《でんしや》に乗《の》つた程《ほど》である。

食物《しよくもつ》の如《ごと》き、それ迄《まで》は殆《ほとん》ど何《なに》も受付《うけつ》けられなかつたのに、何《なん》でも食《た》べられるやうになり翌日《よくじつ》醫師《いし》が又《また》苦《くる》しんで居《ゐ》るだらうと豫期《よき》して來診《らいしん》したところが、患者《くわんじや》は平然《へいぜん》として茶漬飯《ちやづけめし》を搔込《かつこ》んで平氣《へいき》でゐたので、非常《ひじやう》に吃驚《びつくり》したと云《い》ふ位《くらゐ》である。これは人傳《ひとづて》に聽《き》いた話《はなし》ではなく、親《した》しく眼《め》にした事實《じじつ》である。然《しか》し私《わたくし》の妻《つま》や、又妻《またつま》の母《はゝ》が、その爲《ため》に奇效《きかう》を奏《そう》したからと云《い》つて、私《わたくし》は敢《あへ》て自彊術萬能《じきやうじゆつまんのう》を稱《とな》へるものではないから誤解《ごかい》のないやうにして頂《いたゞ》き度《た》いのである、私《わたくし》は自彊術《じきやうじゆつ》を以《もつ》て物理療法《ぶつりれうはふ》として、豫想外《よさうぐわい》の價値《かち》あると共《とも》に、健康增進法《けんかうぞうしんはふ》として、日本人向《にほんじんむき》の新式體操法《しんしきたいさうはふ》として、實《じつ》に賞讃《しやうさん》に値《あたひ》するものと確信《かくしん》する次第《しだい》である。單《たん》に健康增進法《けんかうぞうしんはふ》と云《い》ふ丈《だ》けでも實《じつ》に有意義《いういぎ》で國民《こくみん》の保健上《ほけんじやう》大《おほい》に推奬《すゐしやう》したいものであると思《おも》ふ。

全家族體質一變す

伯爵小笠原長幹氏夫人　小笠原貞子

最初家庭敎師が練習

私共《わたくしども》では主人《しゆじん》が非常《ひじやう》に肥滿《ひまん》して居《を》りました爲《ため》、それを氣遣《きづか》つて豫《かね》て自彊術《じきやうじゆつ》に熱心《ねつしん》な小《こ》松謙二郎《まつけんじらう》さんに御勸《おすゝ》めを受《う》けた結果《けつくわ》、主人《しゆじん》にもよからうし、又子供等《またこどもら》の健康保持上《けんかうほぢじやう》にも有益《いうえき》だらうと云《い》ふ譯《わけ》で始《はじ》めたやうなわけでありました。主人《しゆじん》は元來家庭《ぐわんらいかてい》に置《お》きましても、よく身體《からだ》を動《うご》かす方《はう》ではありましたが、これと云《い》ふ運動《うんどう》はしたことがありませんでした。

最初《さいしよ》に家庭敎師《かていけうし》(女子高等師範學校出身雨森釧子氏《ぢよしかうとうしはんがくかうしゆつしんあめのもりせんこし》)を十文字《もんじ》さんの巣鴨《すがも》の道場《だうぢやう》へ四五日練習《れんしふ》の爲《ため》に通《かよ》はせその指導《しだう》に依《よ》つて家族《かぞく》や召使《めしつかひ》の有志《いうし》の者《もの》が稽古《けいこ》を始《はじ》めたのが昨年《さくねん》の四月《ぐわつ》

中《ちう》のことでありました。五月《ぐわつ》になつてからは中井《なかゐ》先生《せんせい》に時々《ときどき》來《く》て頂《いただ》き、間違《まちが》つたところ等《など》を直《なほ》して頂《いただ》くと共《とも》にいろ〱御《ご》注意《ちうい》や說明《せつめい》を受《う》けました。その後《ご》、子供《こども》の病氣《びやうき》の時《とき》や、勉强《べんきやう》で疲《つか》れた時《とき》に治療《ちれう》を施《ほどこ》してやる目的《もくてき》で、家庭敎師《かていけうし》は十文字《もんじ》さんのところで、私《わたくし》は宅《たく》で中《なか》井《ゐ》先生《せんせい》に就《つ》いて揉《も》み方《かた》を練習《れんしふ》しました。

家族の自彊術實行法

體操《たいさう》の方《はう》は家族《かぞく》一同《どう》引續《ひきつゞ》いて毎日實行《まいにちじつかう》して居《を》ります。主人《しゆじん》は毎朝起床《まいあさきしやう》して入浴《にふよく》してから一囘《くわい》、夜寢《よるね》る前《まへ》に一囘《くわい》の半分《はんぶん》だけ行《おこな》ひ、私《わたくし》は大《おほ》きい子供《こども》と共《とも》に就寢《しうしん》する前《まへ》に必《かなら》ず實行《じつかう》することに致《いた》して居《を》ります。それには特別《とくべつ》に用意《ようい》した運動服《うんどうふく》と帽子《ばうし》を冠《かぶ》つて行《おこな》ひます、幼《をさな》い子供等《こども》も別々《べつべつ》に行《おこな》ひ、成蹊小學校《せいけいせうがくかう》へ參《まゐ》つてゐる男兒《だんし》も學校《がくかう》で矢張行《やはりおこな》つて居《を》ります。なほ今年《ことし》四歲《さい》になる女兒《ぢよじ》も、しきりに興《けふ》がつて、見樣見眞似《みやうみまね》にやつて居《を》ります。無論完全《むろんくわんぜん》にやれやう筈《はず》はありませんが、惡《わる》いことではありませんからそのまゝに致《いた》させて居《を》ります。

主人の病的肥滿が一掃

實行《じつかう》以來《らいいま》未だ日《ひ》が淺《あさ》う御座《ござ》いまして數《すう》ケ月《げつ》しか經過《けいくわ》しませぬが、皆相當《みなさうたう》に效驗《かうけん》を認《みと》めて居《を》ります。

主人《しゆじん》は前《まへ》にも述《の》べましたやうに、これと云《い》ふ病氣《びやうき》があるではありませんが少《すこ》し過度《くわど》に肥《ひ》滿《まん》し、最《もつと》も多《おほ》かつた時《とき》で體量《たいりやう》廿五貫《くわん》もあり、自彊術《じきやうじゆつ》を始《はじ》めました頃《ころ》には四貫《くわん》ぐらゐありましたが、只今《たゞいま》では二十二貫《くわん》となり、一寸見《ちよつとみ》てもすぐ眼《め》につくやうに、脂肪《しはう》や贅肉《ぜいにく》が取《と》れ、肉《にく》が締《しま》つて參《まゐ》つたのであります。以前《いぜん》には咽喉《のど》の下《した》の方《はう》へ著《いちじる》しく肉《にく》がついてゐた爲《ため》に、睡《すゐ》眠時《みんじ》には、それは大《おほ》きな鼾《いびき》をかき咽喉《のど》が壓迫《あつぱく》されて苦《くる》しい爲《ため》に、引續《ひきつゞ》いて安眠《あんみん》をすることが出來《でき》ず、兎角眼《とかくめ》が醒《さ》め勝《が》ちで、如何《いか》にも不愉快《ふゆくわい》さうであり、見《み》るに耐《た》へませんでしたが、近頃《ちかごろ》は瘦《や》せて餘計《よけい》な肉《にく》が取《と》れた爲《ため》に、充分安眠《じうぶんあんみん》が出來《でき》、從《したが》つて非常《ひじやう》に氣持《きもち》がよく、何《なに》をしても疲《つか》れることが少《すく》いと申《まを》して居《ゐ》るほどであります。それから體操《たいさう》を初《はじ》めてから風邪《かぜ》に犯《をか》されるやうなことは殆《ほとん》どありません。

私も風邪に罹らなくなつた

それは私《わたくし》も同様《どうやう》で、大變《たいへん》に心持《こゝろもち》がよう御座《ござ》います。私《わたくし》は元來《ぐわんらい》極《ごく》強健《きやうけん》といふ方《はう》ではありませんで一昨作中《さくねんちう》などは隨分度々《ずゐぶんたびたび》風邪《かぜ》の爲《ため》に惱《なや》まされ、困《こま》つたものでありますが、自彊術《じきやうじゆつ》を始《はじ》めてからと申《まを》すものは殆《ほとん》ど無事《ぶじ》で、只《たゞ》二度《ど》どうかして引《ひ》き掛《か》けたことがありましたが、その時《とき》も體操《たいさう》の御蔭《おかげ》で、大事《だいじ》に至《いた》らず、造作《ざうさ》なく癒《なほ》つて仕舞《しま》つたのであります。

自彊術《じきやうじゆつ》を實行《じつかう》して居《を》りますと、健康《けんかう》が増進《ぞうしん》され、疲勞《ひらう》をあまり感《かん》じません爲《ため》に、さもなくば直《たゞち》に疲《つか》れて止《や》めて仕舞《しま》ふ仕事《しごと》を、何時《いつ》までも長《なが》く元氣《げんき》よく續《つゞ》けて行《ゆ》くことが出來《でき》るのであります、一日《にち》の仕事《しごと》が終《をは》つた上《うへ》に體操《たいさう》をすれば、大變《たいへん》に疲《つか》れはしなからうかと思《おも》はれますが、實際《じつさい》はそれと反對《はんたい》に疲勞《ひらう》がスツカリ除《のぞ》かれ、翌日《よくじつ》は又潑剌《またはつらつ》たる元氣《げんき》を以《もつ》て働《はたら》くことが出來《でき》るやうに考《かんが》へられます。先生《せんせい》からは直接《ちよくせつ》いろ〱の御說《おせつ》も伺《うかゞ》ひましたが、マアそれらの理窟《りくつ》は一切拔《さいぬ》きと致《いた》しましても、確《たしか》に一般《はん》の健康支持上《けんかうしぢやう》、優秀《いうしう》な運動法《うんどうはふ》だと信《しん》じて居《ゐ》る次第《しだい》なので御座《ござ》います。

子供には効能一層顯著

大勢《おほぜい》の子供達《こどもたち》も、寧《むし》ろ自分達《じぶんたち》の方《はう》で進《すゝ》んで、滿足《まんぞく》して實行《じつかう》して居《を》ります。そしてその爲《ため》にそれらの健康《けんかう》の增進致《ぞうしんいた》しましたことは中々口《なかなかくち》では云《い》ひ切《き》れぬほどであります。第《だい》一に驚《おどろ》いたことは何《いづ》れも著《いちじる》しく身長《しんちやう》と體重《たいぢう》が增加《ぞうか》したことであります。それは最《もつと》も發育《はついく》の盛《さか》んな年頃《としごろ》の者《もの》ばかりでなく、一體《たい》にさう云《い》ふ傾向《けいかう》があるので御座《ござ》います。それは家庭《かてい》で態々《わざ〳〵》調《てう》査《さ》した譯《わけ》でなく各自《かくじ》の學校《がくかう》の體格檢査《たいかくけんさ》で偶然《ぐうぜん》さう云《い》ふ結果《けつくわ》を見《み》たのですが、全《まつた》くそれには驚嘆《きやうたん》したのであります。

それから例《れい》の風邪《かぜ》に卓效《たくかう》があつて、三十九度位《どぐらゐ》の熱《ねつ》もその爲《ため》に驅除《くぢよ》され得《う》ると云《い》ふことが、子供達《こどもたち》に依《よ》つて證明《しようめい》されたのであります。

熱の驅除法に極めて妙

先達成蹊《せんだつてせいけい》に參《まゐ》つて居《ゐ》る男兒《をとこのこ》が、學校《がくかう》で友人《いうじん》から風邪《かぜ》に感染《かんせん》した爲《ため》に、療養《れうやう》の爲《ため》に宅《たく》へ歸《かへ》つて參《まゐ》りました。それで三十八度位《どぐらゐ》の熱《ねつ》が出《で》ましたので心配《しんぱい》を致《いた》しましたが、それも體操《たいさう》の爲《ため》に速《すみやか》に治癒《ちゆ》し、意外《いぐわい》にも兩《りやう》三日《にち》で學校《がくかう》に返《かへ》すことが出來《でき》ました。私《わたくし》の經驗《けいけん》では三十九度位《きぐらゐ》の發熱《はつねつ》のある場合《ばあひ》にても、自分《じぶん》で體操《たいさう》をしても一向《かう》に差支《さしつか》へはありませんが、熱《ねつ》が出《で》ると氣分《きぶん》が惡《わる》くなつて、誰《たれ》でも自分《じぶん》でするのが面倒臭《めんだうくさ》くなるので、さう云《い》ふ時《とき》には揉《も》んで癒《なほ》すことにして居《を》ります。

揉方を覺えて子供に施術

宅《たく》に居《を》ります女兒《ぢよじ》の一人《ひとり》も、他所《よそ》から風邪《かぜ》を傳染《でんせん》されて參《まゐ》りまして、矢張《やはり》三十八九度《ど》の發熱《はつねつ》がありましたが矢張《やはり》さう云《い》ふ方法《はうはふ》で完全《くわんぜん》に癒《なほ》しました。普通《ふつう》ならば熱《ねつ》でもあればなるべく安靜《あんせい》にさせて置《お》くといふところですから、始《はじ》めには、若《も》しどうか惡《わる》い結果《けつくわ》でもあつてはと、恐々《こは〱》揉《も》んで遣《や》りましたが、少《すこ》しも障《さは》りのないどころか、解熱《げねつ》には實《じつ》に不思議《ふしぎ》の效驗《かうけん》のあることを確《たしか》め得《え》ました。

又《また》三番目《ばんめ》の子供《こども》は格別病身《かくべつびやうしん》でもなく、又虚弱《またきよじやく》と云《い》ふ譯《わけ》でもないのに、何《なん》となく顏色《かほいろ》が惡《わる》いので、なるべくその子《こ》を多《おほ》く揉《も》んで遣《や》るやうに致《いた》しましたが、非常《ひじやう》に結果《けつくわ》がよいやうであります。

揉《も》み方《かた》は、自分《じぶん》が揉《も》まれながら数《をし》へられるので、これは自分《じぶん》で體操《たいさう》するのと違《ちが》つて可《か》なり、難《むつか》しく實《じつ》は私等《わたくしら》も未《いま》だ本當《ほんたう》には分《わか》らないやうでありますが、普通《ふつう》のマッサーヂなどとは違《ちが》つて、手先《てさき》ばかりで行《おこな》ふのではありませんから、施術者《せじゆつしや》も疲勞《ひらう》することがありません。現《げん》に中井《なかゐ》先生《せいせい》も大變《たいへん》御忙《おいそが》しく、近頃《ちかごろ》は毎日《まいにち》百人以上《にんいじやう》も揉《も》まれるさうですが、それで少《すこ》しも疲勞《ひらう》されないと云《い》ふのは、全《まつた》く他《た》の方法《はうはふ》とは相違《さうゐ》するからでありませう。子供《こども》を揉《も》んで遣《や》る經驗《けいけん》に依《よ》ると、その氣分《きぶん》の惡《わる》い時《とき》には御腹《おなか》が硬《かた》くなつて居《を》りますが、揉《も》んで遣《や》る中《うち》には次第《しだい》に柔《やはらか》くなり、よく眠《ねむ》られるやうになるものであります。

女中達も盛んに勵行

自分《じぶん》で氣《き》の進《すゝ》まぬ者《もの》に無理《むり》に遣《や》らせても仕方《しかた》がないので、女中《ぢよちう》なども心任《こゝろまか》せにして居《を》ります。尤《もつと》も先生《せんせい》の御話《おはなし》は一同に伺《うかゞ》はせてありますので、始《はじ》めには有志《いうし》の者《もの》が二三人《にん》で始《はじ》め毎夜《まいよ》受持《うけもち》の仕事《しごと》が濟《す》み、自分《じぶん》の時間《じかん》になつてから行《おこな》つてゐるやうでありますが、結果《けつくわ》が大《たい》變《へん》によいので、只今《たゞいま》では追々《おひ〳〵》やる者《もの》が殖《ふ》え、大分《だいぶ》盛《さか》んに行《おこな》つて居《ゐ》るやうであります。

それらもまだ始《はじ》めてから日《ひ》が淺《あさ》いのですから目《め》に立《た》つて效驗《かうけん》のあつたものも見當《みあた》りませんが、一人《ひとり》は平素《へいそ》非常《ひじやう》に腸《ちやう》が惡《わる》かつたので難澁《なんじふ》して居《を》りましたが、體操《たいさう》を始《はじ》めてから、その方《はう》が健全《けんぜん》になり、大變《たいへん》に具合《ぐあひ》がよいと申《まを》して居《を》りますし、又長《またなが》く奉公《ほうこう》して居《を》ります。今《こ》年《とし》七十何歳《なんさい》の老女某《らうぢよぼう》は、これは、以前《いぜん》から頭腦《あたま》が重苦《おもくる》しく又腰《またこし》が大變《たいへん》に屈《かゞ》んで居《ゐ》る爲《ため》に胸《むね》が苦《くる》しいと云《い》ふことで、困《こま》つて居《を》りましたが、子供等《こどもら》と一緒《しよ》に體操《たいさう》を試《こゝろ》みます中《うち》に、腰《こし》が少《すこ》しづゝ延《の》びて來《き》た爲《ため》、從《したが》つて胸《むね》も漸々樂《ぜんぐらく》になり、一方頭腦《はうあたま》の方《はう》も餘程樂《よほどらく》になつたと云《い》つて、それは大喜《おほよろこ》びを致《いた》しまして、益《ます》々盛《さか》んに實行《じつかう》して居《を》ります。

しかし一般《はん》から申《まを》しますと、どうも男子《だんし》の方《はう》は非常《ひじやう》に隆盛《りうせい》になつて參《まゐ》りますのに、婦人《ふじん》の方《はう》は一向《かう》に振《ふる》はぬやうでありますのが殘念《ざんねん》に存《ぞん》じられます。自彊術《じきやうじゆつ》の如《ごと》きは無論誰《むろんだれ》にでも必要《ひつえう》な立派《りつぱ》な健康法《けんかうはふ》ですが、御腹《おなか》の力《ちから》を強《つよ》めるに最《もつと》もよい方法《はうはふ》でありますから婦人《ふじん》の方《かた》には殊更《ことさら》に盛《さか》んにしたいものだと思《おも》つて居《を》ります。私共《わたくしども》は自分達《じぶんたち》の實驗《じつけん》から皆樣《みなさま》に御勸《おすゝ》めを致《いた》して居《を》りますが、心臟《しんざう》や腎臟《じんざう》の惡《わる》い方《かた》は醫師《いし》に相談《さうだん》して見《み》たが、運動《うんどう》はやらぬ方《はう》がよいと云《い》ふことだから等《など》と仰有《おつしや》つて、中々《なかなか》御《お》始《はじ》めになりませんが、さう云《い》ふ方《かた》にも一向差《かうさし》支《つか》へがないさうです。又《また》體操《たいさう》を始《はじ》めて御覧《ごらん》になつた方《かた》は如何《いか》にも亂暴《らんばう》なやうにお思《おも》ひになりますが、實際《じつさい》やつて見《み》ますと、決《けつ》して過激《くわげき》な運動《うんどう》ではありません。

自彊術實行の効果

共立女子職業學校長　宮川保全

其効果實に驚くべし

當校《たうかう》には約《やく》千六百人《にん》の生徒《せいと》がある。その三分《ぶん》ノ二以上《いじやう》は、いづれも地方《ちはう》から上京《じやうきやう》したものである。田舍《ゐなか》では自然運動《しぜんうんどう》の機會《きくわい》も多《おほ》く又運動《またうんどう》も甚《はなは》だ自由《じいう》であるが、比較的《ひかくてき》に運動《うんどう》の機會《きくわい》も少《すくな》く又《また》その不自由《ふじいう》な都會生活《とくわいせいくわつ》に轉《てん》じたる結果《けつくわ》、動《やゝ》もすると健康《けんかう》を害《がい》する傾《かたむき》がある。

又《また》、一方《はう》では本校《ほんかう》の課程《くわてい》の性質上《せいしつじやう》、時間《じかん》が非常《ひじやう》に長《なが》く午前《ごぜん》八時《じ》から午後《ごゝ》四時《じ》まで稽古《けいこ》することになつて居《ゐ》るし、他《た》の學校《がくかう》と異《こと》なつて二時間《じかん》、三時間《じかん》と連續《れんぞく》して同一《どう》の課業《くわげふ》を學《まな》ぶこともあり、殊《こと》に裁縫《さいほう》や刺繍《ししう》の如《ごと》きは半日《はんにち》も續《つゞ》けて坐《すわ》つて居《ゐ》ることもあるので、身體《しんたい》の强壯《きやうさう》な者《もの》でなければ、とても充分《じうぶん》に勉强《べんきやう》の出來《でき》ぬと云《い》ふ關係《くわんけい》から、從來《じうらい》とても體育《たいいく》と云《い》ふことには可《か》なり注意《ちうい》を拂《はら》つてゐた。私自身《わたくしじしん》は家庭《かてい》に於《お》いて、水汲《みづく》みや、薪割等種々《まきわりなどしゆ〳〵》の動作《どうさ》の型《かた》を眞似《まね》て日々《ひゞ》の體操《たいさう》としてゐたので、生徒《せいと》にもさう云《い》ふ風《ふう》な家庭《かてい》の動作《どうさ》の型《かた》を取《と》つて身體各《しんたいかく》部《ぶ》の運動《うんどう》に努《つと》むるやうにと勸《すゝ》めて見《み》たが、これは中々實行《なか〳〵じつかう》されず、又《また》五分間《ふんかん》の机間體操《きかんたいさう》は毎日午前午後各一回《まいにちごぜんごごかくくわい》づゝ行《おこな》ふことに規定《きてい》して居《ゐ》るが、どうも其《そ》の效果《かうくわ》があまり現《あら》はれぬやうに思《おも》はれて、彼是心配《かれこれしんぱい》して居《を》つた。

ところが一昨年《きくねん》に至《いた》つて或《あ》る人《ひと》から中井房五郎先生《なかゐふさごらうせんせい》の考案《かうあん》に係《かゝ》る自彊術《じきやうじゆつ》の話《はなし》を聽《き》き、また其《そ》の效果《かうくわ》の偉大《ゐだい》なることを實驗《じつけん》したので、これは至極面白《しごくおもしろ》からうと一昨年《きくねん》十二月頃《ぐわつごろ》から先《ま》づ寄宿舍生《きしゆくしやせい》に之《これ》を實行《じつかう》せしむることゝし、十文字《もんじ》大元氏《だいげんし》の講演《かうえん》を請《こ》ひ、毎週金曜日《まいしうきんえうび》には池田尚哉氏《いけだなほやし》の實地指導《じつちしだう》を受《う》け、引續《ひきつゞ》き今日《こんにち》に至《いた》つたが、實《じつ》に其《そ》の效果《かうくわ》は驚《おどろ》くべきものであるので、將來益々盛《しやうらいますくさかん》ならしめ、自彊術《じきやうじゆつ》に依《よ》りて當校生徒《たうかうせいと》の健康《けんかう》を健全《けんぜん》にし度《た》いと思《おも》つて居《ゐ》る次第《しだい》である。

我校生徒の實行法

最初《さいしよ》は三百餘名《よめい》の寄宿舍生中有志《きしゆくしやせいちういうし》の者《もの》のみに行《おこな》はせたのであるが、從來《じうらい》の體操《たいさう》とは異《ことな》り一同《どう》喜《よろこ》んで之《これ》を持續《ちぞく》し、皆異口同音《みないくどうおん》にその效驗《かうけん》の著《いちじる》しきを歎賞《たんしやう》したのである。僅々數日間《きんくすうじつかん》此《こ》の體操《たいさう》を實行《じつかう》した丈《だけ》でも、身體《しんたい》の血行《けつかう》が整《とゝの》へられ同時《どうじ》に氣分《きぶん》は輕快《けいくわい》となり、頭腦《づなう》は明晰《めいせき》を加《くは》へ、從《したが》つて勉强《べんきやう》しても倦厭《けんえん》を覺《おぼ》えること少《すくな》く課業《くわげふ》がよく頭腦《づなう》に透徹《とうてつ》することを各自《かくじ》に實驗《じつけん》したのである。かう云《い》ふやうな次第《しだい》で三百の寄宿生《きしゆくせい》は競《きそ》うて實行《じつかう》することになつたので、之《これ》が爲《ため》に一同《どう》の健康《けんかう》は著《いちじる》しく增進《ぞうしん》し、只今《たゞいま》では殆《ほとん》ど病人《びやうにん》も無《な》いやうな有樣《ありさま》である。

かう云《い》ふ優秀《いうしう》な成績《せいせき》を見《み》たから、愈々昨年《いよくさくねん》の四月《ぐわつ》からは一千六百名《めい》の在校生全部《ざいかうせいぜんぶ》に實行《じつかう》を勸《すゝ》めることにした。尤《もつと》も自彊術《じきやうじゆつ》は、各自《かくじ》適宜《てきぎ》の時間《じかん》に私室《ししつ》で行《おこな》ふに最適當《さいてきたう》なる運動法《うんどうはふ》であると思《おも》うて居《ゐ》るから生徒《せいと》に對《たい》しても主《しゆ》として各自《かくじ》家庭《かてい》に於《お》いて、就寢《しうしん》の時及《ときおよ》び起床《きしやう》の時《とき》に必《かなら》ず行《おこな》ふべきことを諭《さと》して居《ゐ》るので、學校《がくかう》で、全體《ぜんたい》の生徒《せいと》を一堂《だう》に會《くわい》して行《おこな》はせると云《い》ふやうなことなく、又必《またかなら》ずしも何時《なんじ》と時間《じかん》を限定《げんてい》せず、各級任意《かくきふにんい》の時間《じかん》、即《すなは》ち倦怠《けんたい》を感《かん》じた場合《ばあひ》に元氣《げんき》を回復《くわいふく》させる爲《ため》に行《おこな》はせることにして居《ゐ》る。今後《こんご》是非《ぜひ》此《こ》の方針《はうしん》で進《すゝ》みたいつもりである。但《たゞ》し或《あ》る時期《じき》までは、完全《くわんぜん》に體操《たいさう》が出來《でき》るやう指導者《しだうしや》に就《つ》くことは必要《ひつえう》なのである。

持病の糖尿病益〻快し

私自身《わたくしじしん》は昨年《さくねん》一月以來《ぐわついらい》、兩國國技館前《りやうごくこくぎくわんまへ》の中井先生《なかゐせんせい》に就《つ》いて、治療《ちれう》を受《う》けると共《とも》に、自分《じぶん》でも毎日就床前《まいにちしうしやうぜん》と離床後《りしやうご》に自彊術體操《じきやうじゆつたいさう》を實行《じつかう》することにして居《ゐ》る。中井先生《なかゐせんせい》の施術《しじゆつ》を受《う》けたことは六月初旬《ぐわつしよじゆん》までに既《すで》に百二十回以上《くわいいじやう》に達《たつ》するほど連續《れんぞく》して居《ゐ》たが、以來病氣《いらいびやうき》したことなく、少《すこ》しの風氣《かぜけ》さへも全《まつた》く患《わづら》つたことが無《な》い有樣《ありさま》である。元來私《ぐわんらいわたくし》には糖尿病《たうねうびやう》の痼疾《こしつ》があり、始《はじ》めはその治療《ちれう》を目的《もくてき》としたのであるが、始《はじ》めると幾許《いくばく》もなく、いろ〳〵豫期《よき》しなかつた奇效《きかう》があつて、大《おほい》に驚《おどろ》いたのである。私《わたくし》は自分《じぶん》で一週間毎《しうかんごと》に檢尿《けんねう》して居《ゐ》るが、糖尿病《たうねうびやう》の方《はう》も漸次糖分《ぜんじたうぶん》が少《すく》なくなつて行《ゆ》くのは正確《せいかく》に認《みと》められる。然《しか》し、未《いま》だ完全《くわんぜん》に治癒《ちゆ》さるるまでには至《いた》らないが、先生《せんせい》は必《かなら》ず全治《ぜんち》すべしと斷言《だんげん》され、自分《じぶん》でも今少《いますこ》しく繼續《けいぞく》して實《じつ》行《かう》して行《ゆ》く中《うち》には、漸次輕快《ぜんじけいくわい》に赴《おも》いて、全《まつた》く糖分《たうぶん》の出《で》ないやうになるであらうと考《かんが》へて居《ゐ》るのである。

肉がつき腕が太くなる

尚《な》ほ此《こ》の外《ほか》に私《わたくし》の親《した》しく實驗《じつけん》したところを述《の》べると、一月《ぐわつ》十七日《にち》始《はじ》めて中井《なかゐ》先生《せんせい》の許《もと》に赴《おも》き、治療《ちれう》を受《う》けて歸宅《きたく》すると、女中《ぢよちう》は嚴《おごそか》に玄關《げんくわん》に出迎《でむか》へ、何時《いつ》もとは違《ちが》つて、如何《いか》にも畏《かしこま》つて頭《あたま》を下《さ》げて居《ゐ》る樣《さま》、實《じつ》は甚《はなは》だをかしく思《おも》ひ、聲《こゑ》を懸《か》けると、顏《かほ》を見《み》て驚《おどろ》いた樣子《やうす》であつた。如何《いか》にも不思議《ふしぎ》なので、よく聞《き》き正《たゞ》すと靴《くつ》の音《おと》が私《わたくし》の平常《ふだん》のそれに似《に》ず、大《おほい》に活氣《くわつき》があつたので、主人《しゆじん》とは心付《こゝろつ》かず、全《まつた》く來客《らいきやく》に相違《さうゐ》ないと、丁寧《ていねい》に頭《あたま》を下《さ》げて居《を》つたものと分《わか》つて、果《はて》は大笑《おほわらひ》になつたことである。只《たゞ》一回《くわい》の施術《しじゆつ》に依《よ》つて、これほど足《あし》の運《はこ》びが變《かは》り、活力《くわつりよく》を恢復《くわいふく》したのは誠《まこと》に不思議《ふしぎ》と云《い》ふ外《ほか》はない。實際《じつさい》これまでも歩行《はかう》が甚《はなは》だ困難《こんなん》であつて、自宅《たく》から、市内電車《しないでんしや》の停留場《ていりうぢやう》まで十町《ちやう》ばかりの距離《きより》を、毎日必《まいにちかなら》ず人力車《じんりきしや》で往復《わうふく》したのであつたが、その後《のち》、脚《あし》が著《いちじる》しく達者《たつしや》になつた爲《ため》に一切徒歩《きいとほ》で往復《わうふく》することにし今《こん》は七十歳《さい》の老齢《らうれい》であるが、今《いま》では二里位《りぐらゐ》の路《みち》は樂《らく》に徒歩《とほ》が出來《でき》るやうになつた。ひとり脚部《きやくぶ》のみならず全身《ぜんしん》の調子《てうし》も整《とゝの》ひ、胸《むね》も從前《じうぜん》は肋骨《ろくこつ》が露《あらは》れて居《ゐ》たが、近頃《ちかごろ》は充分《じうぶん》に肉《にく》がつき、腕《うで》の如《ごと》きも締《しま》つて且《か》つ太《ふと》くなり、我《われ》ながら立派《りつぱ》になつたと思《おも》ふ。

痺れ、皮膚病、黑子が癒る

それから私《わたくし》は元來足《ぐわんらいあし》が痺《しび》れる氣味《きみ》があつたが、これは中井《なかゐ》先生《せんせい》の施術《しじゆつ》を始《はじ》めてから一週《しう》間位《かんぐらゐ》で全《まつた》く取《と》れて仕舞《しま》つた。又冬《またふゆ》は湯婆《ゆたんぽ》を入《い》れて就寢《しうしん》したものであつたが、此《こ》の術《じゆつ》をやり始《はじ》めて四五日《にち》もすると、血行《けつかう》がよくなつた爲《ため》か、身體《からだ》が暖《あたゝ》かになり、何時《いつ》とはなしに湯婆《ゆたんぽ》を廢《はい》することになつた。それから私《わたくし》の皮膚《ひふ》には糖尿病《たうねうびやう》の爲《ため》か黑子《ほくろ》が出《で》てゐたが、これも二三週間《しうかん》でとれ、又靴《またくつ》の爲《ため》に趾間《しかん》に水蟲《みづむし》が出來《でき》て困《こま》つて居《ゐ》たのであるが、一月後《つきご》には全《まつた》く治《ち》癒《ゆ》したのである。

最《もつと》も不思議《ふしぎ》に感《かん》じたのは、俗《ぞく》に死黑子《しにぼくろ》と云《い》つて、老人《らうじん》になると肌《はだ》に出《で》る痣《あざ》のやうな黑《くろ》い斑點《はんてん》があるが、二三ヶ月《げつ》する中《うち》に皆自然《みなしぜん》に消《き》えて行《ゆ》き、現《げん》に左《ひだり》の頰《ほゝ》に在《あ》つた普通《ふつう》の黑子《ほくろ》までも薄《うす》らいだことである。

中井《なかゐ》先生《せんせい》の説《せつ》に依《よ》ると、人間《にんげん》の血液《けつえき》は六十日毎《にちごと》にすつかり新陳代謝《しんちんたいしや》するものださうだが血液《けつえき》の清《きよ》められると共《とも》に皮膚《ひふ》にも著《いちじる》しい變化《へんくわ》を與《あた》へると見《み》える。

胃病や神經衰弱に有効

私自身《わたくしじしん》の實驗《じつけん》は略以上《ほゞいじやう》の如《ごと》くであるが家族《かぞく》にも自彊術《じきやうじゆつ》を勵行《れいかう》させ、矢張各自《やはりかくじ》寢《ね》る前《まへ》と起《お》きた時《とき》に實行《じつかう》させるやうにして居《ゐ》る。それらに就《つ》いては別《べつ》に著《いちじる》しい變化《へんくわ》もないが、皆身體《みなしんたい》の調子《てうし》がよくなつて、従來《じうらい》はよく風《かぜ》を引《ひ》いて困《こま》つたものも、始《はじ》めてから、全《まつた》く無病《むびやう》の有様《ありさま》である。

尤《もつと》も妻《つま》の如《ごと》きは老年《らうねん》でもあり、元來體操抔《ぐわんらいたいさうなど》には馴《な》れてゐないので、始《はじ》めはつひ臆劫《おつくふ》がつて、中々《なかなか》遣《や》らなかつたが、娘《むすめ》が傍《そば》で熱心《ねつしん》に勸《すゝ》め、一緒《しよ》に遣《や》つて見《み》せうと云《い》ふやうな譯《わけ》で二三週間《しうかん》も續《つゞ》ける中《うち》に、何《なに》かしら效驗《かうけん》が現《あらは》れて、自分《じぶん》でも非常《ひじやう》に氣持《きもち》がよいと見《み》え、今日《こんにち》は自《みづか》ら進《すゝ》んで實行《じつかう》するやうになつた。老年《らうねん》の婦人《ふじん》が私《わたくし》の經驗《けいけん》では最《もつと》も實行困難《じつかうこんなん》である。しかし、それでも二三週間續《しうかんつゞ》けてやれば、今度《こんど》は屹度《きつと》自發的《じはつてき》に行《おこな》ふことになる。

胃病《ゐびやう》や神經衰弱《しんけいすゐじやく》に對《たい》して、自彊術《じきやうじゆつ》が卓效《たくかう》あることも、娘《むすめ》の嫁《か》してゐる藤原奥重《ふぢはらおくしげ》（龜戸染《かめどせん》料會社員《れうくわいしやゐん》）の實例《じつれい》で的確《てきかく》に知《し》ることが出來《でき》た。同人《どうにん》は一昨々年《さくくねん》からそれらの諸症《しよしやう》に激烈《げきれつ》に惱《なや》まされて居《ゐ》たが、この自彊術《じきやうじゆつ》と中井先生《なかゐせんせい》の施術《しじゆつ》の爲《ため》に全《まつた》く忘《わす》れたやうに癒《なほ》つて仕舞《しま》つたのである。

自彊術《じきやうじゆつ》と中井先生《なかゐせんせい》の治療《ちれう》を受《う》けて私《わたくし》の身體《しんたい》が健康《けんかう》となり宿痾《しゆくあ》も漸々快方《だんだんくわいはう》に向《むか》ふ事《こと》は前申《まへまを》した如《ごと》くであるが、無論其結果《むろんそのけつくわ》に相違《さうゐ》ないが、精神《せいしん》が餘程剛健《よほどがうけん》になつて敢爲《かんゐ》の氣象《きしやう》が盛《さか》んになる事《こと》も忘《わす》るべからざる特效《とくかう》である。昨年《さくねん》の二月中《ぐわつちう》の事《こと》であるが流感猖獗《りうかんしやうけつ》で寄宿《きしゆく》の生徒《せいと》の感染《かんせん》を恐《おそ》れ、或日曜《あるにちえう》には外出《ぐわいしゆつ》を禁《きん》じて自彊術《じきやうじゆつ》を行《おこな》はせた事《こと》があつた。其日《そのひ》は私《わたくし》も立合《たちあ》つて種々注意《しゆくちうい》などして居《ゐ》たが、折柄大雪《をりからおほゆき》で體操《たいさう》を終《をは》つた午後《ご》四時頃《じごろ》は積雪數寸《せきせつすうすん》に至《いた》つて寒氣《かんき》は強《つよ》し、私《わたくし》ほどの老人《らうじん》としては早々歸《さうくき》宅《たく》して炬燵《こたつ》にでも入《い》るべきものが、尚其雪《なほそのゆき》と寒氣《かんき》を侵《をか》して兩國《りやうこく》の中井先生《なかゐせんせい》の許《もと》まで出向《でむ》いた。勿論徒《もちろんと》歩《ほ》ではなかつた、電車《でんしや》には乘《の》つたのだが其日《そのひ》の雪模様《ゆきもやう》では歸路《きろ》の刻限《こくげん》には電車《でんしや》も止《とま》るらしく思《おも》はれたが、よし電車が止《とま》つたら歩て歸《かへ》る積《つも》りで出《で》かけた。斯《か》ういふ場合《ばあひ》に積雪寒風《せきせつかんぷう》を物《もの》ともせず平氣《へいき》で出《で》かけるといふ事《こと》は餘程《よほど》の勇氣《ゆうき》に依《よ》るものであるが、此《こ》の頽齢《たいれい》の老人《らうじん》に此《かく》の如《ごと》き勇氣《ゆうき》を出《だ》さしめるといふも畢《ひつ》竟身體《きやうしんたい》の調和《てうわ》から自然《しぜん》と元氣《げんき》を旺盛《わうせい》ならしめるものと考《かんが》へられる。此意味《このいみ》に於《おい》て自彊術《じきやうじゆつ》い身《み》を固《かた》めた者《もの》は仕事《しごと》を臆劫《おくくふ》がらぬ、能《よ》く難事《なんじ》に堪《た》へるといふ處世上《しよせいじやう》の大利益《だいりえき》が得《え》られると思《おも》ふ。

神經痛を擊退す

早稻田大學教授　永井一孝

名狀し難き神經痛の苦惱

私《わたくし》は多《た》年《ねん》顏面神經痛《がんめんしんけいつう》で惱《なや》んでゐた。それは明治《めいぢ》三十七年以來《ねんいらい》のことで、一年《ねん》に一回《くわい》か二回《くわい》ぐらゐ、約《やく》三十日《にち》ばかりもそれが激《はげ》しく起《おこ》つて困《こま》つたものであつた。四十一年《ねん》、四十二年《ねん》は幸《さいはひ》に無事《ぶじ》であつたが、その後《のち》は又前《またまへ》のやうな狀態《じやうたい》で、殊《こと》に近年《きんねん》に至《いた》つては一月《つき》の半《なかば》は服藥《ふくやく》して漸《やうや》く押《おさ》へて居《ゐ》るやうな有樣《ありさま》であつた。

その苦痛《くつう》と云《い》ふものは、實際《じつさい》その病氣《びやうき》に罹《かゝ》つた人《ひと》でなければ味《あぢは》ふことの出來《でき》ぬ程度《ていど》ので、私《わたくし》は齒痛《しつう》に惱《なや》む人《ひと》だけが辛《から》うじて想像《さうざう》し得《う》るであらうかと考《かんが》へてゐるが、實《じつ》に名狀《めいじやう》すべからざるものである。三叉《さ》神經《しんけい》に、故障《こしやう》があるのであるが、淺《あさ》く來《く》れば唇《くちびる》に、深《ふか》く來《く》れば齒《は》に疼痛《とうつう》を感《かん》じ、咀嚼《そしやく》は勿論《もちろん》、兩唇《りやうくちびる》を合《あは》せることも出來《でき》ぬので、或《あ》る場合《ばあひ》には敎《けう》室《しつ》で講義《かうぎ》をするのに唇音《しんおん》(バビブベボ)を發《はつ》するに非常《ひじやう》に困難《こんなん》を感《かん》じたものである。それで私《わたくし》は從來少《じうらいすこ》しでも效驗《かうけん》のありさうなものは凡《すべ》て試《こゝろ》みた、服藥《ふくやく》は勿論《もちろん》、ラヂューム療法《れうはふ》、電氣療法《でんきれうはふ》、注射《ちゆうしや》、靜坐《せいざ》、紅療法《べにれうはふ》、灸《きう》、鍼《はり》、筋揉等《すぢもみとう》がそれである。催眠術《さいみんじゆつ》も試《こゝろ》みたが、それは私《わたくし》にはどうも懸《かゝ》らぬので止《や》めたが、前記《ぜんき》の療法《れうはふ》や健康法《けんかうはふ》は凡《すべ》て遣《や》つたのである。しかし一時的鎭痛作用《じてきちんつうさよう》はあるものもあつたが、何《いづ》れも痼疾《こしつ》を全治《ぜんち》する力《ちから》はなかつたのみならず病勢《びやうせい》は前記《ぜんき》の如《ごと》く益《ますく》猛烈《まうれつ》になつて行《ゆ》くので絶望《ぜつばう》せざるを得《え》なかつた。

それであるから同僚《どうれう》の早稻田大學敎授松平康國氏《わせだだいがくけうじゆまつだひらやすくにし》から自彊術《じきやうじゆつ》を勸《すゝ》められた時《とき》には、又《また》かと思《おも》つたやうな次第《しだい》である。それで疑《うたがひ》を抱《いだ》きながら一昨年《きくねん》十月《ぐわつ》の第二日曜《だいにちえう》に、巣鴨《すがも》の道場《だうぢやう》に赴《おもむ》き、大會《たいくわい》に列《れつ》し、始《はじ》めて實演《じつえん》するのを見《み》たが、自分《じぶん》の病氣《びやうき》に根治《こんぢ》の效果《かうくわ》があるかは猶《な》ほ疑《うたが》はざるを得《え》なかつた。しかし一種《しゆ》の體育法《たいいくはふ》としては確《たしか》に特色《とくしよく》のあるものであることを認《みと》め、兎《と》も角《かく》も一週《しう》三回《くわいづゝ》宛道場《だうぢやう》へ通《かよ》ひ、他《た》は自宅《じたく》で行《おこな》ふことゝした。

自彊術實行後の病狀

自分《じぶん》の實驗《じつけん》に依《よ》ると、遣《や》り始《はじ》めには、どうも睡眠《すゐみん》が充分《じうぶん》に出來《でき》なかつたがそれが何等《なんら》かの變化《へんくわ》を身體《からだ》に及《およ》ぼして居《ゐ》たのだとも見《み》え、それ以後《いご》は何時《いつ》も神經痛《しんけいつう》の起《おこ》る時《とき》に起《おこ》らなくなり十、十一、十二月《ぐわつ》と、多少輕微《たせうけいび》の苦痛《くつう》を感《かん》ずることがないではなかつたが、從來《じゆうらい》の如《ごと》く服藥《ふくやく》や注射《ちうしや》の必要《ひつえう》がなくなつたのであつた。そして多少《たせう》の疼痛《とうつう》があつても、我慢《がまん》して體《たい》操《さう》は續《つゞ》けて居《ゐ》たのである。

ところが年末《ねんまつ》から年始《ねんし》に懸《か》けて旅行《りよかう》をして、酒《さけ》を飲む機會《きくわい》が多《おほ》かつたので、一月《ぐわつ》二十四日《か》に或宴會《あるえんくわい》へ出席《しゆつせき》してゐると、俄《にはか》に發病《はつびやう》し、咀嚼《そしやく》が不可能《ふかのう》になつた爲《ため》、止《や》むを得《え》ず中途《ちうと》にして歸宅《きたく》したが、翌日《よくじつ》は食事《しよくじ》が攝《と》れず、苦痛《くつう》も激《はげ》しいので、道場《だうぢやう》にも出掛《でか》けず、終日安靜《しゆうじつあんせい》にして居《を》つた。しかし夕方《ゆふがた》にはいくらか食事《しよくじ》も口《くち》にしたのだ、その翌日《よくじつ》には勇氣《ゆうき》を鼓《こ》して道《だう》場《ぢやう》へ赴《おもむ》いた、そして運動《うんどう》を遣《や》つて見《み》ると、第一回《だいいくわい》には可《か》なり痛《いた》いので加減《かげん》をしてやらなければならなかつたが、第《だい》二回《くわい》には殆《ほとん》ど感《かん》ぜず、濟《す》ました後《のち》には殆《ほとん》ど平常《へいぜい》通《どほ》りであつた。

その翌日《よくじつ》も體操《たいさう》を行《おこな》ふ際《さい》には、痛《いたみ》を覺《おぼ》えたが、それを忍耐《にんたい》して遣《や》つた結果《けつくわ》、何時《いつ》もならば確《たしか》に服藥《ふくやく》か電氣《でんき》治療《ちれう》を施《ほどこ》さねばならぬところを、三日《か》で忘《わす》れたやうに治癒《ちゆ》することを得《え》た。それ以來今日《いらいこんにち》でも日《にち》、月《げつ》、火《くわ》の三曜日《えうび》には道場《だうぢやう》へ赴《おもむ》き、他《た》は自宅《じたく》で實行《じつかう》してゐるが、以來《いらい》全《まつた》く起《おこ》らぬところを見《み》ると、不攝生《ふせつせい》をせず、自彊術《じきやうじゆつ》を繼續《けいぞく》したならば永久《えいきう》に發病《はつびやう》を防《ふせ》ぐことが出來《でき》るだらうと思《おも》ふ。何分實行以《なにぶんじつかうい》來日《らいひ》が淺《あさ》いので、未《いま》だ斷言《だんげん》する事《こと》は出來《でき》ないがこの分《ぶん》で行《ゆ》けばその内《うち》には必《かなら》ず根治《こんぢ》するであらうといふ確信《かくしん》を持《も》つてゐるのである。

實際に見た此術の効能

以上《いじやう》は余自身《よじしん》の實驗《じつけん》であるが、少《すこ》しく親《した》しく道場《だうぢやう》で見聞《けんぶん》した事實《じじつ》、否《いな》、聞《き》いた事《こと》を述《の》べると餘《あま》りに長《なが》くなるから、實際《じつさい》に目撃《もくげき》した事實《じじつ》だけを述《の》べて見《み》よう。私《わたくし》の三男順次郎《なんじゆんじらう》は過《くわ》度《き》の勉強《べんきやう》の爲《ため》、神經衰弱《しんけいすゐじやく》に罹《かゝ》つたので自彊術《じきやうじゆつ》を試《こゝろ》みさせた。初《はじ》めは氣《き》が向《む》かぬやうであつたが、その歸途《きと》には非常《ひじやう》に愉快《ゆくわい》だと云《い》つたほどで、道場《だうぢやう》には毎週《まいしう》二回《くわい》通《かよ》つたのであるが、二週間後《しうかんご》には胸圍《けうゐ》が六分《ぶ》増《ま》し、一ケ月《げつ》の後《のち》には體量《たいりやう》が九百匁増加《もんめぞうか》し、病氣《びやうき》は頓《とん》に輕快《けいくわい》したと共《とも》に、精神的《せいしんてき》にも非常《ひじやう》の影響《えいきやう》があり、前年非常《ぜんねんひじやう》に難解《なんかい》であつた講義《かうぎ》が、それ以來《いらい》、容易《ようい》に了解《れうかい》することを得《え》たと語《かた》つてゐるほどである。それに依《よ》つて發育期《はついくき》に在《あ》る青年《せいねん》が行《おこな》へば非常《ひじやう》に發育《はついく》を助《たす》けると云《い》ふことが證據立《しようこだ》てられると思《おも》ふ。

自彊術應用の揉療法

又私《またわたくし》が道場《だうぢやう》で目撃《もくげき》した中《うち》で效驗《かうけん》の甚《はなは》だしい例《れい》を一つ擧《あ》げると、それは自彊術《じきやうじゆつ》そのもので癒《なほ》つたのではなく、自彊術《じきやうじゆつ》を應用《おうよう》した一種《しゆ》の揉療法《もみれうはふ》で治療《ぢれう》されたのであるが、或時《あるとき》四十歳位《さいぐらゐ》かと見《み》える一人《にん》の男《をとこ》が小高《こだか》いところから飛《と》び降《お》りる拍子《ひやうし》に起上《おきあが》ることが出來《でき》なくなつたのだといふて、當時《たうじ》六歳《さい》の女兒《ぢよじ》の脚《あし》の立《た》てないものを連《つ》れて來《き》た。その出來事《できごと》のあつたのは何《なん》でも六月頃《ぐわつごろ》であつたさうであるが、筋《すぢ》が違《ちが》つたのであらうと云《い》ふので、家人《かじん》は名倉《なぐら》へ連《つ》れて診療《しんれう》を受《う》けさせたが、同所《どうしよ》では暫《しばら》く治療《ぢれう》の擧句《あげく》最早何等《もはやなんら》の異狀《ゐじやう》がないから治療《ちれう》する必要《ひつえう》がないと云《い》うて治療《ちれう》を斷《ことは》られた。しかしどうしても立《た》てない。そこで更《さら》に大學病院《だいがくびやうゐん》に行《い》つて診察《しんさつ》を受《う》けたが、博士《はかせ》が立會《たちあ》つてエツキス光線《くわうせん》で檢査《けんさ》したが、矢張《やはり》何等《なんら》異狀《ゐじやう》はないから仕方《しかた》がないと云《い》ふので斷《ことわ》られたと云《い》ふのである、それが前記《ぜんき》の揉療法《もみれうはふ》を受《う》けた結果《けつくわ》五六日《にち》で立《た》つことが出來《でき》、更《さら》に二三日《にち》で歩《ある》くことが出來《でき》るやうになつた、不具者《ふぐしや》になると思《おも》つた娘《むすめ》が譯《わけ》なく治癒《ちゆ》されたので兩親《りやうしん》は涙《なみだ》を流《なが》して喜《よろこ》んで居《ゐ》た。

なほ一人《にん》は二十歳代《はたちだい》の若者《わかもの》で、その吃《どもり》の治療《ちれう》を乞《こ》ひに來《き》たことがある、頼《たの》みに來《き》た際《さい》には、その趣《おもむき》を述《の》べるさへ容易《ようい》なことではなかつたが、體操《たいさう》をさせた後《のち》で術者《じゆつしや》が揉《も》みながら、五十音《おん》を發音《はつおん》させ、又同人《またどうにん》はカ行《ぎやう》の發音《はつおん》が困難《こんなん》であつたので、「柿《かき》の木《き》の下《した》に蟹《かに》が云々《うんぬ》」と云《い》ふやうな特《とく》にその音《おん》の多《おほ》い文句《もんく》を口寫《くちうつ》しに練習《れんしふ》させてゐた、その時《とき》には少《すこ》し云《い》ひ澁《しぶ》つたが、三日《か》ほど通《かよ》つて治療《ちれう》して、立派《りつぱ》に挨拶《あいさつ》をして歸《かへ》つて行《い》つた。

その他《た》中風《ちうふう》で手足《てあし》の利《き》かぬ人《ひと》が三十二囘《くわい》の治療《ちれう》を受《う》けて、靜《しづか》に歩《ある》けば殆《ほとん》ど分《わか》らぬ位《くらゐ》に癒《なほ》つた例《れい》もある。力士《りきし》綾川《あやがは》は腎臟結石《じんざうけつせき》の爲《た》め醫師《いし》から切開《せつかい》の外《ほか》なしと宣告《せんこく》されたが、切開《せつかい》すると再《ふた》び相撲《すまふ》を取《と》ることが出來《でき》ぬので、苦心《くしん》の末《すゑ》、自彊術《じきやうじゆつ》で自《し》然《ぜん》に結石《けつせき》を排出《はいしゆつ》し、全癒《ぜんゆ》したので、非常《ひじやう》に徳《とく》として、至《いた》るところでその宣傳《せんでん》に努《つと》めて居《ゐ》るのである、余《よ》をそこに導《みちび》いた松平氏夫妻《まつだひらしふさい》も結果《けつくわ》がよく　同僚早稲田大學教授牧野謙次郎氏令息巽氏《どうれうわせだだいがくけうじゆまきのけんじらうしれいそくたつみし》は先頃《さきごろ》激烈《げきれつ》なる腸胃加答兒《ちやうゐかたる》に罹《かゝ》られたが、先頃《さきごろ》から自彊術《じきやうじゆつ》を行《おこな》ひ、體質《たいしつ》が改善《かいぜん》されて居《ゐ》た際《さい》とて、若《も》しさうでなければ非常《ひじやう》に危險《きけん》なところを、無事《ぶじ》に囘復《くわいふく》された。

私に對する中井氏の診斷

それから前《まへ》に云《い》ひ洩《もら》したが、私《わたくし》が自彊術《じきやうじゆつ》を繼續《けいぞく》しようと決心《けつしん》したのは、前述《ぜんじゆつ》の大會《たいくわい》の翌日《よくじつ》、道場《だうぢやう》へ行《ゆ》くと、丁度先生《ちやうどせんせい》(中井房五郎氏《なかゐふさごらうし》)が來《き》て居《を》られて、私《わたくし》は松平氏《まつだひらし》の勸《すゝ》めで診《み》て貰《もら》つた。先生《せんせい》には透視《とうし》の能力《のうりよく》があるので、着物《きもの》を着《き》たまゝ前《まへ》へ坐《すわ》つた私《わたくし》を見《み》て暫《しばら》く考《かんが》へ、貴君《あなた》は左《ひだり》の足《あし》が惡《わる》いと云《い》はれた、實《じつ》はその日《ひ》、私《わたくし》が體操《たいさう》を習《なら》つてやつた節《せつ》、どうも左《ひだり》の足《あし》が自由《じいう》にならぬことを竊《ひそ》かに感《かん》じてゐたので、その刹那《せつな》に私《わたくし》は先生《せんせい》は讀心術《どくしんじゆつ》をやられるのではないかと思《おも》つた。さうすると先生《せんせい》は言葉《ことば》を繼《つ》いで、それは筋《すぢ》が詰《つま》つてゐるので、人《ひと》には分《わか》らぬ位《くらゐ》の程度《ていど》の跛《びつこ》である、そしてその原因《げんいん》は嘗《かつ》て肝臓《かんざう》を張《は》らした爲《ため》であると云《い》はれたので、自分《じぶん》は嘗《かつ》て黄疸《わうだん》を病《や》んだことがあるので成程《なるほど》そのことであらうと心中《しんちう》に感《かん》じた。先生《せんせい》はなほ貴君《あなた》の頭《あたま》の左《ひだり》の方《はう》に故障《こしやう》があつて左《ひだり》の耳《み》が右《みぎ》の耳《み》よりも熱《あつ》い事《こと》があるそれは左手《ひだりて》を伸《のば》して脊骨《せぼね》の所《ところ》へ當《あ》てると食指《しよくし》の第二《だい》節《せつ》が觸《ふ》れる部分《ぶぶん》が詰《つま》つてゐるので血液《けつえき》のめぐりがわるいからであると云《い》はれた。私《わたくし》は私《わたくし》の神經痛《しんけいつう》に就《つ》いては先生《せんせい》が一言《ごん》もないので、少《すこ》し意《い》外《ぐわい》ながら、自分《じぶん》の方《はう》から私《わたくし》には神經痛《しんけいつう》がありますが癒《なほ》るでせうかと云《い》ふと、先生《せんせい》は只《たゞ》それ丈《だ》けを聽《き》いた丈《だ》けで、左樣《さやう》貴君《あなた》には左《ひだり》の顏面神經痛《がんめんしんけいつう》がある、それは型《かた》に篏《はま》つて遣《や》れば六十日《にち》で癒《なほ》ると云《い》はれた。これが、實《じつ》は多少《たせう》の疑《うたがひ》を挾《はさ》みながらやり始《はじ》めた一理由《りいう》である。兎《と》に角中井先生《かくなかゐせんせい》は非常《ひじやう》に直感力《ちよくかんりよく》の強《つよ》い人《ひと》である。

自彊術の由來

少《すこ》しく順序《じゆんじよ》が前後《ぜんご》するやうであるが、自彊術《じきやうじゆつ》の由來《ゆらい》に就《つ》いて述《の》べると、それは甚《はなは》だ新《あたら》しいものである。元來中井先生《ぐわんらいなかゐせんせい》(東京市本所區小泉町《とうきやうしほんじよくこいづみちやう》五)は醫者《いしや》の見放《みはな》した病人《びやうにん》を一種獨特《しゆごくとく》の揉療治《もみれうぢ》で治療《ちれう》するのを天職《てんしよく》としてゐる方《かた》であるが、其所《そこ》へ十年《ねん》ほども以前《いぜん》から脊髓癆《せきずゐらう》の難《なん》症《しやう》で醫師《いし》の診療《しんれう》では全治《ぜんち》の見込《みこみ》のなかつた金門商會主《きんもんしやうくわいしゆ》十文字《もんじ》大元氏《だいげんし》が通《かよ》ひ、奇蹟的《きせき》にも殆《ほとん》ど快癒《くわいゆ》したので、氏《し》は非常《ひじやう》に感激《かんげき》した。しかし先生《せんせい》の療法《れうはふ》は一々手《て》で行《おこな》ふのであるから多數《たすう》の人《ひと》に接《せつ》することは不可能《ふかのう》である。そこで何《なに》か適當《てきたう》な方法《はうはふ》で如何《いか》なる人《ひと》にも出來《でき》る簡《かん》易《い》な手段《しゆだん》はあるまいかと或日《あるひ》先生《せんせい》に質《たゞ》すと、いやそれにはかう云《い》ふ方法《はうはふ》があると口授《くじゆ》されたのを十文字《もんじ》氏《し》が筆記《ひつき》したものが即《すなは》ち今日《こんにち》の自彊術《じきやうじゆつ》である。即《すなは》ちそれを行《おこな》へば、誰《だれ》でも中《なか》井《ゐ》先生《せんせい》の治療《ちれう》を受《う》けるのと同一《どういつ》の結果《けつくわ》を受《う》け得《う》るのである。

自彊術《じきやうじゆつ》は平《ひら》たく云《い》へば日本人《にほんじん》の身體《からだ》に適《てき》した一種《しゆ》の體操《たいさう》で、第《だい》一動《どう》から第《だい》三十一動《どう》まで三十一の方法《はうはふ》である。それで十文字《もんじ》氏《し》は自己《じこ》の家族《かぞく》や、工場《こうぢやう》に於《お》ける幼年工《えうねんこう》に對《たい》し大正《たいしやう》五年《ねん》五月《ぐわつ》から約《やく》一年間試《ねんかんし》驗《けん》を行《おこな》ひ、その結果《けつくわ》のよいのを見《み》、翌年《よくねん》の五月《ぐわつ》から、その工場《こうぢやう》に於《お》ける職工全部《しよくこうぜんぶ》に實行《じつかう》せしむることゝなつたが、その演習所《えんしふじよ》たる工場《こうぢやう》の寄宿舍《きしゆくしや》が火災《くわさい》に罹《かゝ》つたので、今《いま》の道場《だうぢやう》（市《し》電巣《でんす》鴨終點下車左《がもしゆうてんげしやひだ》り へ約《やく》一町半《ちやうはん》）を建築《けんちく》し、最初《さいしよ》は專《もつぱ》ら職工《しよくこう》の爲《ため》のみに使用《しよう》したのであるが一般人士《はんじんし》の健康《けんかう》を増進《ぞうしん》せん爲《ため》に一昨年《きくねん》一月《ぐわつ》から公開《こうかい》したので一昨《きく》年《ねん》の來場延人員《らいぢやうのべじんゐん》は實《じつ》に二萬《まん》六十二人《にん》に達《たつ》してゐる。

自彊術運動の特色

その方法《はうはふ》は凡《すべ》て動物《どうぶつ》の本能的運動《ほんのうてきうんどう》を規律的《きりつてき》にするやうに考案《かうあん》されたものである、例《たと》へば第《だい》十三動《どう》と云《い》ふのは犬猫《いぬねこ》の伸《の》びをする場合《ばあひ》に取《と》る姿勢《しせい》である、三十一動《どう》の中《うち》には、坐《すわ》つて行《おこな》ふもの、立《た》つて行《おこな》ふもの、中間《ちうかん》の位置《ゐち》で行《おこな》ふもの等《とう》があるが、何《いづ》れも機勢《はずみ》を利用《りよう》して行《おこな》ふので、不自然《ふしぜん》な態《わざ》とらしいものはない。三十一動《どう》が規則通《きそくどほ》りに完全《くわんぜん》に出來《でき》る者《もの》が完全《くわんぜん》な健康體《けんかうたい》で、若《も》し一部《ぶ》に病的《びやうてき》な個所《かしよ》があれば必《かなら》ずそれに關《くわん》する或運動《あるうんどう》が出來《でき》ぬものである、しかし練習《れんしふ》してゐる中《うち》に追々《おひ〱》それが出來《でき》るやうになり、從《したが》つてその病所《びやうしよ》が治癒《ちゆ》されて行《ゆ》くので、全身《ぜんしん》の血行《けつかう》がよくなると共《とも》に皮膚《ひふ》の抵抗力《ていかうりよく》も增《ま》すのである。運動《うんどう》の方法《はうはふ》は男子《だんし》は猿股《さるまた》のみ、婦人《ふじん》は矢張《やはり》それに看護婦《かんごふ》の衣服《いふく》の如《ごと》きものを着用《ちやくよう》して行《おこな》ふのがよいので、三十一の運動《うんどう》を順次《じゆんじ》に一回《くわい》行《おこな》ひ、再《ふたた》び第《だい》一動《どう》から第《だい》十五動《どう》（第《だい》十三、十四動《どう》を省《はぶ》く）まで行《おこな》つて一回《くわい》とし、それに要《えう》する時間《じかん》は道場《だうぢやう》の如《ごと》きところで多數《たすう》の人《ひと》が揃《そろ》つてやれば約《やく》十五分《ふん》、自《じ》分獨《ぶんひと》りで行《おこな》つて十二三分《ぶん》で濟《す》むので、朝起床《あさきしやう》して衣服《いふく》を着換《きか》へる際《さい》に一回《くわい》、勤務先《きんむさき》から歸《き》宅《たく》して、洋服《やうふく》でも脫《ぬ》ぐ時《とき》一回《くわい》、就寢《しうしん》せんとする時《とき》に一回合計《くわいがふけい》で三回《くわい》すれば充分《じうぶん》である。但《たゞ》し仕事《しごと》を長《なが》く續《つゞ》けて氣《き》の倦《う》んだ時等《ときなど》には、着服《ちやくふく》のまゝ、九、十、十一、二十一ぐらゐを臨《りん》時《じ》に行《おこな》へば、心氣《しんき》を一新《しん》するの効果《かうくわ》がある。又如何《またいか》なる人《ひと》でも行《おこな》つて差支《さしつか》へないが、食後《しよくご》一時間半《じかんはん》、入浴前約《にふよくぜんやく》二十分間《ふんかん》ぐらゐは行《おこな》つてはならぬ。體操《たいさう》の前後《ぜんご》には必《かなら》ず排尿《はいねう》をする、それは尿毒《ねうどく》の血管《けつくわん》に侵潤《しんじゆん》するを防《ふせ》ぐ爲《ため》である。詳細《しやうさい》の說明書《せつめいしよ》もあるから、遠隔《ゑんかく》の地《ち》にある者《もの》もそれに依《よ》つて行《おこな》ひ得《う》るが、しかし便宜《べんぎ》のある人《ひと》ならば、道場《だうぢやう》に赴《おもむ》いて先輩《せんぱい》に就《つ》き、號《がう》令《れい》の下《もと》に多《おほ》くの會員《くわいゐん》と共《とも》に行《おこな》ふ方《はう》が有効《いうかう》なことは云《い》ふまでもない。

自彊術の公開實習場

巢鴨《すがも》の道場《だうぢやう》では每日午前《まいにちごぜん》六時《じ》から七時《じ》まで、同九時半《じはん》から十二時《じ》まで及《およ》び午後《ごご》七時半《じはん》から九時半《じはん》までの三回《くわい》あり、有志《いうし》の者《もの》は誰《だれ》でも無料《むれう》で參加《さんか》することが出來《でき》るが、その規則《きそく》としては所定《しよてい》の名簿《めいぼ》に署名《しよめい》すること、運動《うんどう》の前後《ぜんご》に排尿《はいねう》すること及《およ》び湯茶《ゆちや》を飲用《いんよう》せぬぐらゐで至《いた》つて簡單《かんたん》である。因《ちな》みに同所《どうしよ》には黑瀬氏《くろせし》と云《い》ふ人《ひと》が居《ゐ》て希望者《きばうしや》の爲《ため》に揉療治《もみれうぢ》をしてゐるが、これは自彊術《じきやうじゆつ》を應用《おうよう》した療法《れうはふ》で、完全《くわんぜん》なる運動《うんどう》を行《おこな》ふ事《こと》の出來《でき》る者《もの》の爲《ため》にその缺陷《けつかん》ある個所《かしよ》を矯正《けうせい》する爲《ため》である。

自彊術《じきやうじゆつ》を一般《はん》の運動法《うんどうはふ》に比較《ひかく》すると、全身《ぜんしん》が平均《へいきん》して活動《くわつどう》するやうに考案《かうあん》されてゐる。例《たと》へば單《たん》に運動《うんどう》と云《い》ふ方面《はうめん》から見《み》れば撃劍《げきけん》は手《て》のみが著《いちじる》しく活動《くわつどう》し、競走《きやうそう》は勿論《もちろん》足《あし》のみが烈《はげ》しく活動《くわつどう》し、全身《ぜんしん》から見《み》ると、甚《はなは》だ不平均《ふへいきん》であるが、さう云《い》ふ缺點《けつてん》がない。十文字氏《もんじし》の說《せつ》に依《よ》ると、勞働《らうどう》と運動《うんどう》との區別《くべつ》は、前者《ぜんしや》は或局部《あるきよくぶ》に血液《けつえき》が集中《しふちう》すること、後者《こうしや》は全身《ぜんしん》にそれが平均《へいきん》することであるといふ事《こと》であるが如何《いか》にもそのとほりだ。一局部《きよくぶ》に集《あつま》れば疲《つか》れを感《かん》じ、平均《へいきん》すれば反對《はんたい》にそれを醫《い》すことゝなる。

自彊術道場の氣分

それから私《わたくし》は自彊術《じきやうじゆつ》は甚《はなは》だデモクラチックなもので、その意味《いみ》から云《い》つても非常《ひじやう》に興味《きようみ》があると思《おも》ふ。道場《だうぢやう》に行《い》つて見《み》ると會員《くわいゐん》悉《ことごと》く裸體《らたい》となり、其所《そこ》には階級的觀念《かいきふてきくわんねん》を示《しめ》す何《なん》

等《ら》の作爲物《さくゐぶつ》もなく、誰《だれ》でも同《おな》じ姿《すがた》をして一つ號令《がうれい》のもとに同《おな》じ運動《うんどう》を試《こゝろ》みて居《ゐ》るのである
或人《あるひと》はそれならば浴場《よくぢやう》に赴《おもむ》いても同樣《どうやう》だと云《い》ふかも知《し》れぬが、そこには何等《なんら》の統《とう》一も無《な》く秩序《ちつじよ》も無《な》いので少《すこ》しの價値《かち》もない。兎《と》に角《かく》、道場《だうぢやう》へ來《く》ると誰《た》れでも歸《かへ》る事《こと》を忘《わす》れると云《い》つてるが、これを以《もつ》て見《み》ても一種《しゆ》いふにいはれぬ愉快《ゆくわい》な氣分《きぶん》の漂《たゞよ》つてゐる事《こと》が知《し》られる。

小學生徒に對する實驗

深川小學校長　稻垣知剛

從來の體育方法の缺陷

東京市《とうきやうし》の小學校生徒《せうがくかうせいと》は、地方《ちはう》のそれに比較《ひかく》して體格《たいかく》が著《いちじる》しく劣《おと》り、身長《しんちやう》だけは優《まさ》つて居《ゐ》るが、體重《たいぢう》、胸圍《きようゐ》ともに文部省《もんぶしやう》の標準《へうじゆん》に達《たつ》して居《ゐ》ない者《もの》が多《おほ》い。これは私《わたくし》の考《かんが》へでは運動《うんどう》の不足《ふそく》が原因《げんいん》するので、云《い》ふまでもなく都會《とくわい》の兒童《じどう》は運動《うんどう》すべき多《おほ》くの場所《ばしよ》を持《も》たぬ。それで地方《ちはう》のそれよりは榮養《えいやう》もよく、素質《そしつ》に於《お》いて勝《すぐ》れてゐながら、胸圍體重《きようゐたいぢう》が發達《はつたつ》しないと云《い》ふことになる。此《こ》の問題《もんだい》に就《つ》いては私《わたくし》は從來《じうらい》の小學校《せうがくかう》に於《お》ける學科的體育《がくくわてきたいいく》の方針《はうしん》が間《ま》違《ちが》つて居《ゐ》はしなからうかと思《おも》ふ。瑞典式《スエデンしき》の體操《たいさう》、殊《こと》に近來盛《きんらいさか》んに奬勵《しやうれい》される一部《ぶ》分《ぶん》の運動《うんどう》に屬《ぞく》する器械體操《きかいたいさう》の如《ごと》きは必《かなら》ずしも理想的《りさうてき》の運動《うんどう》ではないのである。それも西洋諸國《せいやうしよこく》に於《お》ける如《ごと》く一般《はん》に國民《こくみん》の體育《たいいく》が盛《さか》んならば、まだしもであるが、我國《わがくに》の如《ごと》く、卒業《そつげふ》してしまふと運動《うんどう》を廢《はい》する。殊《こと》に女子《ぢよし》の如《ごと》きは家庭内《かていない》に蟄居《ちつきよ》するやうな状態《じやうたい》では、從來《じうらい》の方針《はうしん》では殆《ほとん》ど何等《なんら》實績《じつせき》を擧《あ》げることは出來《でき》ないのである。

故高木兼寛男《こたかぎけんくわんだん》の如《ごと》き、その點《てん》を非常《ひじやう》に憂《うれ》ひられたので、その方法《はうはふ》は別問題《べつもんだい》であるが、その至誠《しせい》には私《わたくし》も感服《かんぷく》してゐたが、私《わたくし》は元來《ぐわんらい》『運動《うんどう》は、なほ食物《しよくもつ》の如《ごと》し』と云《い》ふ説《せつ》を支持《しぢ》して居《ゐ》るものであるが、竊《ひそか》に數年前《すうねんぜん》から、體操《たいさう》を毎週《まいしう》二三回《くわい》學科《がくくわ》の如《ごと》くに課《くわ》することは誤《あやま》りではなからうかと云《い》ふことを考《かんが》へてゐた。前述《ぜんじゆつ》の如《ごと》く西洋諸國《せいやうしよこく》では體育《たいいく》が盛《さか》んで、學校《がくかう》では正科《せいくわ》として一週《しう》一二回《くわい》しか行《おこな》はぬとても、各生徒《かくせいと》は毎日放課後《まいにちはうくわご》盛《さか》んに運動《うんどう》を行《おこな》うて學校《がくかう》運動《うんどう》の不足《ふそく》を補《おぎな》ふ有樣《ありさま》ださうで我國《わがくに》とは、まるで事情《じじやう》を異《こと》にして居《ゐ》るのである。

全生徒職員に自彊術勵行

私《わたくし》はその爲《ため》に適當《てきたう》な方法《はうはふ》を講《かう》じ、兒童《じどう》の健康《けんかう》を增進《ぞうしん》せしむる手段《しゆだん》を研究《けんきう》してゐたが、遂《つひ》に大正《たいしやう》七年《ねん》四月《ぐわつ》に職員《しよくゐん》一同《どう》と堅《かた》く約束《やくそく》をしたのである。それは毎日放課後《まいにちはうくわご》、各教室《かくけうしつ》に於《お》いて、五分乃至《ふんないし》十五分《ふん》の程度《ていど》を以《もつ》て運動《うんどう》を行《おこな》ふと云《い》ふことである。但《たゞ》しその運動《うんどう》は受持教師《うけもちけうし》の意《い》に任《まか》せ上體《じやうたい》の運動《うんどう》でも、下肢《かし》の運動《うんどう》でも、何《ど》んな運動《うんどう》でもよろしいとしたのである。そして滿《まん》一ケ年實行《ねんじつかう》し、若《も》し成績《せいせき》がよければ、更《さら》に考《かんが》へがあるからと云《い》ふことも附加《ふか》して置《お》いた。實《じつ》はそれ以前《いぜん》にあらゆる健康法《けんかうはふ》を研究《けんきう》し、自彊術《じきやうじゆつ》に就《つ》いても三年前《ねんぜん》から自身《じしん》で實《じつ》行《かう》し。或《あ》る實驗《じつけん》と確信《かくしん》を持《も》つて居《ゐ》たが、それには一言《ごん》も言及《げんきふ》しなかつたのである。

ところが滿《まん》一ケ年後《ねんご》の成績《せいせき》は實《じつ》に豫期以上《よきいじやう》で、體格検査《たいかくけんさ》の結果《けつくわ》は、全體《ぜんたい》に於《お》いて、胸圍《きようゐ》體重共《たいぢうとも》に著《いちじる》しく發達《はつたつ》したことが判明《はんめい》したのである。卽《すなは》ち何《なん》の運動《うんどう》に限《かぎ》らず。毎日行《まいにちおこな》ふことが必要《ひつえう》であることが證明《しようめい》され、私《わたくし》の持説《ぢせつ》が裏書《うらがき》されたことになるのである。それで愈々豫《いよ／＼かね》て確信《かくしん》を抱《いだ》いて居《ゐ》た自彊術《じきやうじゆつ》……私《わたくし》はこれに家庭體操《かていたいさう》なる名稱《めいしよう》を付《つ》けて居《ゐ》るが、それを實行《じつかう》することゝなつた。それで一昨年《さくねん》の五月《ぐわつ》に十文字《もんじ》氏《し》や綾川關《あやがはぜき》を招聘《せうへい》し、區《く》の名譽職《めいよしよく》、警察《けいさつ》官醫師《くわんいし》、生徒《せいと》の父兄等《ふけいら》を招待《せうだい》し發會式《はつくわいしき》を擧《あ》げ、私《わたくし》も一場《ちやう》の演説《えんぜつ》を試《こゝろ》み、自分《じぶん》の意見《いけん》を發表《はつぺう》し、來賓《らいひん》の諒解《りやうかい》を求《もと》めたのである。そして五月中《ぐわつちう》には職員全部《しよくゐんぜんぶ》に練習《れんしふ》せしめた。それは先《ま》づ自《みづか》ら經驗《けいけん》を得《え》せしむると共《とも》に、その方法《はうはふ》を會得《ゑとく》せしめ、充分生徒《じうぶんせいと》を指導《しだう》させ得《う》る爲《ため》である。そして七月《ぐわつ》一日《にち》から十日《か》の間《あひだ》に生徒全部《せいとぜんぶ》に教授《けうじゆ》し、先《ま》づ一通《とほ》り出來《でき》るやうになつたので、暑中休暇中《しよちうきうかちう》、家庭《かてい》に於《お》いて練習《れんしふ》すべきを命《めい》じ、都合《つがふ》で家庭《かてい》に於《お》いて行《おこな》へぬ者《もの》の爲《ため》には當校屋内體操場《たうかうをくないたいさうぢやう》を提供《ていきやう》し、毎日午前《まいにちごぜん》五時《じ》から午後《ごゝ》七時《じ》まで開放《かいはう》したのである。

但《たゞ》し宿直《しゆくちよく》の教員《けうゐん》が一人《にん》、その監督《かんとく》をなすことにしたのであるが、その結果《けつくわ》、非常《ひじやう》に面白《おもしろ》いことを發見《はつけん》した。それは前年《ぜんねん》にも休暇中《きうかちう》、屋内體操場《をくないたいさうぢやう》を開放《かいはう》したが、他校《たかう》の生徒《せいと》や、未《ま》だ通學《つうがく》せぬ兒童《じどう》も多數來場《たすうらいぢやう》する爲《ため》に、或《あるひ》は落書《らくがき》をされたり、硝子《がらす》を壞《こは》れさたり、兒童《じどう》の訓《くん》練上《れんじやう》甚《はなは》だ面白《おもしろ》くないことが起《おこ》るので、それ以後私《いごわたくし》は開放《かいはう》すまいと思《おも》つた位《くらゐ》であつた。ところが昨年《さくねん》は公開《こうかい》しては、自彊術《じきやうじゆつ》を行《おこな》ふ爲《ため》にのみしたので、來場《らいぢやう》した兒童《じどう》は皆熱心《みなねつしん》にそれを行《おこな》ひ、少《すこ》しも惡戲《いたづら》を行《おこな》ふことなく、少使《こづかひ》も今年《ことし》は非常《ひじやう》に樂《らく》でありましたと語《かた》つて居《ゐ》たくらゐであつた。勿論家庭《もちろんかてい》に於《お》いても可《か》なり盛《さか》んに實行《じつかう》してゐたらしかつた。暑中休暇中《しよちうきうかちう》（七月《ぐわつ》二十一日《にち》より八月《ぐわつ》三十一日《にち》に至《いた》る四十一日間《にちかん》）來場者延人員《らいぢやうしやのべじんゐん》男《をとこ》八七三、女《をんな》一一四〇である。

實行八箇月後の成績

暑中休暇後《しよちうきうかご》には、學校《がくかう》では規定《きてい》の體操《たいさう》の時間《じかん》の約半分《やくはんぶん》それを行《おこな》ふのと、毎日放課後《まいにちはうくわご》に十分内外《ぷんないぐわい》行《おこな》ふことにしたが、教場《けうぢやう》では机《つくゑ》が邪魔《じやま》になるので、凡《すべ》ての運動《うんどう》を行《おこな》ふことが出來《でき》ぬから、各家庭《かくかてい》で正式《せいしき》に行《おこな》ふやうに命《めい》じてゐる。若《も》し學校《がくかう》に於《お》いて正式《せいしき》に行《おこな》へるとすれば更《さら》に今日以上《こんにちいじやう》の好成績《かうせいせき》を收《をさ》め得《う》ることは疑《うたが》ふ餘地《よち》がないのである。一昨年《さくねん》九月以來《がついらい》、昨年《さくねん》四月《ぐわつ》まで實行《じつかう》した結果《けつくわ》ばどうだと云《い》ふと、非常《ひじやう》に良好《りやうかう》であつた。即《すなは》ち次《つぎ》の表《へう》の如《ごと》く、從來《じうらい》標準《へうじゆん》より勝《まさ》つてゐた身長《しんちやう》は益ゝ《ますます》優《まさ》り遙《はるか》に及《およ》ばなかつた體重《たいぢう》は全部標準《ぜんぶへうじゆん》を突破《とつぱ》し、胸圍《きやうゐ》は大體《たいたい》に於《お》いてそれに近《ちか》づいて來《き》たのであるが、今年度《こんねんど》に於《お》いては胸圍《きやうゐ》も亦標準《またへうじゆん》を突破《とつぱ》することと確信《かくしん》してゐる。

身長（男兒）

	全國平均	大正七年四月	大正八年四月	大正九年四月
一學年	三尺、五二	三、五二	三、五五	三、五三
二學年	三、六七	三、七二	三、七二	三、七四
三學年	三、八二	三、九一	三、九〇	三、九四
四學年	三、九七	四、一四	四、〇二	四、二五
五學年	四、一一	四、一九	四、一八	四、二四
六學年	四、二五	四、二九	四、三一	四、三〇

身長（女兒）

一學年	三、四八	三、五二	三、五〇	三、五二
二學年	三、六三	三、七〇	三、六七	三、六八

三學年	三、七七	三、七九	三、八四	三、八〇
四學年	三、九二	三、九六	四、一三	四、〇〇
五學年	四、〇八	四、一五	四、一三	四、二一
六學年	四、二四	四、三二	四、二九	四、三四

體重（男兒）

一學年	四、六六〇貫	四、二〇〇	四、六八三	四、六六八
二學年	五、一三〇	五、三一八	五、〇八九	五、二八三
三學年	五、六〇〇	五、五九〇	五、六四六	五、六三二
四學年	六、〇九〇	六、二六四	六、一七五	六、四九〇
五學年	六、六四〇	六、四三一	六、八四三	六、八六六
六學年	七、二三〇	七、〇八七	七、二八四	七、五五二

體重（女兒）

一學年	四、五〇〇	四、三九〇	四、七〇八	四、五五〇
二學年	四、九一〇	五、一一四	四、九五四	五、一二三
三學年	五、三八〇	五、四七七	五、四五九	五、六七五
四學年	五、八九〇	五、九七三	六、〇八二	六、〇九〇
五學年	六、四七〇	六、六七一	六、七六六	六、七五六
六學年	七、一七〇	七、五六二	七、三一五	七、四五四

胸圍（男兒）

一學年	一尺、七八	一、七五	一、七六	一、七一
二學年	一、八五	一、七九	一、八二	一、八〇
三學年	一、九一	一、八八	一、八七	一、八六

四學年	一、九七	一、九九	一、九三	一、九七
五學年	二、〇三	一、九七	一、九九	一、九六
六學年	二、〇八	二、〇五	二、〇四	二、〇三

胸圍（女兒）

一學年	一、七一	一、七〇	一、七一	一、七一
二學年	一、七四	一、七八	一、七四	一、七五
三學年	一、八二	一、八四	一、八二	一、八〇
四學年	一、八六	一、八三	一、八六	一、八九
五學年	一、九三	一、九〇	一、九三	一、九一
六學年	一、九九	二、〇一	一、九九	二、〇〇

それから特《とく》に述《の》べたいことは、前述《ぜんじゆつ》の方法《はうはふ》に依《よ》り、兒童《じどう》の健康《けんかう》が増進《ぞうしん》した結果《けつくわ》缺席《けつせき》が非《ひ》

常《じやう》に少《すくな》くなつたことである。本校《ほんかう》には一千八百五十人《にん》の生徒《せいと》が在學《ざいがく》して居《を》り、それが二十九學級《がくきふ》に分《わか》たれて居《を》るが、最近《さいきん》一ヶ月間《げつかん》に於《お》ける缺席數《けつせきすう》は、最《もつと》も多《おほ》い日《ひ》で六十七人《にん》、最《もつと》も少《すくな》い日《ひ》で二十五人《にん》である。卽《すなは》ち最《もつと》も少《すくな》い日《ひ》には一學級平均《がくきふへいきん》一人《ひとり》にも達《たつ》せないので、これは可《か》なり珍《めづら》しい成績《せいせき》なのである。そして自彊術《じきやうじゆつ》に就《つ》いては生徒《せいと》自身《じしん》も可《か》なり興味《きようみ》を持《も》つて居《を》るし、最初發會式《さいしよはつくわいしき》の際《さい》、私《わたくし》が父兄《ふけい》に希望《きばう》して置《お》いたことであるが、兒童《じどう》の實行《じつかう》するのが動《どう》機《き》となつて、それらの家庭《かてい》でも大分《だいぶ》盛《さか》んになつて來《き》たやうである。今日《こんにち》は更《さら》に增《ま》して居《ゐ》やうが、本年《ほんねん》六月廿《ぐわつ》五日《にち》の調《しらべ》に依《よ》ると三百三十九の家庭《かてい》で實行《じつかう》し、人員《じんゐん》は男《をとこ》二一三、女《をんな》七八に達《たつ》してゐる。

自彊術と一般體操の比較

玆《こゝ》に私《わたくし》の特《とく》に聲明《せいめい》して置《お》き度《た》いのは私《わたくし》は何《なん》で彼《か》でも自彊術《じきやうじゆつ》でなければならぬと云《い》ふのではない。若《も》し今後《こんご》それに勝《まさ》るものを發見《はつけん》した場合《はあひ》には、直《たゞ》ちにそれに移《うつ》るに吝《やぶさか》でないことを申《まを》し述《の》べて置《お》きたいけれども現在《げんざい》私《わたくし》の研究《けんきう》し、且《かつ》經驗《けいけん》するところに依《よ》れば、これが最《もつと》も理想的《りさうてき》であることを認《みと》めぬ譯《わけ》には行《ゆ》かぬのである。彼《か》の器械體操《きかいたいさう》の如《ごと》きは、一般《はん》の健康《けんかう》法《はふ》としては、費用《ひよう》も設備《せつび》も要《えう》する上《うへ》に、これは今日西洋諸國《こんにちせいやうしよこく》に於《お》いても、矯正的《けうせいてき》の意味《いみ》に使用《しよう》されて居《ゐ》るので、それに依《よ》つて健康《けんかう》を増進《ぞうしん》し得《う》るものではない。一般《はん》に向《む》く體操《たいさう》としては、柔《やはらか》く、その運動《うんどう》は全身《ぜんしん》に亙《わた》り、且《かつ》手輕《てがる》に出來《でき》るもので、卒業後《そつけふご》も繼續《けいぞく》するものでなくてはならぬ。自彊術《じきやうじゆつ》は何等《なんら》の道具《だうぐ》を要《えう》せず、二疊敷位《でふじきぐらゐ》のところで自由《じいう》に行《おこな》ひ得《え》られ、女子《ぢよし》も、外見《ぐわいけん》を憚《はゞか》る場合《ばあひ》には室内《しつない》で人《ひと》に見《み》られないで、自由《じいう》に行《おこな》ふことが出來《でき》る。

補習夜學校生徒も勵行

東京市《とうきやうし》には實業補習夜學校《じつけふほしふやがくかう》が三十餘校《よかう》小學校《せうがくかう》に併置《へいち》され、本校《ほんかう》もその一であり全部《ぜんぶ》で百五十人《にん》の生徒《せいと》が在學《ざいがく》してゐる。一體夜學《たいやがく》には體育《たいいく》が加《くは》へてないが、生徒《せいと》は店員《てんゐん》、給仕《きふじ》等《とう》を勤務《きんむ》して居《ゐ》る者《もの》が多《おほ》く運動《うんどう》が不足《ふそく》であるのに、加《くは》へて、二十歳前後《さいぜんご》の發育期《はついくき》に在《あ》るものが多數《たすう》であるから私《わたくし》は體操《たいさう》のないことが缺點《けつてん》であると豫《かね》て思《おも》つて居《を》り、若《も》し自彊術《じきやうじゆつ》が好成績《かうせいせき》を得《う》れば、夜學《やがく》にも實行《じつかう》したいと云《い》ふ下心《したごゝろ》はあつたが、まだそれを發表《はつぺう》せぬ中《うち》に一昨年《さくねん》九月《つく》から夜學《やがく》にも實行《じつかう》して呉《く》れと云《い》ふことを、生徒《せいと》一同《どう》が申合《まをしあは》せて、願《ねが》つて出《で》て來《き》た。それで、私《わたくし》は非常《ひじやう》に喜《よろこ》んで、即時《そくじ》實行《じつかう》することになつて、隔日行《かくじつおこな》ふことにしたが、一週間後《しうかんご》には更《さら》に毎日課《まいにつくわ》して呉《く》れと云《い》ふ申出《まをしいで》なので、それ以後《いご》は毎日放課後《まいにちはうくわご》、屋内體操場《をくないたいさうぢやう》に集《あつ》め、夜《や》學《がく》の主任岩永增太郎君《しゆにんいはながますたらうくん》が指導《しだう》して實行《じつかう》することにして居《ゐ》る。體重丈《たいぢうだ》けでは完全《くわんぜん》でないが、その後《ご》の成績《せいせき》を次《つぎ》に掲《かゝ》げて置《お》く。

補習夜學校生徒體重表

第三學年	拾九歳（二名）	拾八歳（三名）	拾七歳（七名）	拾六歳（四名）	平均
大正八年九月	一二、五三〇匁	九、三一六	九、九二一	七、四七〇	九、八〇九
大正九年七月	一三、八一〇	一〇、一四〇	一〇、八六五	八、一二三	一〇、七三五
增加量	一、二八〇	、八二四	、九四四	、六五三	、九二六
增加率	、一〇二	、〇八八	、〇九五	、〇九四	、〇九四

第二學年

	拾八歳(二名)	拾六歳(六名)	拾五歳(八名)	拾四歳(五名)	平均
大正八年九月	一二、七七〇	八、四〇八	八、七五五	八、六四四	九、六四四
大正九年七月	一三、三五五	九、六五七	九、九五三	九、八〇〇	一〇、六九一
増加量	、五八五	一、二四九	一、一九八	一、一五六	一、〇四七
増加率	、〇四六	、一四九	、一三七	、一三四	、一〇九

そして例《れい》の流感《りうかん》には夜學《やがく》の生徒《せいと》全部《ぜんぶ》が罹《かゝ》らなかつたのである。小學校《せうがくかう》の方《はう》には多《た》少罹病《せうりびやう》者《しや》もあつたが、當時《たうじ》でも缺席者《けつせきしや》は非常《ひじやう》に少《すく》なかつたのは事實《じじつ》である。

岩永氏が實行後の成績

前記《ぜんき》岩永君《いはながくん》に就《つ》いて一挿話《きふわ》がある。同氏《どうし》は元來體質《ぐわんらいたいしつ》はよく、骨格《こつかく》も惡《わる》くは無《な》いが、顔色《がんしよく》が充分《じうぶん》でなく、胸形《きようけい》も完全《くわんぜん》でなく、就職當時《しうしよくたうじ》から、私《わたし》も窃《ひそか》に心配《しんぱい》してゐた程《ほど》であつたが、自彊術《じきやうじゆつ》に對《たい》する私《わたくし》の意見《いけん》が決定《けつてい》してから、夜學《やがく》の生徒《せいと》の指導《しだう》をして貰《もら》ふつもりで、一昨年《さくねん》八月《ぐわつ》一杯《ぱい》、特《とく》に依頼《いらい》して十文字氏《もんじし》の巣鴨《すがも》の道場《だうぢやう》に通《かよ》はせたのである。そして充分練習《じふぶんれんしふ》を積《つ》んで歸《かへ》つたのであるが、その結果《けつくわ》は氏自身《しじしん》の肉體《にくたい》に如何《いか》なる變化《へんくわ》を及《およ》ぼしたかといふと、その後所用《ごしよよう》があつて、私《わたくし》を尋《たづ》ねて來《き》た某實業家《ぼうじつげふか》が、偶然體操中《ぐうぜんたいさうちう》の同君《どうくん》の肉體《にくたい》を見《み》、その双腕《さうわん》に隆々《りつ〱》たる肉塊《にくくわい》を見《み》て驚嘆《きやうたん》したほどである。同君自身《どうくんじしん》も歸來直《きらいただ》ちに私《わたくし》に『私《わたくし》はもう病氣《びやうき》では決《けつ》して死《し》にません』と云《い》つた位《くらゐ》である。

私自身實行の成績

私自身《わたくしじしん》の實驗《じつけん》を述《の》べると、私《わたくし》は生來健康《せいらいけんかう》であつたが、弱年《じやくねん》の時烈《ときはげ》しい胃病《ゐびやう》に惱《なや》まされ、腸《ちやう》も非常《ひじやう》に惡《わる》くなつて吸收力《きふしうりよく》を失《うしな》ひ、醫師《いし》に絶《た》えず注意《ちうい》を受《う》け、運動《うんどう》には一向氣《かうき》が付《つ》かず只食養生《たゞしよくやうじやう》をするばかりで、何《なに》はいかぬ、彼《かれ》は害《がい》があると云《い》ふやうな譯《わけ》で、非常《ひじやう》に喧《やかま》しく攝生《せつせい》したけれども、どうもよくならぬのであつたが、今《いま》から二十年位前《ねんぐらゐまへ》に、或《あ》る醫師《いし》から食物《しよくもつ》の選擇《せんたく》は程度問題《ていどもんだい》で、特殊《とくしゆ》の物以外《ものいぐわい》は寧《むし》ろ雜食《ざつしよく》し、餘《あま》り氣《き》に懸《か》けぬ方《はう》がよいと云《い》ふ忠《ちう》告《こく》を受《う》け、それ以後《いご》その主義《しゆぎ》で生活《せいくわつ》し、約《やく》三十一年間教育事業《ねんかんけういくじげふ》に從事《じうじ》し、その間僅《あひだわづか》に二回《くわい》缺勤《けつきん》した位《くらゐ》に健康《けんかう》になつたが、三年《ねん》ほど以前《いぜん》から再《ふたゝ》び虚弱《きよじやく》になつたやうな感《かん》があつたので自彊術《じきやうじゆつ》を實行《じつかう》し出《だ》してから、又健康《またけんかう》になり、食物《しよくもつ》は美味《うま》くなり、睡眠《すゐみん》はよく出來《でき》、便通《べんつう》もよくなつた。それに不思議《ふしぎ》なことは、近來視力《きんらいしりよく》が衰《おとろ》へて、十燭《しよく》の電燈《でんとう》の下《した》では新聞《しんぶん》のルビがよく見《み》えなくなつたのが、自彊術《じきやうじゆつ》を毎日正《まいにちたゞ》しく行《おこな》ふやうになつてからは、又明瞭《まためいれう》に見《み》えるやうになつた。或《あ》る人《ひと》もそれと同《おな》じやうなことを云《い》つて居《ゐ》る。

私《わたくし》は昨年《さくねん》の暑中休暇中《しよちうきうかちう》（八月《ぐわつ》八日《か》より同《どう》三十一日《にち》まで、二回缺席《くわいけつせき》し合計《がふけい》二十四日間《かかん》）孫《まご》に當《あた》る棚橋喜代子《たなはしきよこ》（拾一歳《さい》）を伴《ともな》ひ中井先生《なかゐせんせい》の治療《ちれう》を乞《こ》うたのである。同女《どうぢよ》は以前關節炎《いぜんくわんせつえん》に罹《かゝ》つた結果《けつくわ》、右足《みぎあし》が硬直《かうちよく》し、更《さら》に屈伸《くつしん》することが出來《でき》なかつた上《うへ》、七十度位《どくらゐ》に右方《うはう》に開《ひら》いて居《ゐ》たのであるが、二十四回先生《くわいせんせい》に治療《ちれう》して頂《いたゞ》いた結果《けつくわ》どうなつたかと云《い》ふと、足《あし》は普《ふ》通《つう》の如《ごと》く正面《しやうめん》を向《む》き、歩行《ほかう》を自由《じいう》にすることが出來《でき》るやうになつたのである。但《たゞ》し治療《ちれう》の日《ひ》が少《すくな》かつた爲《ため》に、屈伸《くつしん》は未《いま》だ全然《ぜんぜん》自由《じいう》でないが、以前《いぜん》に比較《ひかく》すれば餘程《よほど》よくなり、且從《かつじう》來《らい》は左足《さそく》に比《くら》べて細《ほそ》かつたが、殆《ほとん》ど同樣《どうやう》に見《み》える程肉《ほどにく》が付《つ》いたのである。體量《たいりやう》は本年《ほんねん》四月《ぐわつ》に五貫《くわん》五百匁《もんめ》あり、施術前《しじゆつぜん》に五貫《くわん》六百四十匁《もんめ》であつたが、三十日《にち》に計量《けいりやう》すると五貫《くわん》七百八十匁《もんめ》あり、一月弱《ぐわつじやく》にして、施術前《しじゆつせん》四ケ月《げつ》と同様《どうやう》の増《ま》し方《かた》をして居《ゐ》る。自彊術《じきやうじゆつ》の效驗《かうけん》のあるのはこれでも知《し》られよう。

要《えう》するに人《ひと》は平素《へいそ》短時間《たんじかん》に全身運動《ぜんしんうんどう》をなすことが必要《ひつえう》である、それには自彊術《じきやうじゆつ》の如《ごと》く疲《ひ》勞《らう》せぬ、安全《あんぜん》にして簡單《かんたん》なる家庭的體操法《かていてきたいさうはふ》が最《もつと》も適當《てきたう》と考《かんが》へられる。

自彊術の解説と實驗談附録　終

大正十年三月十五日印刷
大正十年三月二十日發行
大正十年三月二十五日再版
大正十年七月十二日十版
大正十年八月一日十一版
大正十年八月二十二日十二版
大正十年八月二十五日十三版
大正十年九月一日十四版
大正十年九月八日十五版
大正十年十一月十一日十六版
大正十年十一月廿六日十七版
大正十年十二月十二日十八版
大正十年十二月廿四日十九版

大正十一年三月二日廿版
大正十一年五月二十五日廿一版
大正十一年六月三十日廿二版
大正十一年七月二十日廿三版
大正十一年九月二日廿四版
大正十一年十月十日廿五版
大正十一年十二月廿日廿六版
大正十二年一月廿一日廿七版
大正十二年二月廿日廿八版
大正十二年七月五日廿九版
大正十二年八月十日卅版
大正十二年九月十五日卅一版
大正十二年十一月十日卅二版

大正十三年六月廿五日四十五版
大正十三年七月一日四十六版
大正十三年七月十日四十七版
大正十三年十一月一日四十八版
大正十三年十一月二十日四十九版
大正十三年十二月一日五十版
大正十三年十二月十五日五十一版
大正十三年十二月十日五十二版
大正十四年一月五日五十三版
大正十四年一月十五日五十四版
大正十四年二月一日五十五版

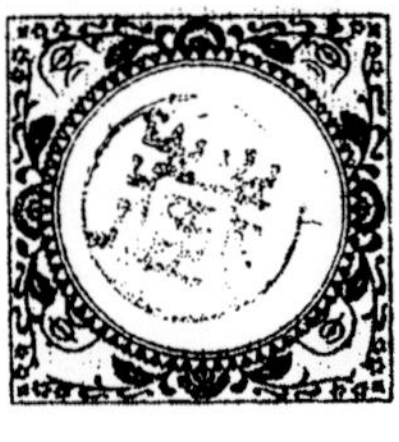

自彊術
の解説と實驗談

編者　十文字大元
東京市外巣鴨
平松一二三四

定價九拾錢

發行者　增田義一
東京市京橋區南紺屋町十二番地

印刷者　渡邊八太郎
東京市牛込區榎町七番地

發行所　東京市京橋區南紺屋町十二番地
實業之日本社
振替東京三二六
電話青山二九〇一

日清印刷株式會社

自彊術

自彊術の解説と実験談

中井房五郎
十文字大元

平成二十四年十月二十九日　復刻版 初 版 発行
令和　五　年四月　十　四　日　復刻版第四刷発行

発　行　所　八　幡　書　店
東京都品川区平塚二―一―十六
KKビル五階
電話　〇三（三七八五）〇八八一
振替　〇〇一八〇―一―四七二七六三

ISBN978-4-89350-710-5 C0014 ¥2800E